U0229818

SHANSHI YINGYANG YU JIBING FANGZHI

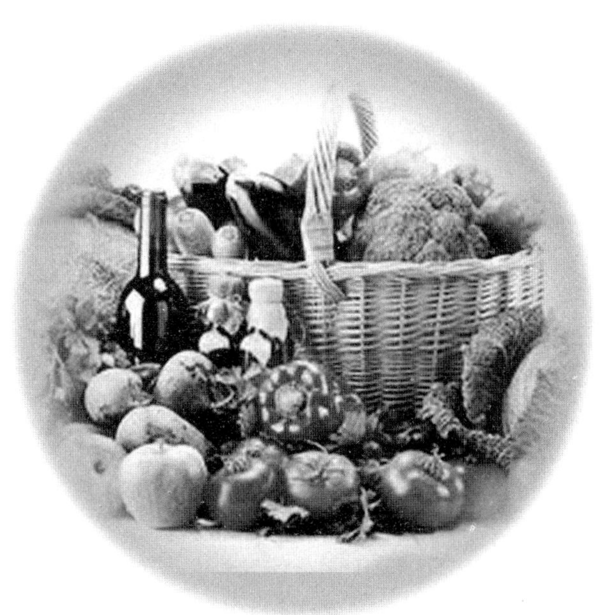

膳食营养与疾病防治

常学荣　主编

甘肃科学技术出版社

图书在版编目(CIP)数据

膳食营养与疾病防治 / 常学荣主编. -- 兰州 : 甘肃科学技术出版社, 2016.5 (2023.9重印)
ISBN 978-7-5424-2318-4

Ⅰ. ①膳… Ⅱ. ①常… Ⅲ. ①膳食营养－关系－疾病－防治 Ⅳ. ①R151.4

中国版本图书馆CIP数据核字(2016)第081849号

膳食营养与疾病防治
常学荣 主编

责任编辑 陈 槟
封面设计 木 心

出 版 甘肃科学技术出版社
社 址 兰州市城关区曹家巷1号 730030
电 话 0931-2131570（编辑部） 0931-8773237（发行部）

发 行 甘肃科学技术出版社 印 刷 三河市铭诚印务有限公司
开 本 787毫米×1092毫米 1/16 印 张 14.75 插页 8 字 数 330千
版 次 2016年5月第1版
印 次 2023年9月第2次印刷
印 数 2001~3050
书 号 ISBN 978-7-5424-2318-4 定 价 128.00元

图书若有破损、缺页可随时与本社联系:0931-8773237
本书所有内容经作者同意授权,并许可使用
未经同意,不得以任何形式复制转载

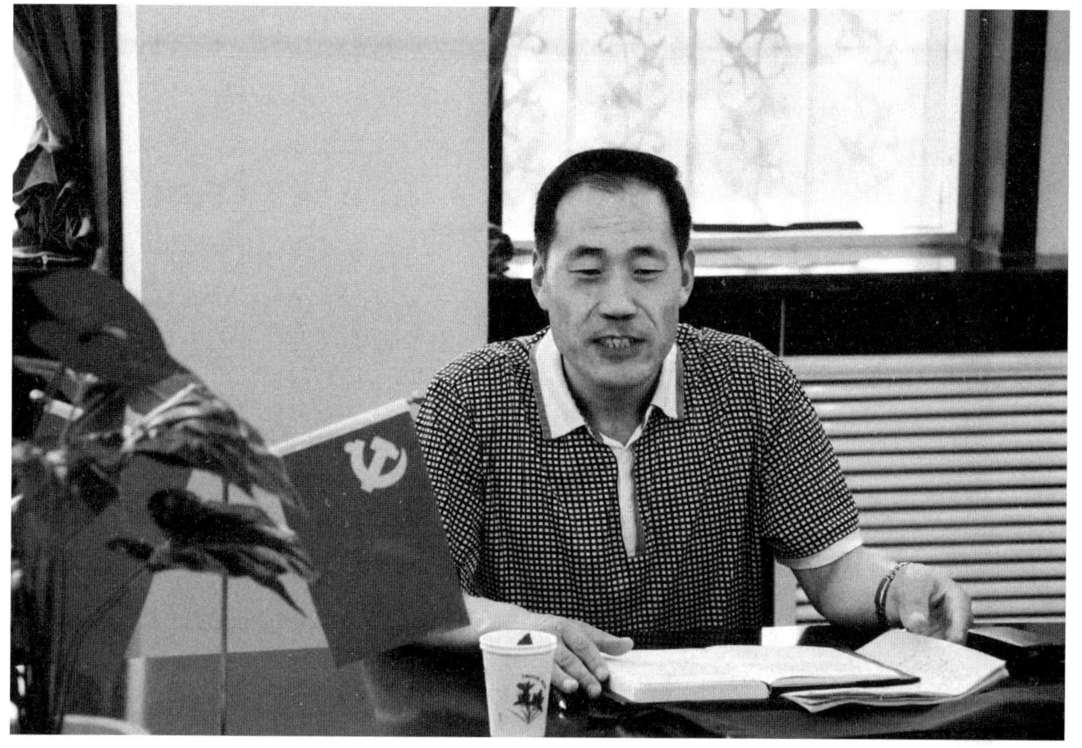

作者简介

常学荣，1965 年 2 月出生，大学学历，公共卫生副主任医师。系中国营养学会会员、中国营养学会科普志愿者，甘肃省营养学会副理事长、省预防医学会会员，定西市营养学会理事长、市干部保健宣教专家、市管拔尖人才，陇西县政协常委、县食品安全风险评估专家委员会主任委员、县健康教育巡讲专家。

作者长期从事营养、保健、医疗工作，先后到陇西县卫生防疫站、健康教育所、卫生局、妇幼保健站、第二人民医院工作，曾任县卫生局副局长、县妇幼保健站站长、县第二人民医院院长等职务，现任陇西县第二人民医院书记。

作者一直致力于营养与健康科学知识的普及工作，先后撰写科普文章500余篇，发表论文 10 多篇，完成科研项目 8 项，其中获省科技进步奖 1 项，市科技进步二等奖 3 项，县科技进步奖 6 项，多次受到上级表彰奖励，其中地厅级以上 10 余次，先后被中国营养学会授予“全国营养科普工作先进个人”、“全国营养行业先进工作者”，被中国科协、财政部授予“全国农村科普带头人”等荣誉称号,入围国家九部委“四个 100”“最美志愿者”候选人。

营养事业作用非凡，学会工作前景辉煌

——王陇德

中国工程院院士、全国人大常委、原卫生部副部长、中华预防医学会会长、中国营养学会名誉理事长王陇德题词

科学生活 预防疾病
健康至上 善待生命

常继乐

2011.7.12.

国家卫生计生委疾病预防控制局局长常继乐题词

合理膳食 适量运动

戒烟限酒 心理平衡

刘維忠

二〇一一年七月十二日

甘肃省卫生厅党组书记、厅长刘维忠题词

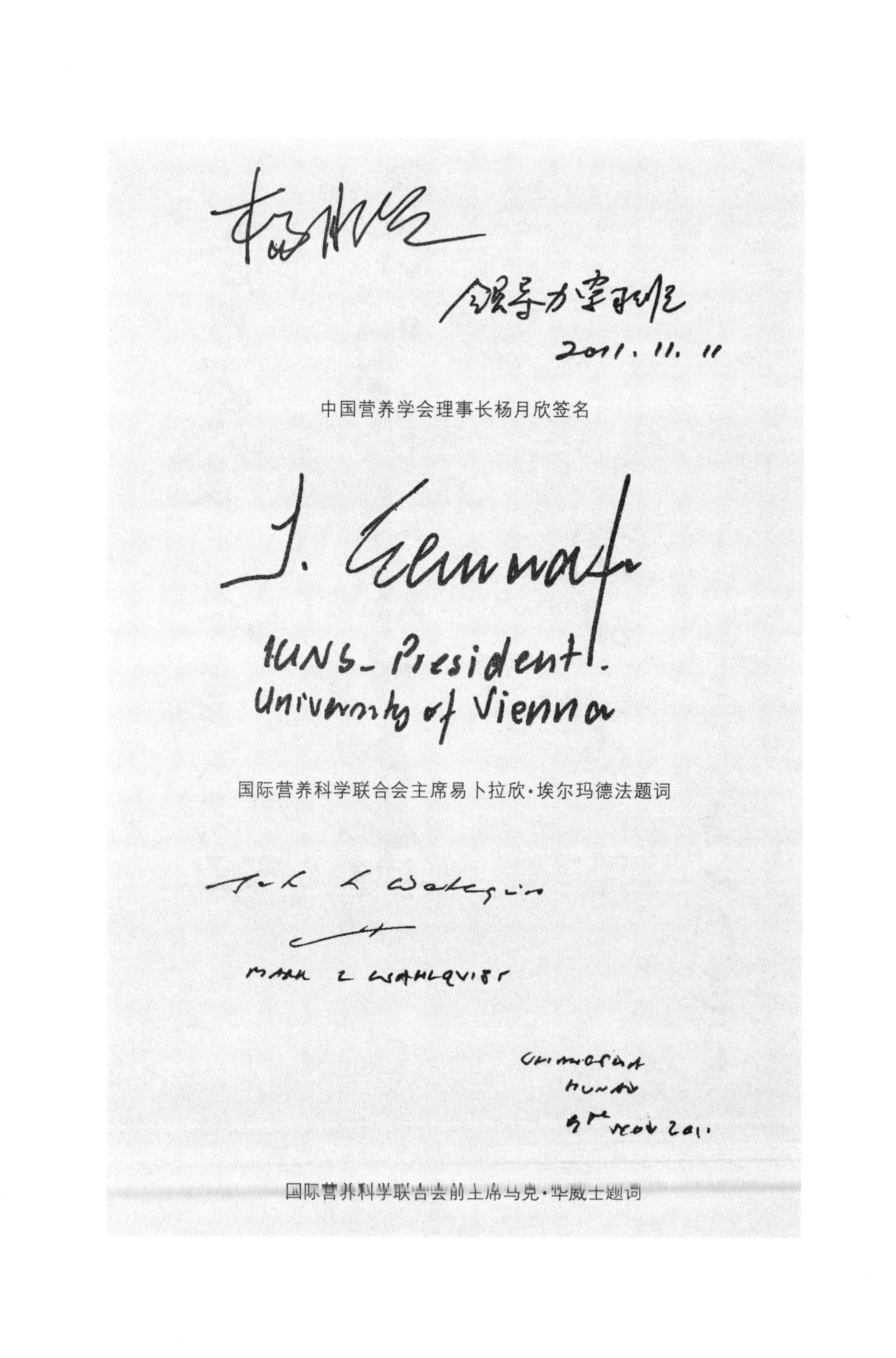

2011.11.11

中国营养学会理事长杨月欣签名

IUNS-President.
University of Vienna

国际营养科学联合会主席易卜拉欣·埃尔玛德法题词

MARK L WAHLQVIST

CHANGSHA
HUNAN
9th Nov 2011

国际营养科学联合会前主席马克·华威士题词

常学荣 先生

共勉！

程义勇

2010.10.28

时任中国营养学会理事长程义勇题词

科学饮食

卫护健康！

葛可佑

2011.10.19

前理事长、现名誉理事长葛可佑题词

国际营养科学联合会原执委、中国营养学会

关注儿童营养
关注祖国未来

马冠生
2011-10-19

中国营养学会副理事长、北京大学公共卫生学院教授马冠生题词

做自己的营养医生

于康
2011.10.19

北京协和医院临床营养科副主任、主任医师于康题词

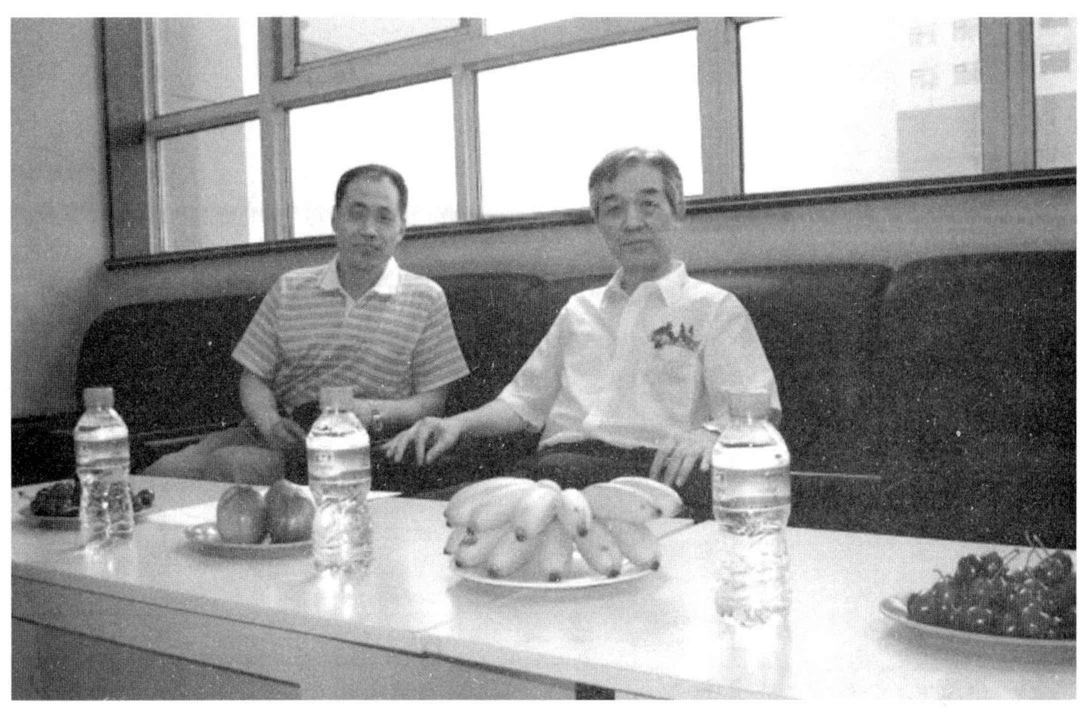

作者同中国工程院院士、全国人大常委、卫生部原副部长、中华预防医学会会长、中国营养学会名誉理事长王陇德在一起

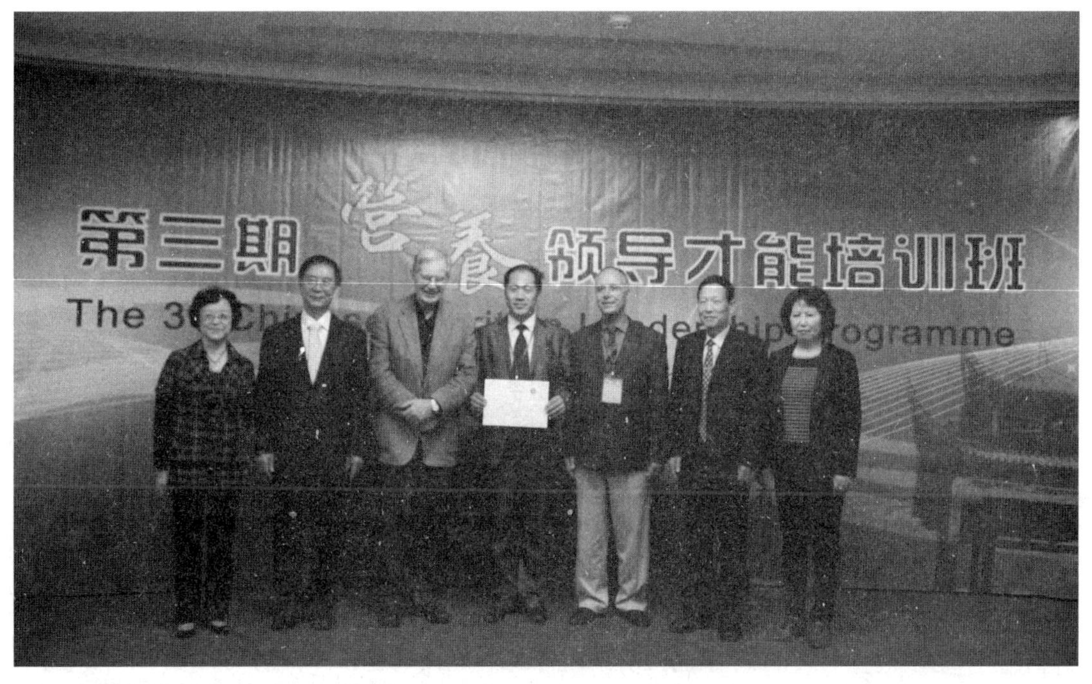

国际营养科学联合会主席埃尔玛德法(右三)、前主席马克(左三)、时任中国营养学会理事长程义勇(右二)、名誉理事长葛可佑(左二)、时任副理事长、现任理事长杨月欣(右一)、副理事长苏宜香(左一) 为作者颁发证书

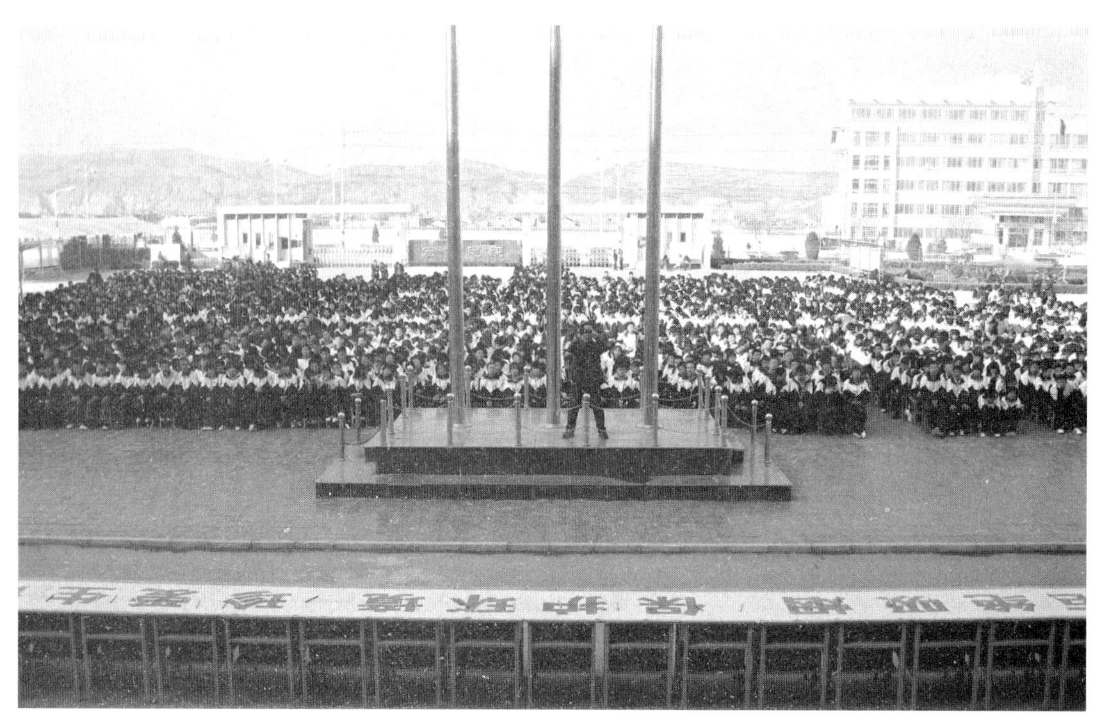

作者给陇西一中全校师生作营养健康知识报告

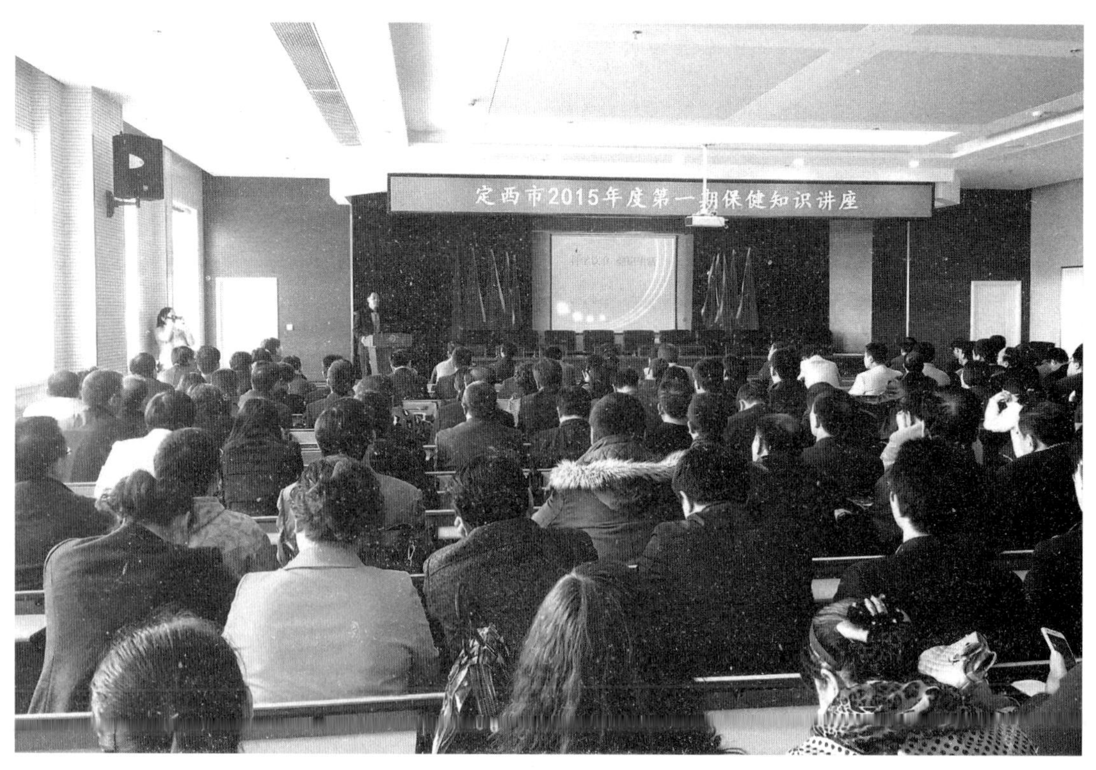

作者给定西市直机关干部做营养保健知识讲座

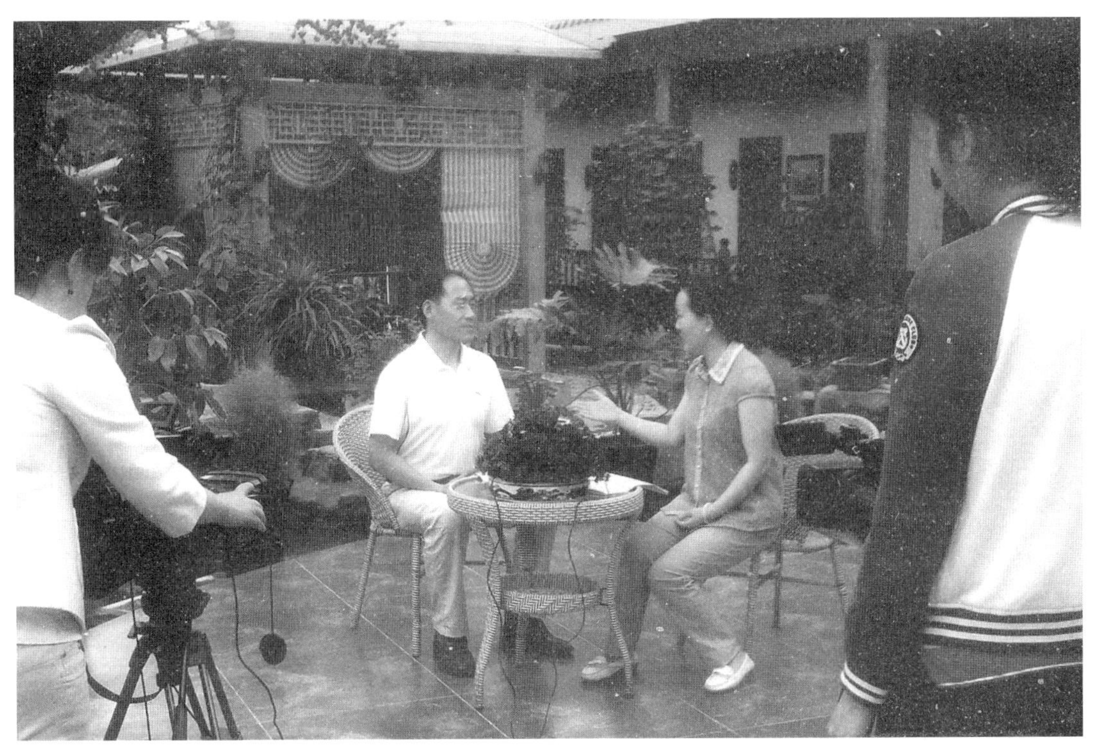

陇西电视台采访作者录制电视健康节目

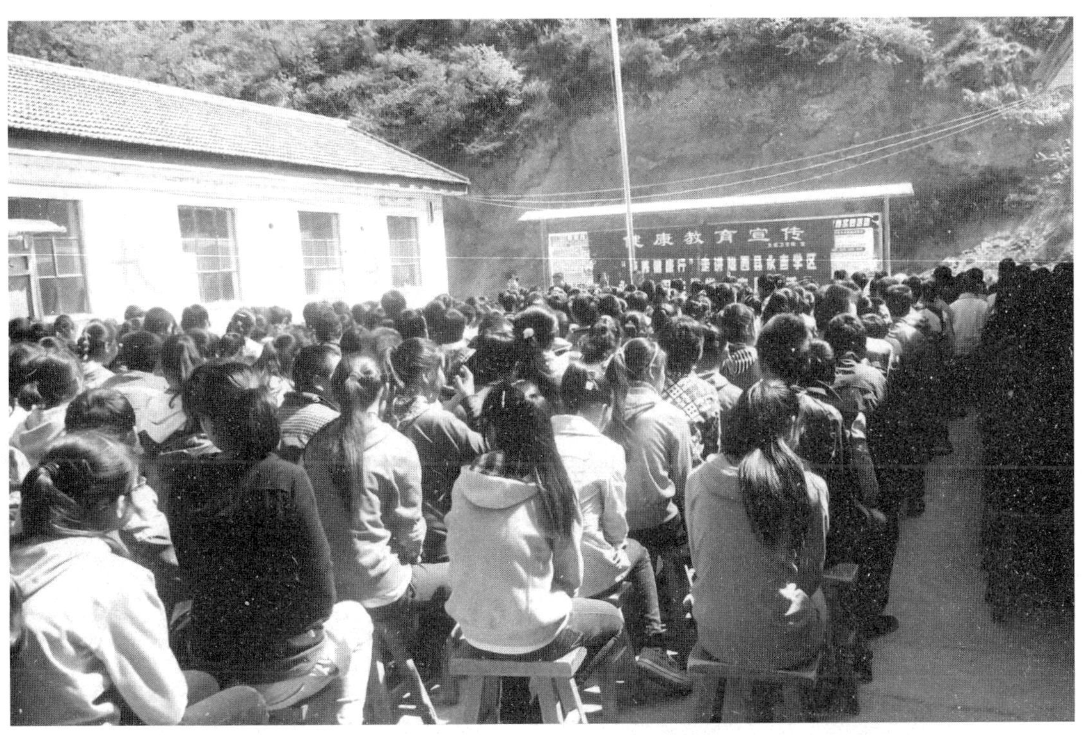

作者在“营养健康行百场公益巡讲”活动中给永吉学区师生作报告

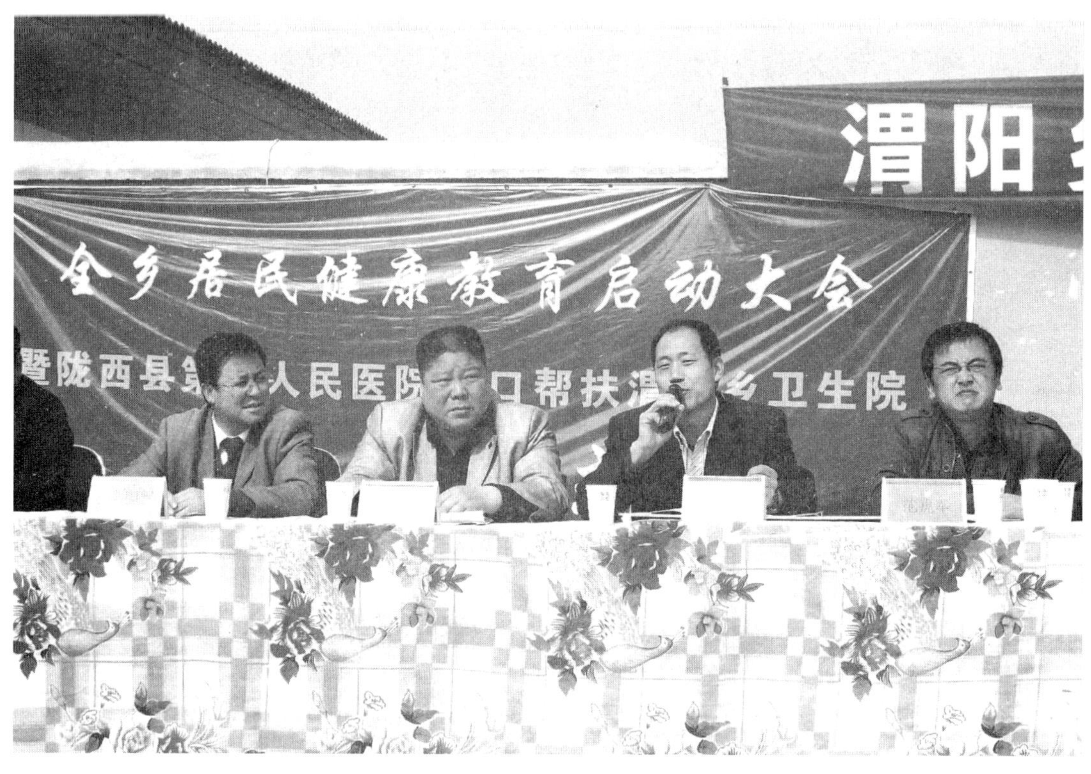

作者在陇西县渭阳乡居民健康教育启动大会上作报告

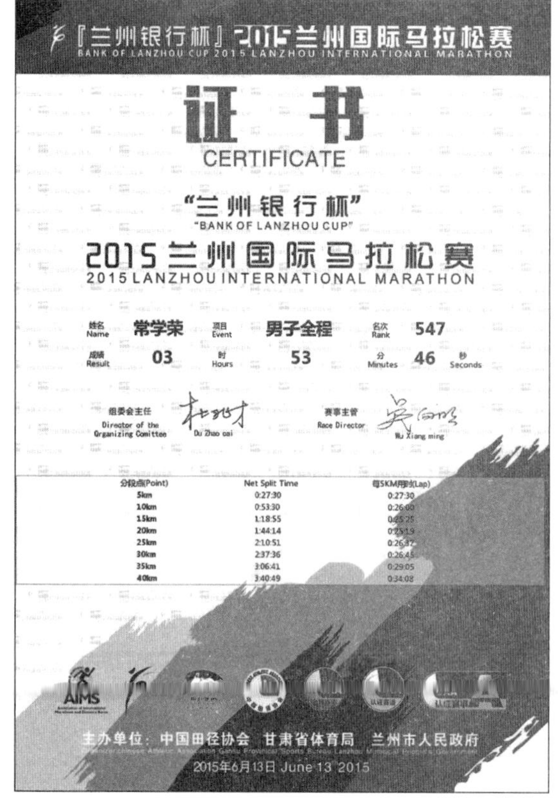

『兰州银行杯』2015兰州国际马拉松赛
BANK OF LANZHOU CUP 2015 LANZHOU INTERNATIONAL MARATHON

证书
CERTIFICATE

“兰州银行杯”
"BANK OF LANZHOU CUP"
2015兰州国际马拉松赛
2015 LANZHOU INTERNATIONAL MARATHON

姓名 Name 常学荣 项目 Event 男子全程 名次 Rank 547

成绩 Result 03 时 Hours 53 分 Minutes 46 秒 Seconds

组委会主任 Director of the Organizing Comitten Du Zhao cai 赛事主管 Race Director Wu Xiang ming

分段点(Point)	Net Split Time	每5KM用时(Lap)
5km	0:27:30	0:27:30
10km	0:53:30	0:26:00
15km	1:18:55	0:25:25
20km	1:44:14	0:25:19
25km	2:10:51	0:26:37
30km	2:37:36	0:26:45
35km	3:06:41	0:29:05
40km	3:40:49	0:34:08

主办单位：中国田径协会 甘肃省体育局 兰州市人民政府

2015年6月13日 June 13 2015

2015兰州国际马拉松赛成绩证

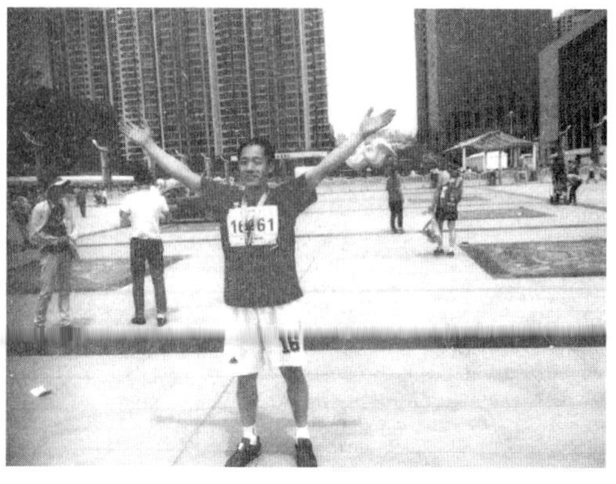

《膳食营养与疾病防治》编委会

顾　问：刘维忠　陈国栋　甘培尚

主　任：冯爱平

副主任：漆可发　付　贵　王锦涛　冉　鹏

董学军　韦临军　张小军　杨耀文

主　编：常学荣

编　委：魏占杰　景　林　李发海　李　政

周凤玺　赵绪周　李汉栋　范虎军

江卫红　杨军有　常　青　张　燕

刘　荣　蒋　焕　马中森

前言

随着我国经济社会的发展和人民群众生活水平的不断提高，越来越多的人更注重生活质量的提高，不再满足于填饱肚子，而是追求怎样吃得更好、吃得科学、吃得健康，以利益智健体，防衰抗老，延年益寿。人们的观念已从“吃饱求生存”转到了“吃好求口味，吃好求营养，吃好求健康”。

早在10年前，我注意到人们的膳食结构和疾病谱就在发生较大的转变，与膳食营养相关的高血压、糖尿病等慢性疾病的患病率也在不断增高，而人们对营养科学知识的了解普遍缺乏，有关介绍营养科学知识的书籍也比较凌乱、不够系统，于是我便萌生了利用自己专业所长编撰营养与健康系列科普丛书的想法，并全身心地投入到编撰工作中。2011年8月，我编著的第一部营养科普专著《大众营养膳食实用手册》正式出版发行。

近年来，慢性非传染性疾病的发病更是呈“井喷式”蔓延，对我国城乡居民健康的威胁更加突出，如何运用非药物疗法进行防治，成为人们最大的追求。人们对营养科学知识的渴求、对食疗养生保健的热衷，急需进行科学规范和引导。国内外研究表明：通过健康生活方式的调整，80%的冠心病、90%的2型糖尿病、55%的高血压和33%的肿瘤都可以得到预防。如果我们把健康教育、营养治疗、运动治疗、药物治疗、心理治疗和病情检测比做慢性疾病综合防治的“六驾马车”，那么，营养治疗就是驾辕之马，是各种防治措施的基础。

合理营养是健康的物质基础，而平衡膳食又是合理营养的根本途径。如何通过营养膳食和食疗药膳来开展疾病防治，提高人们的生活质量和健康水平，就成为人们最佳的选择。为此，我的第二部营养与健康科普专著《膳食营养与疾病防治》经过精心编撰，随之诞生。

本书共分上、中、下三篇，依次为基础篇、保健篇和疾病篇。通过对三方面内容的重点介绍，旨在以通俗易懂、言简意赅、浅显实用的营养健康科普知识，来满足广大人民群众的营养保健需求，达到改善居民营养状况，提高健康水平的目的。让我们从合理膳食入手，将“阵地前移”，变有病治病为“防未病”，改变不良生活习惯，积极倡导健康生活方式，牢固树立“没有不好的食品，只有不合理的膳食”的理念，从而达到“个人少受罪，儿女少受累，节省医药费，造福全社会”的目的！

由于编者水平有限，在编著过程中难免有错漏与不当之处，希望得到读者批评指正。衷心希望广大读者提出宝贵意见和建议，以便及时纠正，来函请寄：l.xcxr@163.com。

常学荣

2016年3月

序一

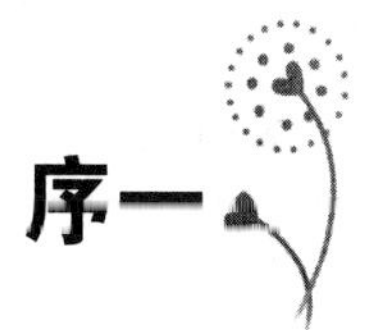

随着经济社会的发展和人民生活水平的不断提高，膳食模式和疾病模式发生了较大转变，高血压、糖尿病和高脂血症等一些慢性疾病呈高发态势，人们带病或亚健康状态工作学习成为常态。在我国，因慢性病所致的死亡占总死亡的比例已高达 85%，所造成的疾病负担也占到了总疾病负担的 70%，慢性病的防控越来越受到全球的关注，膳食营养对慢性病的影响更加凸显，不健康饮食是导致慢性病发生的重要危险因素，平衡合理的营养膳食成为防控慢性疾病以及养生保健的基本保证。

党的十八大报告提出“健康是促进人的全面发展的必然要求”，并把“人人享有基本医疗卫生服务”和“人民幸福感普遍增强”作为全面建成小康社会的重要奋斗目标。要实现这一宏伟目标，就必须把卫生工作的出发点和落脚点放在提高人民群众健康水平，保障人民群众健康权益上来。

在深化医药卫生体制改革的关键时期，结合我省实际，抢抓国家大力发展健康服务业的良好机遇，坚持“用最简单的办法解决最基础的问题，用尽可能少的费用维护居民健康”的原则，营养膳食不失为一种有效措施，应高度重视并不断加强，药膳作为营养膳食的重要内容，作为辅助防治疾病和养生保健的重要手段，可作为一种简便验廉的中医药适宜技术，在疾病防治特别是慢性病防治和养生保健中积极推广和运用，对于推动中医药产业以及健康服务业的发展必将发挥十分重要的作用，具有广阔的发展前景。《膳食营养与疾病防治》分基础篇、保健篇和疾病篇三部分，收集了保健养生和疾病防治方面的营养膳食原则 600 多条、经典药膳处方 200 余个，内容全面，信息量大，具有较强的实用性和指导性。该书的出版发行，对医疗机构、健康服务业、餐饮服务业以及广大群众必将大有帮助，希望该书能够帮助人们在科学饮食、健康生活、培养健康生活方式、促进人群健康水平中发挥积极而重要的作用，达到改善人们营养与健康状况，控制和减少慢性病的目的，为全面建成小康社会奠定坚实的人口素质基础。

甘肃省卫计委党组书记、主任 刘维忠

2015年8月

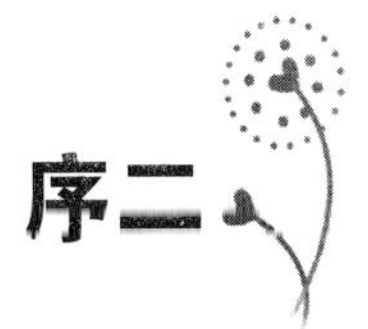

序二

营养学是人类为谋求生存和健康与自然界进行斗争的产物。我国的营养学源远流长，和中医药学的发展相互促进，为中华民族的繁衍昌盛做出了巨大贡献。营养膳食是营养学研究的重要内容，是人体健康的基础，是食疗养生的载体，与国民健康素质的提高和国家经济的发展都有着密切的关系。

健康对于每一个人来说都是最宝贵的，只有身体健康，我们才有能力、有条件去创造并享受高品质的生活，而与健康联系最直接的便是饮食。有人估计，人一生的饮食总量约有60吨，如此大量的食物深刻地影响着人一生的健康。虽然我们每天都在进食，但是真正能做到合理进食、健康进食的人却没有多少。尽管社会生活水平提高了，但是各种疾病层出不穷，让人们饱受“现代文明病”之苦。

为什么人们越来越关注健康，健康却离人们越来越远，原因就在于人们日常生活中不重视健康饮食、不注意饮食养生，使得膳食不平衡、营养不合理、饮食不科学。因此，普及营养知识，让每一个人都能很好地运用这些知识，进而提高人们的健康水平，就显得十分重要。《膳食营养与疾病防治》就是本着这一目标，贴近百姓、贴近生活、贴近实践，系统地介绍了营养学基本知识、各种食物的营养与功效、常见药材的性味与功效、健康保健的饮食原则、保健养生常识、常见病的营养膳食和食疗药膳等内容，通过通俗易懂、言简意赅的语言，奉献给大家经济实用的营养科普知识。这不仅对于广大干部职工、城乡居民、医务人员和餐饮人员，而且对于健康服务业和餐饮服务业也有很好的指导作用。

本书的出版发行，必将对营养知识的普及、食疗药膳的推广和提高人民健康水平发挥重要的作用。

甘肃省营养学会理事长、兰州大学营养与健康中心主任　王　玉

2016年2月

目录
CONTENTS

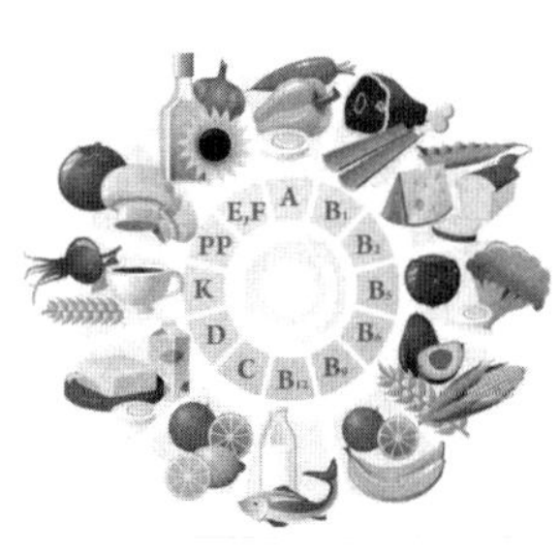

上篇　基础篇

中篇　保健篇

下篇 疾病篇

上篇

基础篇

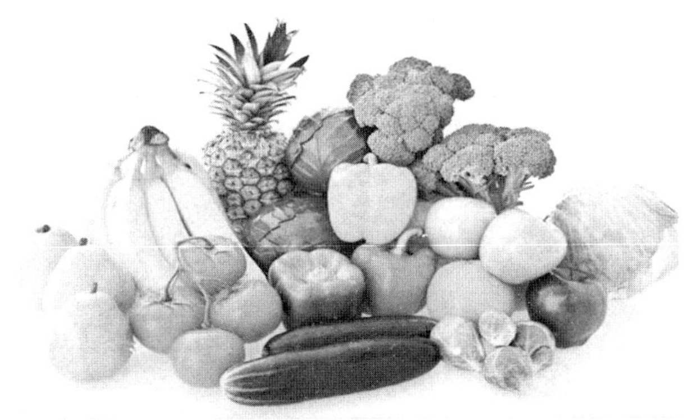

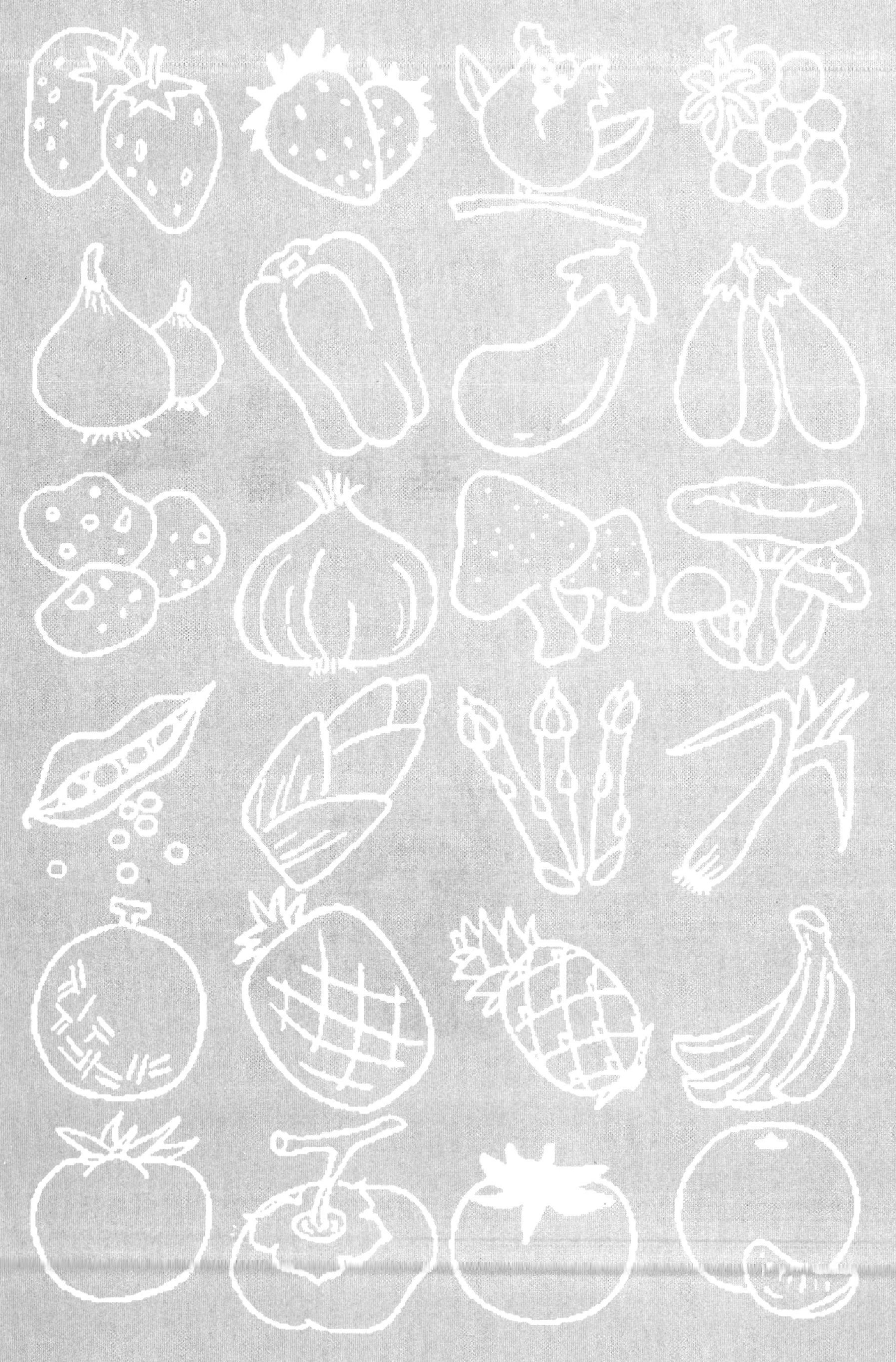

第一章 基础营养

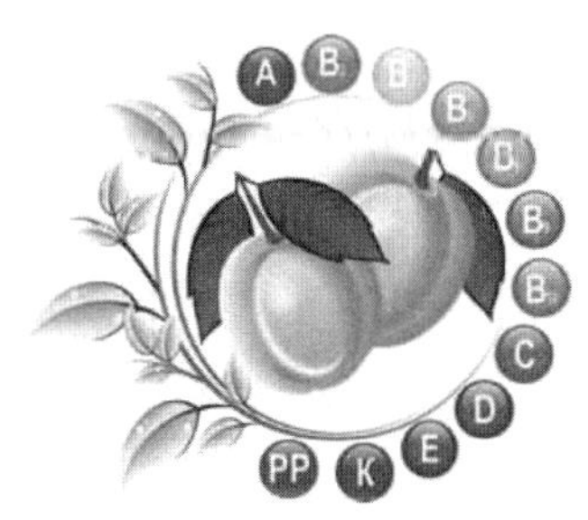

一、营养与概述

（一）营养学的概念

营养，就字面来说，“营”就是谋求，“养”就是养生。营养也就是谋求养生。具体说，营养就是摄取食物，经过体内的消化、吸收和代谢，促进机体生长、发育和各种生理功能的过程。

营养素，就是食物中经过消化、吸收和代谢能够维持生命活动的物质。主要包括蛋白质、脂肪、碳水化合物、矿物质、维生素、水和膳食纤维七大类。

营养学属于自然科学范畴，是预防医学的组成部分，具有较强的实践性，是研究食物中对人体有益的成分及人体摄取和利用这些成分增进健康的科学。研究内容包括基础营养、食物营养、人群营养、特殊营养、公共营养、临床营养等。

（二）营养学的发展

人类为了生存、生活和劳动，必须每日从外界摄取饮食。因此，自从有了人类便有了饮食营养的探索。

司马迁《史记》中说：“神农……尝百草，始有医药。”早在约公元前 1100 年一公元前 771 年的西周时期，官方医政制度将医学分为食医、疾医、疡医和兽医四大类其中食医排在诸医之首，“掌和王之六食、六饮、六膳、百馐、百酱、八珍之齐”（《周礼 · 天官》），是专事饮食营养的医生，可以说是世界上最早的营养师。秦汉时的《黄帝内经》强调“五谷为养，五果为助，五畜为益，五菜为充，气味合而服之，以补精益气”的原则，这可以认为是世界上最早的“膳食指南”。东汉时期的第一部药典《神农本草经》中收药物 365 种，分上、中、下三品，上品就是指副作用最少的中药，有很多是食物，共收了 18 种；唐代药王孙思明确提出了“食疗”概念，在《备急千金要方》里著有《食治》、《养老食疗》等篇目，收集了果实、菜蔬、谷米、鸟兽四大类食物，有 154 种；宋代的《太平圣惠方》一书中首次列举了 28 种粥，用于治病；元代御医忽思慧的《饮膳正要》完整地总结了食疗理论；明代李时珍的《本草纲目》收载药物 1892 种，其中植物 1094 种，很多都是食物；清代黄宫绣的《本草求真》中说："食物入口等于药之治病同为一理"。

国外最早关于营养方面的记载是在公元前 400 多年前的著作中。在《圣经》中就有将肝汁挤到眼睛中治疗眼病的描述。公元前 300 多年，世称医学之父的希波克拉底曾对学生说"食物即药"，这同中国古典营养学提出的"药食同源"的说法具有相似之处，首先认识到膳食营养对健康的重要性。

科学意义上的营养学奠基于 18 世纪中叶。继 1773 年舍勒发现氧，1783 年拉瓦锡命名氧之后，又发现了蛋白质、脂肪、碳水化合物和常量矿物元素，并证明是人体必需的营养素。19 世纪和 20 世纪初期，是发现和研究各种营养素的鼎盛时期。1842 年德国化学家李比希确立了食物组成与食物代谢的概念。1912 年发现第一种维生素硫胺素，到 1945 年共发现了 14 种维生素。1934 年，美国营养学会成立，营养学正式被承认为一门科学。1943 年，美国学者首次提出推荐营养素供给量（RDA）的概念和一系列数量建议。2003 年，德国慕尼黑技术大学成立了世界上第一个"营养医学研究所"。

中国的现代营养学是在 20 世纪初创立的。1928 年发表了《中国食物的营养价值》；1937 年发表了《中国民众最低限度营养需要》；1941 年召开了全国第一次营养学会议；1945 年中国营养学会在重庆正式成立，并创办了《中国营养学杂志》；1952 年我国出版第一版《食物成分表》；1956 年创刊《营养学报》，1962 年提出了新中国成立后第一个营养素供给量建议；1982 年至 2002 年，每隔 10 年进行一次全国性营养调查；1988 年中国营养学会修订了每人每日膳食营养素供给量；1989 年提出我国居民膳食指南；1997 年修订公布《中国居民膳食指南》，并发布了《中国居民平衡膳食宝塔》；2000 年公布我国第一部《膳食营养素参考摄入量（DRIS）》；2004 年出版发行《中国营养科学全书》，标志着我国营养学发展进入新的历史时期；2010 年 8 月，卫生部颁布《营养改善工作管理办法》，为营养立法奠定了基础。

（三）我国营养水平的现状

人民的营养水平是一个国家和民族国民经济、科学技术、文化教育和社会进步的综合标志。

在我国，由于经济社会发展的不平衡，营养缺乏和营养过剩同在，贫困病和富贵病并存，营养科学工作者肩负的任务特别艰巨，然而，营养学人才十分短缺，相对发达国家有非常大的差距。就拿日本来说，每 300 人中就有 1 名营养师，而我国每

30 万人中才有 1 名营养师，全国营养师还不足 5000 人。日本在二战后掀起“一杯牛奶强壮一个民族”的运动，取得了良好的效果，人均身高和人均寿命都有了大幅度增长。人均身高增长到跟我国居民不相上下，人均寿命已达男 80 岁，女 86 岁，成为世界上最长寿的国家。因此，普及营养科学知识，提高人民健康水平，已成为摆在我国民众面前的一条十分有效而又现实的途径。

摄食是人类的本能，也是生活的第一需要，故有“民以食为天”之说。然而，人类文明发展到今天，怎样吃得合理，包含着很多学问。吃得好并不意味着你能摄取到身体所需要的各种营养素，并不意味着健康；收入低者，无缘山珍海味，也未必就是营养不良。营养的不足和过剩，都对身体有不良影响。一般来说，合理营养包括全面、平衡、适量三大原则。全面，就是食物中应当包括各种营养素；平衡，就是要求各种营养素要保持一定的比例；适量，就是要求各种营养素的数量，既不要欠缺，又不要过量。因此，要想吃得科学，吃出健康，还必须得了解营养学方面的知识，普及营养科学知识，使人民群众因食得益，因食祛病，因食延年。

二、蛋白质：生命的载体

（一）蛋白质的概念

蛋白质是一种复杂的有机化合物，由碳、氢、氧、氮和硫等元素组成，是人体氮的唯一来源，是一切细胞的主要成分。它是生命的物质基础，是一切生命活动的载体，没有蛋白质就没有生命。

蛋白质由 20 余种氨基酸组成，氨基酸是组成蛋白质的基本单位。其中有 8 种氨基酸是人体内不能合成，必须由食物供给的，故称为必需氨基酸。它们是异亮氨酸、亮氨酸、赖氨酸、蛋氨酸、苯丙氨酸、苏氨酸、缬氨酸和色氨酸。

蛋白质分为单纯蛋白质和结合蛋白质两大类。蛋白质和脂肪、碳水化合物都是有机化合物，也都是人体的基本营养物质，被称为人体三大产热营养素。

（二）蛋白质的生理功能

（1）构成和修补人体组织。

（2）肌肉的收缩作用。

（3）调节体液平衡。

（4）提高免疫力。

（5）构成各种催化酶。

（6）运输各类物质及机体新陈代谢。

（7）提供能量。

（三）蛋白质的消化、吸收和代谢

消化是指食物由大分子变成小分子的过程；吸收是指经过消化的食物从消化道内进入人体的过程；代谢是指人体吸收的营养物质被利用的过程。

蛋白质在胃内就开始被消化分解，在胃蛋白酶的作用下，分解为肽。在小肠内，蛋白质得到彻底消化，在胰蛋白酶和肠肽酶等酶类的作用下被消化成氨基酸供人体吸收利用。

氨基酸在小肠内迅速地被吸收进入血液，经门静脉进入肝脏。

经吸收进入体内的氨基酸主要供人体用来合成自身的蛋白质。与此同时，人体内原有的组织蛋白质也会不断地进行分解，产生氨基酸。多余的氨基酸被分解为二氧化碳、水和尿素，经肾脏排出。这就是人体的新陈代谢过程。

蛋白质、脂肪和糖这三类营养物质在体内可以互相转化，过多的蛋白质可很容易地转化为糖和脂肪。

（四）蛋白质的供给量

蛋白质是人体的重要组成成分，约占人体重量的 20%。膳食蛋白质的供给量占总热能的 10%~15%。一般认为健康成人蛋白质供给量，每日每千克体重 1.16 克，约男性 75 克 / 日，女性 60 克 / 日，儿童、妊娠期妇女、哺乳期妇女应大些，老年人应小些。蛋白质在体内每克约产生能量 4.0 千卡。

（五）蛋白质的食物来源

蛋白质的食物来源可分为植物性蛋白质和动物性蛋白质，主要有谷类、豆类、蛋类、奶类、肉类等，其中谷类是人们的主食，为主要来源，蛋类、奶类、畜禽鱼肉类和豆类是优质蛋白质来源。为改善蛋白质质量，在膳食中动物性蛋白质和大豆蛋白质应占膳食总蛋白质的 30%~50%。

三、脂肪：生命的双刃剑

（一）脂肪的概念

脂肪又称三酰甘油，是由一分子甘油和三分子脂肪酸结合而成，是构成人体细胞的重要成分。它是生命的辅助剂，没有脂肪，大脑就不能工作，人类就不能生育。但过多的脂肪会给人带来危害。

构成脂肪的脂肪酸可分为饱和脂肪酸和不饱和脂肪酸。有些脂肪酸是人体内不能合成，必须由食物供给的，称为必需脂肪酸，有亚油酸和亚麻酸。一般来说，人体细胞中不饱和脂肪酸的含量是饱和脂肪酸的两倍以上。

脂肪是脂类的一种，还有一种叫类脂，包括磷脂、糖脂和固醇类，也是人体组织结构的组成成分，约占总脂的5%。

（二）脂肪的生理功能

（1）构成人体器官和组织的重要部分。

（2）促进脂溶性维生素的吸收。

（3）提供人体必需脂肪酸。

（4）增加膳食的美味，促进食欲，增加饱腹感。

（5）保持体温。

（6）提供能量。

（三）脂肪的消化、吸收和代谢

脂肪的消化和吸收在小肠内进行。脂肪在肝脏分泌的胆汁的乳化下变成微团，再在胰腺分泌的胰脂肪酶的作用下，被分解成甘油和脂肪酸，供人体吸收利用。

人体对脂肪的吸收是一个十分复杂的生物化学过程。吸收入血的脂肪以乳糜微粒的形式运往肝脏及全身组织。

食物三酰甘油从肠道运输到机体其他组织，在肝脏生成的三酰甘油被分泌出去，贮存在脂肪组织。当一些组织需补充能量时，脂肪组织贮存的三酰甘油中的脂肪酸被运送到处于代谢状态的组织，供给能量。

（四）脂肪的供给量

正常人一般占人体重量的14%~19%，肥胖者可达60%。每日膳食脂肪的供给量不同人群适宜摄入量也不同：婴儿期脂肪供给量占总能量的45%~50%，幼儿期占30%~35%，儿童期占25%~30%，青少年期占25%~30%，成人占20%~30%。老年占20%~30%。

脂肪在体内每克能产生能量9.0千卡。

（五）脂肪的食物来源

脂肪的食物来源主要是食用油脂、动物性食物和坚果类。食用油脂约含脂肪100%；动物性食物含脂肪丰富，按脂肪含量多少依次为猪肉、牛羊肉、禽肉、鱼肉；植物性食物中以花生、核桃、瓜子等坚果类食物含量最高。

四、碳水化合物：生命的燃料

（一）碳水化合物的概念

碳水化合物是一大类有机化合物，主要由碳、氢、氧三种元素构成，是构成机体的重要物质，是生命活动能量最主要、最经济、最安全、最直接的提供者。

碳水化合物可分为糖、寡糖和多糖三类。其中，糖又可分为单糖、双糖和糖醇；

寡糖又叫低聚糖，包括棉籽糖、水苏糖、异麦芽低聚糖和低聚果糖等；多糖可分为淀粉和非淀粉多糖。

（二）碳水化合物的生理功能

(1) 储存和提供能量。

(2) 构成组织及重要生命物质。

(3) 节约蛋白质。

(4) 维持脑细胞的正常功能。

(5) 抗生酮作用。

(6) 解毒作用。

(7) 增强肠道功能。

（三）碳水化合物的消化、吸收和代谢

碳水化合物的消化和吸收是在消化道内完成的，代谢是在全身各部分的细胞内进行的。

碳水化合物的消化过程在口腔就已经开始了，在小肠内进行得更加完全、彻底。主要是在唾液淀粉酶、胃淀粉酶、肠淀粉酶和胰淀粉酶等水解酶的作用下，最终变为葡萄糖及少量的果糖、牛乳糖等单糖。

碳水化合物在小肠内被吸收进入血液。葡萄糖是通过小肠黏膜上皮细胞被吸收到血液内，再经门静脉进入肝脏，直接运往全身以供能量，或暂时变为肝糖原贮存在肝脏，待需要时再重新变为葡萄糖外运。

碳水化合物的代谢是一个十分复杂而又非常精妙的化学反应过程。它包括合成代谢和分解代谢两个相反的过程。经过这一过程，小量的碳水化合物变为其他物质或变为人体的结构成分；大量的碳水化合物则被分解代谢，释放出能量供人使用，最后，变为二氧化碳和水，被排出体外。

（四）碳水化合物的供给量

碳水化合物一般占人体重量的 2%~10%。中国营养学会建议，我国健康人群的碳水化合物供给量为总能量摄入的 55%~65%。

碳水化合物在体内每克能产生能量 4.0 千卡。

（五）碳水化合物的食物来源

碳水化合物的食物来源主要是粮谷类、豆类和薯类食物。粮谷类，如大米、小米、小麦、玉米、粉条等，一般含碳水化合物 60%~80%；薯类，如红薯，马铃薯等，一般含量为 15%~29%；豆类，如黄豆、绿豆等，一般含量为 40%~60%。

五、矿物质：生命的无机营养素

矿物质是无机物，它同有机物一样，对于维持人的生命起着同等重要的作用。矿物质分为常量元素和微量元素两大类，在人体内有60多种，具有六方面的功能：①构成机体关键组织的重要材料；②是细胞内外液的重要成分；③维持神经、肌肉的兴奋性；④维持身体的酸碱平衡；⑤特殊作用物质的重要成分；⑥很多酶系统的活化剂或组成成分。

（一）常量元素

常量元素是人体含量大于体重的0.01%的各种元素，其中含量较多的有氢、碳、氧、氮、钙、磷、钾、钠、硫、氯、镁等11种，为人体必需常量元素，约占体重的99.95%。其中，前4种主要以有机物质的形式存在，后7种为无机矿物质，占人体总成分的60%~80%。

1. 钙——人体支架的材料

钙是构成人体的重要组成成分，是人体内含量最多的矿物质，正常成人体内含钙1000~1200克，占人体重的1.5%~2%。体内的99%存在于骨骼和牙齿之中。

钙的生理功能主要有：①构成机体的骨骼和牙齿；②参与调节神经肌肉的兴奋性；③参与调节生物膜的完整性和质膜的通透性；④促进血液凝固；⑤对多种酶有激活作用；⑥参与各种催化、启动、运输、分泌等过程。

缺乏：机体中缺钙时可引起手足搐搦，儿童可产生佝偻病，成人和老人则易发生骨质疏松症。

过量：可增加肾结石的危险性，引起奶碱综合征，干扰其他矿物质的利用。

食物来源：钙主要来源于奶类、豆类、硬果类、蛋类、水产类、一些绿叶蔬菜和硬水。钙含量丰富的食物有牛奶、虾皮、蛤蜊、蛋黄、变蛋、酥鱼、骨粉、海带、芝麻酱、大豆、豆腐干、雪里蕻、油菜等。

2. 磷——与钙同行的物质

磷是构成人体的重要组成成分，是人体内含量仅次于钙的矿物质，成人体内含磷600~900克，约占人体重的1%。体内的磷约85%的存在于骨骼和牙齿中。

磷的主要生理功能：①构成骨骼和牙；②磷酸组成生命的重要物质；③参与代谢过程；④参与酸碱平衡调节。

缺乏：机体内磷缺乏时，出现佝偻病样骨骼异常；磷缺乏严重或耗竭时，可发生低磷血症。人一般不会出现磷缺乏症。

过量：一般情况下，不易发生膳食磷过量问题，在口服、灌肠等特殊情况下可形成高磷血症，出现毒性。

食物来源：磷在食物中分布很广，与蛋白质并存。瘦肉、蛋、奶，动物的肝、肾含量都很高，海带、紫菜、芝麻酱、花生、干豆类、坚果、粗粮含磷也较丰富。

3. 镁——人体必需镇静剂

镁是人体细胞内的主要阳离子，是体内多种细胞基本生化反应的必需物质。正常成人体内约含镁 25 克，约占人体重量的 0.05%，其中 60%~65%存在于骨骼和牙齿中，27%分布于软组织中。

镁的生理功能：①激活多种酶的活性；②抑制钾、钙通道；③维护骨骼生长和神经肌肉的兴奋性；④维护胃肠道和激素的功能。

缺乏：镁缺乏可影响钙的吸收，导致低钙血症；影响神经肌肉兴奋性，出现神经肌肉的兴奋性亢进；对心血管造成一定影响；增加骨质疏松的风险。一般人体不会出现镁缺乏症。

过量：一般不易发生过量，在机体有缺陷和进行治疗时可发生镁中毒。

食物来源：镁在食物中分布广泛，含量较多的食物主要有绿叶蔬菜、粗粮、坚果、海产品和豆类等。

4. 钾——心律反应晴雨表

钾是人体的重要阳离子之一，正常成人体内约含钾 200 克，约占体重的 0.3%，其中 98%的体钾存在于细胞内，70%的分布在肌肉中。

钾的生理功能：①维持糖、蛋白质的正常代谢；②维持细胞内正常渗透压；③维持神经肌肉的应激性和正常功能；④维持心肌的正常功能；⑤维持细胞内外正常的酸碱平衡和电离子平衡；⑥降低血压。

缺乏：人体内缺钾，可使神经肌肉、消化、心血管、泌尿、中枢神经等系统发生功能性或病理性改变。主要表现为肌肉无力及瘫痪、心律失常、横纹肌肉裂解症及肾功能障碍等。

过量：体内钾过多时，可出现高钾血症。

食物来源：钾广泛分布于天然食物中，蔬菜和水果是钾最好的来源。含钾丰富的食物主要有紫菜、荚豆、黄豆、橘子、香蕉、花椰菜、冬菇、土豆等。

5. 钠——神经肌肉兴奋剂

钠是人体细胞外液中主要的阳离子，约占阳离子总量的 90% 左右。成人体内有 77~100 克钠，约占体重的 0.15%，其中 44%~50% 存在于细胞外液，40%~47% 存在于骨骼中，细胞内液仅占 9%~10%。

钠的生理功能：①调节体内水分与渗透压；②维持酸碱平衡；③钠泵作用；④维持血压正常；⑤增强神经肌肉的兴奋性。

缺乏：钠缺乏时，可出现倦怠、淡漠、无神、恶心、呕吐、心率加快、血压下降、木僵、昏迷、休克等症状。

过量：钠摄入过多，可引起急性中毒，高血压等疾病。

食物来源：主要来源于食盐及腌制品、海产品。牛奶、肉食、鸡蛋、胡萝卜、甜菜、菠菜、芹菜等食物中也含有较多的钠。

6. 氯——体液酸碱平衡剂

氯是人体细胞外液中主要的阴离子，成人体内有 82~100 克，占体重的 0.15%，广泛分布于全身，主要以氯离子形式与钾、钠化合存在。

生理功能：①维持细胞外液的容量与渗透压；②维持体液酸碱平衡；③参与血液二氧化碳的运输；④参与胃液中胃酸的形成等。

缺乏：由饮食引起的氯缺乏很少见，主要见于大量出汗、腹泻、呕吐等引起的氯缺乏，常伴有钠缺乏，造成低氯性代谢性碱中毒。

过量：人体摄入氯过多引起对机体的危害作用并不多见。

食物来源：主要来源于食盐、酱油、盐渍腌制食品和水。

7. 硫——蛋白质的结构剂

硫是以硫元素或有机复合物的形式存在的，约占体重的 0.25%，主要存在于各种蛋白质分子中。

生理功能：①维持蛋白质的结构；②增强某些酶的活性；③参与人体的能量产生；④对人体某些有毒的代谢产物具解毒作用。

缺乏和过量：都很少见。

食物来源：有干酪、蛋类、鱼、谷类、谷物制品、豆类、肉类、坚果类和家禽等。

（二）微量元素

微量元素是人体含量小于体重的 0.01%的元素，其中人体必需的微量元素有铁、锌、硒、锰、铜、碘、钼、钴、铬、氟、硅、钒、镍、锡等 14 种。其总量不超过体重的 0.05%。

1. 铁——预防贫血的元素

铁是人体内含量最多的一种必需微量元素，也是地球中含量仅次于铝而居第位的最主富的金属。铁在人体内含量 4~5 克，以“功能性铁”和“贮存铁”两种形式存在。

生理功能：①构成血红蛋白、肌红蛋白、细胞色素 A 和一些呼吸酶的成分；②参与体内氧与二氧化碳的转运、交换和组织呼吸过程；③参与红细胞的形成和成熟过程；④参与许多重要功能。

缺乏：体内铁不足可导致缺铁性贫血。

过量：可导致铁中毒。

食物来源：主要为动物肝脏、动物全血、畜禽肉类、鱼类、鸡蛋、粗粮。蔬菜中油菜、苋菜、菠菜、韭菜含量较高，但利用率不高。

2. 碘——甲状腺肿的克星

碘是人体必需的微量元素，为卤族元素之一，在人体内含量 20~50 毫克，主要集中在甲状腺，占人体总碘的 20%，肌肉占 50%。

生理功能：碘参与甲状腺激素的合成，其生理功能通过甲状腺激素的作用表现出来：①参与能量代谢；②促进代谢和体格的生长发育；③促进神经系统；④垂体激素作用。

缺乏：可导致碘缺乏病，出现甲状腺肿和克汀病等。

过量：可导致高碘甲状腺肿。

食物来源：主要有海带、紫菜、鲜海鱼、蚶干、蛤干、干贝、淡菜、海参、海蜇、龙虾等海产品，蛋、奶、肉类，食盐和水。

3. 锌——生长生殖发育剂

锌是人体细胞内最为丰富的微量元素，在成人体内含量 1.5~2.5 克，90% 以上存在于细胞中。

生理功能：①催化功能；②结构功能；③调节功能。

缺乏：可出现生长缓慢、伤口不易愈合、味觉障碍、胃肠道疾患、免疫功能减退、生育能力受损等临床症状。

过量：一般不易发生过量，在职业和治疗上可发生锌中毒。

食物来源：一般来说，贝壳类海产品、红色肉类、动物内脏类为锌的极好来源；干果、谷类、胚芽、麦麸、燕麦、干酪、虾、花生酱、花生、爆玉米花等为良好来源。

4. 硒——防癌抗衰的元素

硒是人体必需的微量元素，在人体内含量 3~21 毫克，主要分布在肾、肝和肌肉中。

生理功能：①与蛋白质结合为含硒蛋白；②抗氧化作用；③对甲状腺激素的调节作用；④维持正常免疫功能；⑤控制病毒向致病性突变；⑥预防硒缺乏地方病；⑦抗肿瘤作用；⑧抗艾滋病作用；⑨维持正常生育功能；⑩延缓衰老作用。

缺乏：可导致克山病和大骨节病等。

过量：可引起地方性硒中毒。

食物来源：含硒较多的食物有海产品、肾、肝、肉和整粒谷类等；蔬菜、水果中含量较少。

5. 铜——造血功能促进剂

铜是人体必需的微量元素，在人体内含量 50~120 毫克，在脑、肝、肾、心和头发中含量最高

生理功能：①维护正常造血功能；②促进结缔组织形式；③维护中心神经系统的健康；④促进正常黑色素形成及维护毛发正常结构；⑤保护机体细胞免受超氧阴离子的损伤。

缺乏：铜缺乏临床上较少见，常常与其他营养素缺乏同在，且症状较轻，主要表现为缺铜性贫血、赖氨酰氧化酶活力下降等。

过量：在误食铜盐或食用与铜器接触的食物或饮料时，可发生急性铜中毒。

食物来源：铜广泛存在于各种食物中，牡蛎等贝类海产品和坚果类食物是良好来源，动物肝脏、肾组织、谷物发芽部分、豆类等次之。

6. 铬——胰岛素的强化剂

铬是一种银白色有光泽的硬金属，在正常人体内含铬 6~7 毫克，主要以三价铬形式存在，分布在肺、肝脏等组织器官中。

生理功能：①加强胰岛素的作用；②预防动脉粥样硬化；③促进蛋白质代谢和生长发育；④影响免疫反应；⑤对核酸代谢的作用；⑥抑制肥胖基因的表达；⑦代谢性应激作用。

缺乏：因膳食铬摄入不足而引起的缺乏症未见报道，但有因治疗而致的铬缺乏症，主要表现为不明原因的体重下降、外周神经炎等。

过量：可见于引起急性毒性作用、致畸致突作用和慢性作用。

食物来源：主要来源是谷类、肉类和鱼贝类。

7. 钼——生物氧化催化剂

钼是一种过渡元素，在体内氧化还原反应中起着传递电子的作用，在成人体内约含钼 9 毫克，主要分布在肝脏、肾脏中。

生理功能：①参与生物氧化、催化过程；②与骨骼、牙齿发育相关；③能提高机体细胞免疫力；④改善甲状腺功能减退。

缺乏：在正常膳食条件下不会发生钼缺乏。

过量：一般不会引起中毒，特别过量，可能与痛风病发病相关。

食物来源：主要是动物肝、肾、谷类、奶制品和干豆类。

8. 锰——多种辅酶的成分

锰是一种过渡元素，在人体内含量 12~20 毫克，分布在身体各种组织和体液中。

生理功能：①构成金属酶的组成成分；②酶的激活剂作用；③对心血管有益；

④对骨骼和生长发育有作用。

缺乏：在正常膳食条件下尚未发现锰缺乏病例。

过量：主要见于矿山、工厂等环境条件下的锰中毒，表现为神经系统损害，出现行为异常和共济失调。

食物来源：主要是茶叶、粗谷类、坚果和叶菜类。

9. 氟——牙和骨的坚固剂

氟是带负电最强的元素，在人体内含量 3~6 克，约占体重的 0.007%，主要分布在骨骼、牙齿、指甲和毛发中。

生理功能：①防治龋齿；②防治骨质疏松。

缺乏：可使龋齿发病率和老年人骨质疏松症发病率增高。

过量：可引起急性毒性、亚急性毒性和慢性毒性，可致氟斑牙、氟骨症。

食物来源：主要是鱼类、茶叶、动物性食品和水。

10. 钴——红细胞的促生剂

钴是中等活泼的金属元素，一般成人体内含钴 1.1~1.5 毫克，主要分布于软组织和骨骼中。

生理功能：①是维生素 B_{12} 的组成部分；②对刺激红细胞生成有重要作用；③可使血管扩张，降低血压；④对甲状腺的功能亢进可能有作用。

缺乏：目前尚无钴缺乏症病例报道。

过量：经常注射钴或暴露于过量的钴环境中时，可引起钴中毒。

食物来源：主要有蘑菇、甜菜、卷心菜、洋葱、萝卜、菠菜、西红柿、无花果、荞麦和谷类等。

11. 硅——结缔组织弹性剂

硅在人体内每千克约含 240 毫克，主要存在于皮肤、肌腱、毛发、指（趾）甲、软骨和动脉壁中。

生理功能：①增加结缔组织的弹性和强度，维持结构的完整性；②参与骨的钙化作用；③参与脯氨酰羟化酶的羟基化过程；④是胶原组成成分之一。

缺乏：可增加心血管疾病的发病率。

过量：可引起灶性肾小球肾炎，诱发尿路结石，还可引起矽肺。

食物来源：主要来源于高纤维食物、粗谷类、根茎类蔬菜和水果。

12. 钒——血胆固醇削弱剂

钒在人体内含量低于 1 毫克，主要分布在脑、肝、肾、骨、脾中。

生理功能：①年轻人可降低血胆固醇；②增加心血管疾病患病风险。

缺乏和过量：一般都很罕见。

食物来源：主要来源于香菜、蘑菇、贝类、谷类、肉、鱼和乳制品等。

13. 镍——造血功能刺激剂

镍在人体内约含 10 毫克，主要分布在皮肤、淋巴结、睾丸和头发中。

生理功能：①有刺激造血功能的作用；②参与核糖核酸和脱氧核糖核酸的结合；③与脱氢酶成正相关。

缺乏和过量：一般不会发生。

食物来源：主要有巧克力、果仁、干豆和谷类。

14. 锡——组织生长愈合剂

锡在正常人体中约含 17 毫克，主要分布在骨骼和牙齿中。

生理功能；①可促进蛋白质和核酸反应；②促进生长发育；③有抗肿瘤作用；④可促进伤口愈合。

缺乏：目前尚未见报道。

过量：可出现急慢性中毒，有恶心、腹泻、腹部痉挛、食欲丧失、胸部紧敝、喉咙发干、口有金属味等现象。

食物来源：有鸡胸肉、牛肉、羊排、黑麦、龙虾、玉米、黑豌豆、蘑菇、甜菜、甘蓝、咖啡、糖、蜜、花生、牛奶、香蕉、大蒜等。

六、维生素：生命机器的点燃剂

维生素是维持人体正常生命活动所必需的一类有机化合物。一般按其溶解性分为脂溶性维生素和水溶性维生素两大类。脂溶性维生素有维生素 A、维生素 D、维生素 E 和维生素 K 等；水溶性维生素有维生素 B_1、维生素 B_2、维生素 B_6、维生素 B_{12}、维生素 PP、维生素 C 和叶酸等。维生素在人体内具有许多功能作用：①抗氧化作用；②降低胆固醇；③降低冠心病危险性；④预防心血管疾病或缺血性卒中；⑤对铁吸收和降低贫血的作用；⑥增强机体免疫功能；⑦降低骨质丢失和减少骨折的发生；⑧调节神经系统；⑨肿瘤防治。

（一）维生素 A——美丽明目维生素

维生素 A 又名视黄醇，是最早被发现的维生素，被称为“美丽维生素”。它在体内主要储存于肝脏中，占总量的 90%~95%。

(1) 生理功能：①维持皮肤黏膜层的完整；②构成视觉细胞内的感光物质；③促进生长发育和维护生殖功能；④维持和促进免疫功能。

(2) 缺乏：出现毛囊角化、角膜软化等皮肤黏膜改变，引起夜盲症，出现免疫功能损伤，导致易感性上升。

(3) 过量：会降低细胞膜和溶酶体膜的稳定性，导致细胞膜受损，可引起皮肤、骨骼、脑、肝等多种脏器组织病变。

(4) 食物来源：主要来源于动物内脏、蛋类、乳制品等动物性食物；在植物性食物中，南瓜、胡萝卜、荠菜、菠菜、西红柿、辣椒、芒果、橘子等含量比较丰富。

(二) 维生素 D——骨骼生长维生素

维生素 D 是一种作用于钙、磷代谢的激素前体，与阳光有密切关系，阳光照射可促进其合成，是唯一能在体内合成的一种维生素。在人体内分布于各种组织中。

(1) 生理功能：维生素 D 的最主要功能是提高血浆钙和磷的水平到超饱和程度，以适应骨骼矿物化的作用，主要通过三方面的机制：①促进肠道对钙、磷的吸收；②对骨骼钙的动员；③促进肾脏重吸收钙、磷。

(2) 缺乏：可导致钙、磷代谢障碍，发生骨骼生长障碍，影响肌肉和神经系统的正常功能，出现佝偻病、骨质软化病或骨质疏松症。

(3) 过量：一般不会引起中毒，若长期大量摄入维生素 D，可出现中毒，引起高钙血症，导致钙、磷在软组织的沉积。

(4) 食物来源：主要来源于鱼肝、鱼油、鸡蛋、小牛肉、黄油、咸水鱼和蘑菇等。另外，晒太阳也可在人体皮肤产生维生素 D。

(三) 维生素 E——健康美丽生育酚

维生素 E 又名生育醇，包括生育酚和三烯生育酚两类共 8 种化合物，主要储存在脂肪组织、肝脏和肌肉中。

(1) 生理功能：①抗氧化；②抗动脉粥样硬化；③对免疫功能的作用；④对胚胎发育和生殖的作用；⑤对神经系统和骨骼肌的保护作用。

(2) 缺乏：人体维生素 E 缺乏仅发生在早产儿身上，或者幼儿和成人在脂肪吸收不良时，以及囊状纤维症等病人。缺乏时可发生囊性纤维变性、无 β-脂蛋白血症，慢性胆汁淤滞性肝病、短肠综合征以及其他形式的腹泻等疾病。

(3) 过量：有可能出现中毒症状和出血现象。

(4) 食物来源：主要是植物油类、麦胚、向日葵、玉米、大豆、麸糠、麦芽、蛋类、鸡、鸭和绿叶蔬菜等。

(四) 维生素 K——抗出血的维生素

维生素 K 又叫“抗出血维生素”，是一类称为醌的化合物，为黄色油状物，主要分布在肾上腺、肺脏、骨髓、肾脏和淋巴结等器官中。

(1) 生理功能：①调节凝血蛋白质合成；②钙化组织中维生素 K 依赖蛋白质；③可能与动脉粥样硬化有关；④可能在大脑脑硫脂代谢中起作用。

(2) 缺乏：可引起低凝血酶原血症，表现为凝血缺陷和出血。

(3) 过量：很少有毒性反应。

(4) 食物来源：维生素 K 广泛存在于动植物食物中，主要来源于菠菜、甘蓝、芜菁绿叶菜、肝脏等食物。

(五) 维生素 B_1——防治脚气维生素

维生素 B_1 又称硫胺素，是碳水化合物代谢过程中多种催化酶的辅酶，为白色结晶，是发现最早的一种维生素，在正常成人体内含量 25~30 毫克，主要分布在肌肉心脏、肝脏、肾脏和脑组织中。

(1) 生理功能：①构成辅酶，维持体内正常代谢；②抑制胆碱酯酶的活性，促进胃肠蠕动；③对神经组织的作用。

(2) 缺乏：引起脚气病。

(3) 过量：易从肾脏排出，罕见人体中毒报道。

(4) 食物来源：广泛存在于天然食物中，最为丰富的来源是葵花子仁、花生、大豆粉、瘦猪肉；其次为小麦粉、小米、玉米、大米等谷类食物。

(六) 维生素 B_2——口唇舌炎防治素

维生素 B_2 又称核黄素，是由异咯嗪加核糖醇侧链组成的物质。在肝、肾和心脏中结合型核黄素浓度最高，在视网膜、尿和奶中有较多的游离核黄素。

(1) 生理功能：①参与体内生物氧化与能量生成；②作为辅酶参与色氨酸转变为烟酸、维生素 B_6 转变为磷酸吡哆醛的过程；③作为辅酶参与体内抗氧化防御系统，维持还原性谷胱甘肽的浓度；④与细胞色素 P450 结合，参与药物代谢。

(2) 缺乏：引起“口腔—生殖系统综合征”，表现为唇干裂、唇炎、口角炎、舌炎、口腔黏膜水肿充血，鼻及脸部脂溢性皮炎、口周围和外阴（阴囊）周围皮肤炎症等；出现眼睑炎、怕光、流泪、视物模糊、角膜血管增生等眼部症状；还可出现神经功能失调；严重缺乏者可引起免疫功能低下和胎儿畸形。

(3) 过量：未出现不良反应。

(4) 食物来源：核黄素广泛存在于奶类、蛋类、肉类、动物内脏、谷类、蔬菜和水果等食物中。粮谷类的主要分布在谷皮和胚芽中。

(七) 维生素 B_6——皮炎贫血防治素

维生素 B_6 是一组含氮化合物，包括吡哆醛、吡哆醇和吡哆胺，主要主布在肝脏、脑、肾、脾和肌肉中。

(1) 生理功能：①以活性形式作为许多酶的辅酶；②参与一碳单位、维生素 B_{12} 和叶酸盐的代谢；③维持适宜的免疫功能；④可使神经递质水平升高；⑤具有预防慢性病的作用。

(2) 缺乏：引起脂溢性皮类、小细胞性贫血、癫痫样惊厥、忧郁和精神错乱等临床症状。

(3) 过量：经食物来源摄入大量维生素 B_6 没有副作用；补充高剂量维生素 B_6 可引起感觉神经疾患。

(4) 食物来源：主要来源于肉类、全谷类产品（特别是小麦）、蔬菜和坚果类食物，其中米糠、干酵母、麦麸、牛肉、香蕉、鸡肉、火腿、土豆、花生仁等富含维生素 B_6。

(八) 烟酸——癞皮病的防治素

烟酸又名维生素 PP、维生素 B_5、尼克酸等，为无色针状晶体，是吡啶的衍生物，主要以辅酶形式广泛存在于体内组织中，以肝、心和肾脏浓度最高。

(1) 生理功能：①构成烟酰胺腺嘌呤二核苷酸（辅酶 I）和烟酰胺腺嘌呤二核苷酸磷酸（辅酶 II），对生物氧化还原反应起作用；②是葡萄糖耐量因子的组成成分；③对心血管具有一定的保护作用。

(2) 缺乏：可引起癞皮病，出现体重减轻，疲劳乏力，记忆力减退，失眠等前驱症状，如不及时治疗，可出现皮炎、腹泻和痴呆，即癞皮病“3D”症状。

(3) 过量：目前尚未见到因食源烟酸摄入过多而引起的中毒报告。仅见临床大剂量使用烟酸治疗高脂血症病人所致，出现血管扩张症状，还可伴随胃肠道反应，严重者出现肝炎、肝性昏迷、脂肪肝等。

(4) 食物来源：烟酸及烟酰胺广泛存在于食物中。植物性食物中存在的主要是烟酸；动物性食物中以烟酰胺为主。它们主要来源于肝、肾、瘦畜肉、鱼、坚果、乳、蛋和粗糙谷物等。

(九) 泛酸——机体代谢调节素

泛酸又名维生素 B_3，是由泛解酸和 β-丙氨酸组成的一种化合物，为淡黄色黏稠油状物，广泛分布于体内组织中，以肝、肾上腺、肾、脑、心和睾丸中浓度最高。

(1) 生理功能：主要是构成辅酶 A 和酰基载体蛋白，并通过它们在代谢中发挥作用。

(2) 缺乏：可引起机体代谢障碍，常见影响是脂肪合成减少和能量产生不足。但因膳食因素引起的泛酸缺乏症很罕见。

(3) 过量：未见有明显毒副作用，能使生物素转运受阻。

(4) 食物来源：泛酸广泛分布于食物中，来源最丰富的食品是动物的肝、肾、鸡蛋黄、坚果类、蘑菇、大豆粉、小麦粉、菜花、鸡肉等。

(十) 叶酸——贫血畸胎防治素

叶酸即蝶酰谷氨酸，是一组与蝶酰谷氨酸功能和化学结构相似的一类化合物的统称，为淡黄色结晶粉末。

（1）生理功能：叶酸经叶酸还原酶作用，还原成具有生物活性的四氢叶酸，参与其他化合物的生成和代谢，主要是：①参与嘌呤和胸腺嘧啶的合成，进一步合成核糖核酸和脱氧核糖核酸；②参与氨基酸之间的相互转化，充当一碳单位的载体；③参与血红蛋白及重要的甲基化合物合成。

（2）缺乏：①引起巨幼红细胞贫血；②对孕妇和胎儿造成影响：可使孕妇先兆子痫、胎盘早剥的发生率增高，胎盘发育不良导致自发性流产，易出现胎儿宫内发育迟缓、早产及新生儿低出生体重；引起胎儿神经管畸形；③出现高同型半胱氨酸血症。

（3）过量：服用大剂量叶酸可能产生以下毒性作用：①干扰抗惊厥药物的作用；②可能影响锌的吸收；③掩盖维生素 B_{12} 缺乏的早期表现，而导致神经系统受损害。

（4）食物来源：叶酸广泛存在于各种动、植物食品中，主要来源于动物肝、肾、鸡蛋、豆类、酵母、绿叶蔬菜、水果和坚果类食物。

（十一）维生素 B_{12}——贫血神损防治素

维生素 B_{12} 又叫钴胺素，是一组含钴的类咕啉化合物，是人体唯一含有金属元素的维生素，为红色结晶。

（1）生理功能：维生素 B_{12} 在体内以甲基 B_{12}（甲基钴胺素）和辅酶 B_{12}（腺苷基钴胺素）两种辅酶形式参与体内生化反应：①作为蛋氨酸合成酶的辅酶参与同型半胱氨酸甲基化转变为蛋氨酸；②作为甲基丙二酰辅酶 A 异构酶的辅酶参与甲基丙二酸–琥珀酸的异构化反应。

（2）缺乏：主要见于素食者和吸收不良者，可引起：①巨幼红细胞贫血；②神经系统损害；③高同型半胱氨酸血症。

（3）过量：很少见毒副作用。

（4）食物来源：来源于动物食品，主要来源为肉类、动物内脏、鱼、禽、贝壳类和蛋类食物。

（十二）生物素——皮肤毛发保护素

生物素又名维生素 H、辅酶 R 等，是由一个脲基环和一个带有戊酸侧链的噻吩环组成，已知有 8 种异构体，为无色的针状结晶，在体内主要储存在肝脏。

（1）生物功能：①在脱羧–羧化反应和脱氨反应中起辅酶作用，可使一种化合物转变为另一种化合物；②可降低 I 型糖尿病人的血糖水平；③对尿酸环化酶有激活作用，可增加细胞内磷酸尿苷的浓度，增加 RNA 聚合酶Ⅱ的活性。

（2）缺乏：主要见于长期生吃鸡蛋者。主要表现为以皮肤症状为主，可见毛发变细、失去光泽、皮肤干燥、鳞片状皮炎、红色皮疹，伴有食欲减退、恶心、呕吐、舌乳头萎缩、黏膜变灰、麻木、精神沮丧、疲乏、肌痛等。

(3) 过量：生物素的毒性很低，至今尚未见毒性反应的报告。

(4) 食物来源：生物素广泛存在于天然食物中，主要在干酪、肝、肾、大豆粉中含量最为丰富，在蛋类、菜花、菠菜、全麦粉中次之。

（十三）胆碱——健脑益智维生素

胆碱是一种强有机碱，是卵磷脂的组成成分，呈无色味苦的水溶性白色浆液，具有维生素特性，被许多营养学家列入维生素类之中。

(1) 生理功能：①促进脑发育和提高记忆能力；②保证信息传递；③调控细胞凋亡；④构成生物膜的重要组成成分；⑤促进脂肪代谢；⑥促进体内转甲基代谢；⑦降低血清胆固醇。

(2) 缺乏：可导致肝脏、肾脏和胰腺病变，出现记忆紊乱和生长障碍，诱发癌症等。

(3) 过量：未发现毒性反应，仅见于用氯化胆碱治疗时出现头昏、恶心和腹泻等症状。

(4) 食物来源：广泛存在于各种食物中，主要来源于肝脏、花生、麦胚、大豆、莴苣、花菜等食物中。

（十四）维生素C——抗坏血病维生素

维生素C又称抗坏血酸，是一种含有6个碳原子的酸性多羟基化合物，是一种较强的还原剂，呈无色无臭的片状结晶体，主要贮存在骨骼肌、脑和肝脏中。

(1) 生理功能：①促进胶原合成；②促进神经递质合成；③促进类固醇羟化；④促进抗体形成；⑤促进铁的吸收；⑥促进四氢叶酸形成；⑦维持巯基酶的活性；⑧促进有机物或毒物羟化解毒，对重金属离子也有解毒作用；⑨预防癌症；⑩清除自由基。

(2) 缺乏：体内维生素C缺乏时，主要引起坏血病。临床表现为：①前驱症状；②出血；③牙龈炎；④骨质疏松。

(3) 过量：可产生一些不良反应，引起渗透性腹泻，易形成尿结石，可能影响胚胎发育等。

(4) 食物来源：主要是新鲜蔬菜和水果。蔬菜中，辣椒、茼蒿、苦瓜、白菜、豆角、菠菜、土豆、韭菜等中含量丰富；水果中，酸枣、红枣、猕猴桃、草莓、柑橘、柠檬等中含量最多；在动物的内脏中也含有少量的维生素C。

七、水：生命的源泉

水是人体中含量最多的成分，也是最价廉而又最必需的营养素，一般成人体内水分含量约占体重的65%，主要分布在细胞内和细胞外，其中细胞内液约占总体水的 2/3，细胞外液约占 1/3。

（一）水的代谢

正常人每日水的来源和排出保持着动态平衡，其总量维持在 2500 毫升左右。体内水的来源包括饮水、食物中的水和体内代谢水三大部分，一般每人每日饮水约 1200 毫升，食物中含水约 1000 毫升，体内代谢水约 300 毫升。体内水的排出有肾脏、皮肤、肺和大肠四条途径，一般成人每日排出尿量约 1500 毫升，皮肤蒸发约 500 毫升，肺部呼气约 350 毫升，粪便排出约 150 毫升。

体内水的正常平衡受口渴中枢、神经垂体后叶分泌的抗利尿激素和肾脏的调节。口渴中枢是调节体内水来源的重要环节，肾脏则是水分排出的主要器官，调节体内水平衡。

（二）水的生理功能

（1）构成细胞和体液的重要组成部分。

（2）参与人体内新陈代谢。

（3）调节人体体温。

（4）对器官、关节、肌肉和组织起到缓冲、润滑和保护的作用。

（5）排毒通便作用。

（三）水缺乏

水摄入不足或水丢失过多，可引起体内失水，也叫脱水。根据水与电解质丧失比例不同，分为高渗性脱水、低渗性脱水和等渗性脱水三种类型。

人在断水时比在断食时死得更快。人若只断食不断水时可生存数周，而既断食又断水时仅能生存数日。一般断水 5~10 天即可危及生命。断食至所有体脂和组织蛋白质耗尽 50%时，才会死亡；而断水至失去全身水分 10%时就可能死亡。

（四）水过量

如果水摄入量超过肾脏排出的能力，就可引起体内水过多或引起水中毒。这种情况多见于疾病状况，正常人极少见水中毒。

（五）水的需要量

水的需要量主要受代谢情况、年龄、体力活动、温度和膳食等因素的影响，因此水的需要量变化很大。在一般情况下，成人每日饮水量在 1200 毫升左右为宜。

八、膳食纤维：肠道的保护神

（一）膳食纤维的概念

膳食纤维是碳水化合物中的一类非淀粉多糖，是食物中的非营养成分，但对人体健康有益，被称为“绿色清道夫”。膳食纤维的主要成分是来自植物细胞壁的成分，包括纤维素、半纤维素、木质素、果胶、树胶和胶浆等，其中前三者为不可溶性膳食纤维，后三者为可溶性膳食纤维。

（二）膳食纤维的生理功能

（1）有刺激肠道蠕动，增加肠内容物的体积，减少粪便在肠道中停留的时间等作用。

（2）可防治便秘、痔疮，预防结肠癌、直肠癌和乳腺癌。

（3）可增加饱腹感，降低消化率，防治肥胖病。

（4）能减少脂肪、胆固醇的吸收，具有降血脂、降胆固醇的作用，可预防高脂血症及缺血性心脏病等心血管疾病。

（5）可延缓葡萄糖的吸收速度，明显降低血糖，改善糖尿病症状。

（6）可结合胆固醇，促进胆汁分泌，防治胆结石。

（7）可改善口腔牙齿功能。

（三）膳食纤维缺乏

膳食中缺乏膳食纤维，易患便秘，增加患结肠癌、直肠癌和心血管疾病的风险。

（四）膳食纤维过量

食用膳食纤维过量，可引发胃肠道疾病，发生肠梗阻，降低营养消化吸收。

（五）膳食纤维的适宜摄入量

一般认为，我国居民的膳食纤维摄入量以每人每日 20~35 克为宜。

（六）膳食纤维的食物来源

食物中膳食纤维主要来源于谷物的麸皮、全谷粒、燕麦、大麦、干豆类、蔬菜、水果和坚果类等。

第二章　食物营养

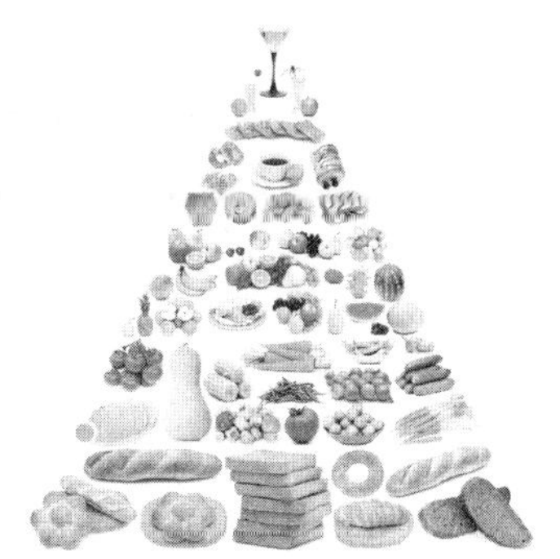

"民以食为天。"食物是人类赖以生存的物质基础，是人类发展的原动力。食物不仅给人们提供蛋白质、脂肪和碳水化合物三大营养素，还提供矿物质、维生素膳食纤维等其他营养素和生物活性物质。

食物成分的研究始于19世纪初期，世界上最早的食物成分表诞生于1818年的英国，1906年出版的《美国食物化学成分》一书是世界上第一部关于食物成分数据的文献。我国的食物成分数据研究开始于20世纪初期。1928年，吴宪教授发表了《中国食物的营养价值》一书；1952年，周启源教授等编制出版了我国第一部比较完整的《食物成分表》；随后，《食物成分表》先后于1957年、1963年、1977年、1981年多次修订再版和改版；1991年和1992年，王光亚主编分别出版了《食物成分表（全国代表值）》和《食物成分表（分省值）》；2002年，由杨月欣、王光亚、潘兴昌主编出版了《中国食物成分表2002》（第一册）；2005年，杨月欣主编出版了《中国食物成分表2004》（第二册）。至此，我国有了比较全面和系统的食物营养成分数据库，为评估和改善人民群众营养状况提供了科学依据。

凡是食物必定含有营养成分，但人体所需的营养素不可能由一种食物来供给。不同的食物，也因其品种、气候、雨量、地质、饲养等因素的不同而各异。为此，要了解所食入的食物含有哪些营养素，各种营养素含量有多少，每天由食物摄取的营养素能否满足自身的需要，就必须对各种食物所含的营养成分、生理功效等有所了解。

一、谷类

谷类是禾本科粮食作物的籽粒，主要有稻米、小麦、玉米、高粱、小米、大麦、燕麦、荞麦等，是人类的主要粮食。谷类平均含有蛋白质约8%、碳水化合物约

70%、脂肪约 2%、矿物质约 2%、膳食纤维约 2%~3%，水分约 12%。许多研究表明，进食全谷类可减少心脏病、中风、Ⅱ型糖尿病、癌症和胃肠疾病的发生。

（一）稻米——健脾养胃的主粮

稻米经过脱壳、碾米，除去皮壳后得到的米粒叫大米，是我国的第一、世界第三粮食作物。我国是世界栽培稻的三个起源地之一，约有 7000 年左右的栽培史。大米可分为灿米、粳米和糯米。根据加工精度可分为特一、特二、标一、标二和标三共 5 个等级。大米含有丰富的淀粉和较多的蛋白质，约含碳水化合物 77.9%、蛋白质 7%~8%，脂肪 0.8%，不溶性膳食纤维约 0.7%。大米蛋白质的氨基酸组成比较平衡，含有较少的赖氨酸。大米加工精度越高，矿物质、维生素损失越严重，特别是维生素 B_1。以大米为主食的地区，如果人们常吃精白米，同时不注意补充其他副食，会因膳食中缺乏维生素 B_1 而患“脚气病”。

中医认为，大米性味甘平，有补中益气、健脾养胃、益精强志、和五脏、通血脉、聪耳明目、止烦、止渴和止泻的功效。

（二）小麦——养心安神的主粮

小麦经研磨、筛理、除去皮层和胚就加工成为小麦粉，也叫面粉，是我国的第二、世界第一粮食作物。我国是世界上小麦的起源中心之一，约有 3000 年的种植史。小麦分为冬小麦和春小麦。根据加工精度不同将小麦粉又分为特一粉、特二粉、标准粉和普通粉 4 个等级。小麦粉每百克约含有碳水化合物 75.2 克、蛋白质 11.9 克、钙 34 毫克、磷 325 毫克、铁 5.1 毫克，其中蛋白质含量在谷类中较高。小麦蛋白质的氨基酸组成不平衡，赖氨酸的含量严重不足，苏氨酸和异亮氨酸的含量也不足。加工精度越高的小麦粉，其蛋白质、脂肪、维生素 B_1、维生素 B_2、尼克酸、矿物质和膳食纤维的含量则越低。小麦粉如用酵母菌发酵后制作的食品，其营养价值高于非发酵食品。

小麦性平味甘，有保护人体血液、心脏和神经系统正常工作的功能；还具有养心安神、增强记忆、嫩肤除皱的功效。

（三）玉米——保健抗癌的粗粮

玉米又称玉蜀黍，苞谷等，原产于墨西哥和秘鲁，16 世纪传入我国，是我国的第三，世界第二粮食作物，主要有硬粒型，马齿型和半马齿型三个类型。玉米含有较高的碳水化合物、膳食纤维、蛋白质、脂肪和胡萝卜素等营养素，但蛋白质质量较差，特别是缺乏赖氨酸和色氨酸，且尼克酸为结合型，不能被人体吸收利用。因此，长期以玉米为主食的地区，往往容易因缺乏尼克酸而发生“癞皮病”。玉米还含有核黄素、卵磷脂、维生素 E 等，能降糖降脂，促进血液循环，防止高血压、冠心病心肌梗塞的发生，并具有保护皮肤、延缓细胞衰老、防止脑功能退化、抗癌等作用。

玉米性味甘平，具有调中开胃、益肺宁心的功效。

（四）高粱——温中涩胃的杂粮

高粱起源于非洲中部和我国西南部干旱地区，在我国已有5000~6000年的种植历史，是我国主要的杂粮之 ，主要有红高粱、黄高粱、黑高粱、蛇眼高粱和白高粱等。

高粱的营养价值与玉米近似，稍有不同的是高粱籽粒中的淀粉、蛋白质、铁的含量略高于玉米，而脂肪、胡萝卜素的含量低于玉米。在谷类中，高粱蛋白质中赖氨酸含量最低，因而蛋白质的质量最差；高粱的尼克酸含量不如玉米多，但能为人体吸收，因此，以高粱为主食的地区很少发生“癞皮病”。高粱的籽粒中含有较多的单宁和蜡质，影响食物的口味和消化吸收利用。

高粱性味甘、涩、温，具有温中、涩胃肠、止霍乱的功效。

（五）小米——健脾滋肾的佳粮

谷子又称粟，起源于我国，距今至少有5000多年的种植历史，是我国历史上最重要的粮食作物之一。谷子经脱壳碾米后加工成为小米。

小米含有约70%的淀粉，蛋白质含量略高于大米。在蛋白质的氨基酸组分中，苏氨酸、蛋氨酸和色氨酸的含量高于一般谷类，但赖氨酸含量较低。小米还含有较丰富的脂肪、维生素B_1、维生素B_2和胡萝卜素，熬粥喝营养丰富，有“代参汤”的美称。

小米性味甘咸，微寒，具有滋养肾气、健脾胃、清虚热的功效。常喝小米粥可以补气运脾、消积止泻、增强体力，能除湿、健脾、镇静、安眠，对缓解精神压力、紧张、乏力等有较大功效。

（六）大麦——低钠低脂的杂粮

大麦起源于我国西部高原，有数千年的栽培历史，是我国第四、世界第六粮食作物。大麦分为六棱大麦、四棱大麦和三棱大麦三个类型。大麦多用作生产啤酒和酒精的工业原料，少部分用于人类食品。

大麦是一种美味的低钠、低脂健康食品，具有特殊的营养价值，含有丰富的维生素E、少量优质蛋白质以及一定量的膳食纤维和碳水化合物。在蛋白质的氨基酸中，缺乏赖氨酸和苏氨酸。

大麦性味甘咸、凉，具有清热利水，和胃宽肠的功效，可用于治疗因脾胃虚弱所致的消化不良、腹胀、腹痛和呕吐腹泻等症，还可防止老化、保护皮肤、促进血液循环，有消暑、降低胆固醇，预防肠癌等作用。

（七）燕麦——养颜美容的美食

燕麦又名莜麦，起源于我国，有3000多年的种植历史，是适于高寒地区种植的作物，被人们称为“耐饥抗寒的食品”。

燕麦是一种高蛋白、高脂肪的谷类食物，营养价值较高。燕麦的蛋白质含量高达籽粒重量的12.2%，高于小麦等其他谷类，而且氨基酸组成非常平衡。其脂肪含量也高于玉米，是小麦的5.5倍，且脂肪酸中的亚油酸占38%~46%。燕麦中还含有丰富的维生素E，一定的维生素B_1、B_2和其他禾谷类作物中缺乏的皂苷，对降低胆固醇、甘油三酯、β-脂蛋白有一定的功效。燕麦常被制成燕麦片和燕麦粉等，作为具有保健疗效作用的食品。

（八）荞麦——降糖降压的食品

荞麦又名三角麦，是一种耐饥抗寒的粮食，起源于我国和亚洲北部，至少有2500年以上的栽培历史。荞麦有普通荞麦、鞑靼荞麦和有翅荞麦三种类型。

荞麦含有较高的蛋白质，丰富的维生素B_1、维生素B_2、尼克酸和钙、磷、铁等矿物质。蛋白质中的氨基酸组成比较平衡，赖氨酸、苏氨酸和精氨酸比较丰富。荞麦还含有一种特殊成分芦丁。

荞麦性味甘平、微寒，具有下气利肠、清热解毒的功效，并有降血压、降血脂、降血糖、利大便等作用，因此对防治高血压、高血脂、高血糖、大肠癌和保护视力等大有益处。

二、豆类

豆类是双子叶显花植物，属豆科中的蝶形花亚科，果实为荚果，一些品种的嫩荚可作蔬菜，成熟后的籽粒可作粮食。豆类作物主要有大豆、蚕豆、豌豆、绿豆、菜豆、豇豆、鹰嘴豆、小豆、小扁豆等。豆类是高蛋白、低脂肪、中等淀粉含量的作物，籽粒中含有丰富的矿物质和维生素，营养价值较高。其蛋白质含量在20%~40%，且富含谷类蛋白质中缺乏的赖氨酸，淀粉含量约52%（大豆不含），脂类除大豆和花生外，一般为0.5%~2.5%。还含有皂苷。豆类具有利尿、通便、祛痰、降低血清胆固醇、抗氧化等作用，对防治便秘、高血压、糖尿病、冠心病、肥胖症，延缓衰老有一定效果。

（一）大豆——营养丰富谷豆王

大豆起源于我国，已有4000~5000年的栽培历史，包括黄豆、青豆、黑豆、紫豆和斑茶豆等，以黄豆为主。因其含有丰富的营养，且蛋白质可以与动物蛋白媲美，故有“豆中之王”“营养之花”“植物肉”“绿色牛奶”等美称。

大豆含蛋白质约35%，脂肪16.0%（主要是不饱和脂肪酸），碳水化合物约34.2%，还含有丰富的钙、磷、铁等矿物质和多种维生素（尤其是B族维生素）以及皂苷。大豆食用方法不同，其蛋白质消化率相差很大，炒着吃，其蛋白质消化率仅为50%；整粒煮熟吃，为65.5%；做成豆腐吃，可在92%~96%。

大豆可制成豆腐、腐乳、臭豆腐、豆瓣酱、豆豉等豆制品。

黄豆富含钙、磷、铁、硒等矿物质，具有预防缺钙、缺铁性贫血、高血压、冠心病、中风和抗癌等作用。黄豆性味甘平，能健脾宽中、润燥消水、排脓解毒、消肿止痛，具有补脾的功效。

黑豆性味甘平，含有许多抗氧化成分，具有滋阴补肾、安神明目、除湿利水、强筋健身的功效，还具有补肾和乌发的作用。

（二）蚕豆——健脾利湿的豆类

蚕豆别名有胡豆、佛豆、南豆、罗汉豆等，一些学者认为起源于北非和黑海南岸，大约2100多年前传入我国，可分为青皮、白皮和红皮三种蚕豆。

蚕豆含有大量蛋白质，平均含量为21.6%左右，是食用豆类中次于大豆、扁豆的高蛋白作物，且蛋白质中氨基酸种类齐全。

蚕豆可炒吃、煮食、制作粉丝、粉皮、凉粉、豆菜、豆沙、豆酱等。

蚕豆性味甘平、微辛，具有健脾、利湿、补中益气、止血解毒的功效，可治膈食、水肿、便血，捣敷外用可治秃疮。

（三）豌豆——和中生津的良豆

豌豆别名有毕豆、回鹘豆、麦豆、寒豆、荷兰豆等，起源于亚洲西部和地中海沿岸地区，有6000年以上的栽培历史，公元3—6世纪传入我国，有黄、褐、绿、玫瑰等颜色。

豌豆含有较高的蛋白质，富有8种必需氨基酸，还含有脂肪、碳水化合物、胡萝卜素和多种维生素，发芽的豌豆种子还含有维生素E。

豌豆可制作糕点、豆馅、粉丝、凉粉、面条等。

豌豆性味甘平，具有和中生津，止渴下气，通乳消胀的功效。

（四）绿豆——消暑解毒的佳豆

绿豆别名有植豆、青小豆等，起源于我国，已有2000多年的栽培历史，通常为绿色，也有黄、棕褐、青蓝等颜色。有“食中要物”“菜中佳品”之称。

绿豆营养价值较高，含有丰富的蛋白质、淀粉、各种矿物质、多种维生素B和各种氨基酸。蛋白质含量约21.6%，且是完全蛋白质。绿豆芽是极富营养的蔬菜，维生素C百克中高达18毫克，还含有2.5毫克泛酸和121毫克的叶酸。

绿豆不仅可做粥饭，还可制作绿豆芽、绿豆糕、绿豆馅、绿豆粉丝、绿豆粉皮、绿豆沙等。

绿豆性味甘凉，具有清热解毒、止渴利尿、消肿除烦的功效，可消暑、降压、降低胆固醇，减少动脉粥样斑块，又有补肝和抗过敏作用。

（五）菜豆——温中和胃的豆类

菜豆别名有芸豆、四季豆、唐豆、粉豆、隐元豆等，起源于美洲的墨西哥，考古发现公元前7000年就有了野生菜豆，16世纪末传入我国，是目前世界上栽培面积最大的食用豆类作物。

菜豆的籽粒和嫩荚营养丰富，含有丰富的蛋白质、各种矿物质、维生素和各种必需氨基酸。

菜豆可制豆沙、做糕点，既可作粮食，又可当蔬菜。

菜豆性味甘平、温，具有温中下气、利肠胃、止呃逆，益肾补气等功效。另外，菜豆中含有凝集素，烹调不充分时易引起中毒，因此，菜豆应充分煮熟烧透后食用。

（六）豇豆——健脾补肾的豆类

豇豆别名有饭豆、蔓豆、泼豇豆、黑脐豆、黑眼豆、羊角、豆角、长豆等，起源尚无定论，有人认为起源于非洲和亚洲，也有人认为起源于西非，是我国主要食用豆类作物之一。

豇豆营养价值较高，含有丰富的蛋白质、淀粉、各种矿物质和维生素，及人体必需氨基酸，特别是富含B族维生素和钙、磷。

豇豆性味甘咸平，具有理中益气、补肾健脾、健胃消渴的功效，对治疗脾胃虚弱，泻痢、消渴、遗精、白带、尿频等有效果。

（七）鹰嘴豆——补中温肾的豆类

鹰嘴豆别名有鸡豆、鸡头豆、鸡豌豆等，起源于亚洲西部和近东地区，20世纪50年代传入我国。

鹰嘴豆籽粒营养成分全，含量高，是一种有多种用途的豆类作物，可制豆乳粉、做点心、做豆沙，既可煮食，又可炒食，还可做菜。

鹰嘴豆性味甘平，具有补中益气、温肾壮肾、消渴解毒、润肺止咳、消炎养颜等功效，对治糖尿病、心血管病、肾虚、补钙作用明显。

（八）小豆——消肿强心豆中冠

小豆别名有赤豆、赤小豆、红小豆、朱豆等，起源于我国，已有2000多年的栽培历史。

小豆营养丰富，养分较全，含粗蛋白20%以上，淀粉50%以上，粗脂肪2.5%以下，粗纤维5%~7%，还含有多种维生素和钙、磷、铁等矿物质。

小豆可煮粥做饭当主食，还可做豆羹、豆沙包、小豆水晶包、小豆冰激凌、小豆春卷、小豆蛋糕、玫瑰豆沙酥等。

小豆性味甘酸平，具有消肿解毒、利水除湿、和血排脓、润肠通便的功效，对金黄色葡萄球菌、福氏痢疾杆菌和伤寒杆菌都有明显的抑制作用，对治疗心脏性和肾脏性水肿、肝硬化腹水、脚气病浮肿等有一定效果，还可补心、降血压、降脂、调节血糖、解毒抗癌、预防结石等。

（九）小扁豆　健脾消暑的好豆

小扁豆别名有扁豆、南扁豆、娥眉豆、羊眼豆、茶豆、树豆、小刀豆等，起源于亚洲西南部和地中海东部地区，已有 8000~9000 年的栽培历史。

小扁豆营养价值较高，除含有丰富的蛋白质、碳水化合物、磷、钾等成分外，还含有维生素 A、维生素 E、维生素 K 等。在蛋白质中蛋氨酸和色氨酸含量较低。

小扁豆可加工成面粉、粉条，制成面包、糕点，生成豆芽，煮粥做饭，嫩荚豆芽炒菜。

小扁豆性味甘、微温，具有健脾和中、消暑化湿的功效，可治暑湿吐泻、食少久泻、赤白带下和小儿疳积等。

三、薯类

薯类是可以作为主食食用的植物根块或块茎，主要有马铃薯、甘薯、木薯、凉薯、山药、芋头等。薯类含有丰富的碳水化合物、膳食纤维以及较多的矿物质和 B 族维生素，兼有谷类和蔬菜的双重好处。薯类可调节人体正常代谢，增强机体免疫，维持酸碱平衡，控制脂肪摄入，降低胆固醇，对预防高脂血症，高血压、冠心病等慢性病具有一定作用。

（一）马铃薯——粮菜兼食营养丰

马铃薯又名土豆、山药蛋、地蛋、洋芋等，原产于南美洲的秘鲁、智利等地，至少有 2000~2800 年的栽培历史，于明朝万历年间传入我国。它与小麦、玉米、稻谷和高粱并称为世界五大作物，产量我国居世界第一位，是新世纪我国最有发展前景的高产经济作物之一。

马铃薯营养丰富，素有“地下苹果”“第二面包”之称。它的块茎中含有丰富的淀粉、蛋白质、糖类、矿物质和多种维生素，特别是所含的蛋白质是完全蛋白质，赖氨酸含量最高，糖类含量其他食品不能比拟，含有很高的维生素 C 和钾，是少有的高钾蔬菜。每百克马铃薯中含蛋白质 2.0 克，脂肪 0.2 克，碳水化合物 17.2 克，粗纤维 0.7 克，钙 8.0 毫克，磷 40.0 毫克，钾 342 毫克，维生素 C27 毫克

马铃薯既可作为蔬菜，也可作为粮食作物食用。据统计，它可以做成 400 多种味道鲜美、形色各异的食品。

马铃薯性味甘平，具有健脾和胃、益气调中、缓急止痛、通利大便的功效。它

可以预防坏血病、高血压、心脏病、动脉硬化，还具有解毒、消炎、减肥、抗氧化、抗癌、抗血糖症等作用，对防治胃溃疡、十二指肠溃疡、慢性胃炎、习惯性便秘和皮肤湿疹等疾病有一定效果。

另外，马铃薯中含有少量的有毒成分茄碱（又称龙葵素），主要在发芽和日晒的马铃薯里，因此，要防止马铃薯日晒和发芽，在食用时要挖去发芽部分，削去绿皮。

（二）甘薯——养颜美容的佳薯

甘薯又名红薯、红苕、红芋、白薯、山芋、番薯、甜薯、地瓜等，原产于美洲的墨西哥、厄瓜多尔、秘鲁一带，1594 年传入我国，在我国其产量仅次于水稻、小麦和玉米，居第 4 位，在世界第七位。

甘薯营养价值较高，蛋白质氨基酸的组成与大米相似，但必需氨基酸含量高，特别是富含赖氨酸。维生素 A、维生素 B_1、维生素 B_2、维生素 C 和尼克酸的含量都比其他粮食高，钙、磷、铁等矿物质较高。尤其是胡萝卜素和维生素 C 的含量丰富，这是其他粮食作物含量极少或几乎不含的营养素。和马铃薯相比，甘薯含有大约相等的热能，较少的蛋白质和维生素 C，较多的维生素 A。甘薯与米、面混食，可提高主食的营养价值。

甘薯既可作主食，又可作蔬菜，是我国人民喜爱的粮、菜兼用的大众食品。

甘薯性味甘平，具有补脾益气、宽肠通便、生津止渴、养颜美容的功效；能维持人体酸碱平衡，保持心血管壁的弹性，防止动脉粥样硬化，预防胶原病的发生，提高机体免疫能力；可促进胃肠蠕动，预防便秘；对保护皮肤、延缓衰老有很好的作用；对预防冠心病、结肠癌和乳腺癌的发生有明显效果，有“抗癌之王”之称。

（三）木薯——消肿解毒之良薯

木薯又名树薯、树番薯、南洋薯、槐薯、木番薯等，原产于南美洲的巴西、秘鲁、墨西哥一带，已有 4000 年的栽培历史，约在 1820 年前后传入我国，可分为甜种薯和苦种薯两种类型。

木薯的营养成分与甘薯相似，差别在于纤维略高于甘薯，而蛋白质略低于甘薯。

木薯性味苦寒，具有消肿解毒的功效，对治疗痈疽疮疡、瘀肿疼痛、跌打损伤等有效果。

另外，木薯中含有很高的氢氰酸，可引起中毒；因此，木薯应经去皮、切片、浸泡晾晒、煮熟等处理后方可食用。

（四）凉薯——清热止渴的薯类

凉薯又名豆薯、葛薯、沙葛等，原产于南美洲的墨西哥等地，于 17 世纪末传入我国，分早熟和晚熟两个品种。

凉薯含有蛋白质、脂肪、淀粉、钙、铁、锌、铜、磷等矿物质和多种维生素。

可生食、熟食。

凉薯性味甘凉，具有清热祛火、养阴生津的功效。对治疗暑热烦渴、头昏脑涨、发热感冒，降低血压、降低血脂有一定效果。

（五）山药——补中益气的佳薯

山药又名薯蓣、薯药、长薯等，原产于中国，至少有2000多年的栽培历史，是一种药食同源的食品。

山药营养丰富，富含糖类、蛋白质、维生素、粗纤维、黏液质等营养成分，还含有多种矿物质。

山药性味甘平，具有健脾补肺、益胃补肾、固肾益精、聪耳明目、长志安神、延年益寿的功效，可助消化、治脾虚、增强免疫力，对遗精早泄、带下白浊、消渴尿频等有治疗作用。

（六）芋头——益胃宽肠的良薯

芋头又名芋、芋艿、芋魁、母芋等，原产于我国、印度、马来西亚，至少有2000多年的栽培历史。

芋头既可当粮食，又可作蔬菜。它富含蛋白质、钙、磷、铁、钾、镁、钠、胡萝卜素、烟酸、维生素C、维生素B_1、维生素B_2、皂角甙等多种成分。

芋头性味甘平、辛，具有益胃宽肠、通便散结、补中益气、添精益髓的功效，有调节酸碱平衡、增强免疫能力、养颜乌发、防治肿瘤的作用。

四、蔬菜

蔬菜是可作为副食品的一二年生及多年生的一大类草本植物，据统计，目前我国蔬菜有15类32科210种，粗分可分为叶菜类、瓜茄类、根茎类等，细分主要有根菜类、白菜类、甘蓝类、芥菜类、茄果类、豆类、瓜类、葱蒜类、绿叶蔬菜、薯芋类、水生蔬菜、芽类蔬菜、野生蔬菜和其他等15类。蔬菜的组成成分因品种与起源不同差别很大。一般蔬菜含水65%~95%，干物质含量在10%~20%，蛋白质1%~3%，碳水化合物3%~6%，脂肪0.1%~0.3%，粗纤维约1%，矿物质近1%。还含有维生素类，风味物质和有免疫调节作用的重要次生代谢物质。蔬菜对调节机体酸碱平衡，促进新陈代谢，保持皮肤健美，延缓皮肤衰老，防癌抗癌，防治高血压、糖尿病、高脂血症、冠心病等慢性疾病的发生有很好的作用。

（一）蔬菜的主要营养成分

（1）水分：正常的含水量是衡量蔬菜鲜嫩程度的重要特征。一般蔬菜中含有65%~95%的水分，瓜类蔬菜含水量最高，块茎类最少。

(2) 蛋白质：蔬菜不是人类蛋白质营养素的主要来源，不同品种的蔬菜蛋白质含量相差很大，新鲜蔬菜一般在3%以下。在各种蔬菜中，以豆薯类、菌类和深绿叶菜蛋白质含量较高，如大豆、菜豆、豌豆、豇豆、马铃薯、甘薯、金针菇、苋菜等。

(3) 脂肪：蔬菜中脂肪含量很低，多在0.1%~0.3%，含量较高的有大白菜、番茄、芥蓝等，含量最低的有冬瓜、苦瓜、茄子等。

(4) 碳水化合物：大部分蔬菜的碳水化合物含量较低，仅为2%~6%，根茎类蔬菜含量较高。在碳水化合物中，含糖丰富的蔬菜主要是瓜类、茄果类、叶菜类、根菜类、鳞茎类、食用菌类等；含淀粉丰富的有薯芋类和水生蔬菜，如马铃薯、甘薯、藕等；含果胶质丰富的有果菜、根菜、薯类。

(5) 膳食纤维：蔬菜中膳食纤维含量较高，是人类膳食纤维的重要来源。其中，叶菜含量最高，根菜次之，果菜较少。含量较高的蔬菜主要有芹菜、芥蓝、韭菜、小白菜等。

(6) 维生素：蔬菜是人体维生素的重要来源，含有人体需要的各种维生素，如维生素C、维生素B_1、维生素B_2、维生素B_6、尼克酸及胡萝卜素。尤其是维生素C和胡萝卜素，几乎在机体中全部或绝大部分由蔬菜提供。

维生素A主要来源于胡萝卜素，富含胡萝卜素的蔬菜主要是具有绿、黄、橙等色泽的蔬菜，尤其是深色蔬菜，如韭菜、苋菜、胡萝卜、茼蒿、蕹菜、菠菜、莴笋叶等。

维生素C含量丰富的是各种新鲜绿叶蔬菜，其次是根茎类，一般瓜类含量较少。维生素C含量丰富的有青椒、菜花、雪里蕻、金花菜、苦瓜、芥菜、番茄、甘蓝、菜瓜、胡萝卜等。

维生素B_1含量较多的蔬菜有金针菇、香椿、芫荽、藕、马铃薯等。

维生素B_2含量丰富的蔬菜是绿叶蔬菜和豆类蔬菜，如雪里蕻、乌塌菜、油菜、蕹菜、菠菜、萝卜缨、苋菜、青蒜、芥菜、花菜、四季豆和毛豆等。

尼克酸含量较多的蔬菜有蘑菇、金针菇、豌豆、茄子、辣椒、香菇、紫菜、芹菜、萝卜干、豇豆、菜豆、青豌豆、苋菜、甜玉米等。

维生素B_6含量丰富的蔬菜有豌豆、马铃薯、花生、白菜、绿叶蔬菜等。

维生素E和维生素K是脂溶性维生素，在绿叶蔬菜中有一定含量，如莴苣、番茄、胡萝卜。

(7) 矿物质：蔬菜是人体矿物质的重要来源，含有几十种矿物质，其中以钾、钙、铁、磷的含量较为丰富。以钾含量为最高，占其灰分总量的50%左右。含钾较多的蔬菜有豆类、辣椒、榨菜、蘑菇、香菇等；含钙较多的蔬菜有豇豆、菠菜、蕹菜、冬苋菜、芫荽、马铃薯、芋、莴苣、芹菜、韭菜、嫩豌豆等；含锌丰富的蔬菜有黄豆、扁豆、茄子、大白菜、白萝卜、南瓜、马铃薯等；含铁丰富的蔬菜有海带、紫菜、豆类、芹菜、油菜、黄花菜、荠菜、芫荽、荸荠、小白菜等。

（二）常见蔬菜

1. 菠菜——清热通便常青菜

菠菜又叫菠薐菜、赤根菜，原产于波斯，已有2000年以上的栽培历史，公元647年传入我国。它含有丰富的胡萝卜素和较多的蛋白质、碳水化合物、钙、磷、铁和维生素C。其性味甘凉，具有养血止血、敛阳润燥、通便清热、下气调中等功效，可清积热、助消化、通大便、解酒毒，对防治糖尿病、高血压、风火赤眼、肺结核等有辅助作用。另外，菠菜含草酸较多，与钙可形成草酸钙，不利吸收，可在烹调前先焯一下。

2. 芹菜——肠道优秀清道夫

芹菜又名香芹、药芹、水芹，原产于地中海地区和中东，已有悠久的栽培历史。含有非常丰富的纤维素、钙和较多的多种矿物质、维生素。其性味甘凉，具有清热除烦、健胃、利尿、净血调经、宽肠通便、降压镇静等作用，对治疗高血压、贫血、便秘、水肿、月经不调等具有较好作用。

3. 莴苣——利脏通络顺气菜

莴苣又名莴笋，千金菜。原产于地中海沿岸，约有6000年以上的栽培历史，约于1500年前传入我国。它含有丰富的钙、铁、胡萝卜素和维生素C等营养素，其性味苦凉，具有利五脏、通经脉、开胸膈、利气、坚筋骨、去口气、白牙齿、明眼目、通乳汁、利小便和杀虫等功效，对防治缺铁性贫血、高血压、心血管疾病、夜盲症、癌症等有一定效果。

4. 竹笋——消食减肥珍品菜

竹可分为冬、春、鞭三类笋，原产于我国，它含有较多的蛋白质、钙、磷、胡萝卜素，具有低脂肪、低糖、多纤维的特点。其性味甘、微寒，具有清热消痰、利膈爽胃、消渴益气等功效，对防治便秘、瘦身减肥、咳喘、糖尿病、高血压、烦渴、失眠等有较好效果。

5. 茼蒿——开胃健脾清心菜

茼蒿又名蓬蒿、蒿子秆、菊花菜等，原产于我国，它含有丰富的胡萝卜素和钙等矿物质。其性味辛平，具有开胃健脾、清血养心、降压补脑等功效，对咳嗽多痰、脾胃不和、记忆力减退、习惯性便秘等大有裨益，对治疗咳嗽痰脓、高血压、头昏脑涨、睡眠不安等有效果。

6. 黄花菜——营养丰富健脑菜

黄花菜又名金针菜、萱草花、宜男花、真金花、忘忧草等，是我国特产，已有2000多年的栽培历史。它营养价值很高，含有丰富的蛋白质、碳水化合物、钙、磷、胡萝卜素等营养素，常与木耳齐名为“席上珍品”。其性味甘凉，具有养血平肝、利尿消肿、止血消炎、健胃安神等功效，对治疗大便带血、小便不通、产后无乳、腰痛耳鸣等有较好效果。因鲜黄花菜中含有剧毒物质秋水仙碱素，故不宜鲜食。

7. 大白菜——清爽适口养生菜

大白菜又名黄芽白菜、黄矮白菜、花交菜、结球白菜，原产于我国，至少有6000年以上的栽培历史。其白菜营养丰富，含有较丰富的蛋白质、碳水化合物、多种矿物质和维生素等营养素，特别是富含维生素C和钙、磷。其性味甘平，具有清热除烦、通利肠胃、解毒醒酒、消食下气、和中通便等功效，对治疗牙龈出血、脓毒生疮、伤风感冒等有良好效果。

8. 包心菜——功效广泛家常菜

包心菜又名卷心菜、洋白菜、莲花白、圆白菜、甘蓝等，原产于地中海沿岸，于1000多年前传入我国。包心菜质地脆嫩、营养丰富，含有丰富的维生素C、钙和较多的钼、蛋白质、脂肪、糖类等。其性味甘平，具有抗氧化、防衰老、补骨髓、益心力、壮筋骨、利五脏、调六腑等功效，可防治肝炎、胆囊炎、胆结石、动脉硬化、心脏局部缺血和肥胖等疾病，对治疗胃及十二指肠溃疡有良好效果。

9. 菜花——防癌抗癌菜中王

菜花又名椰菜花、花菜，原产于西欧，于清朝光绪年间传入我国，有“天赐的药物”、“穷人的医生”之称。菜花质地细嫩，营养丰富，含有蛋白质、脂肪、糖和较多的维生素A、维生素B及较丰富的维生素C、钙、磷、铁等矿物质，其维生素C含量是番茄的3倍。其性味甘凉，具有抗癌防癌、清热解渴、利尿通便、补肾填精、健脑壮骨、补脾和胃等功效，对预防肿瘤、治疗久病体虚、耳鸣健忘、脾胃虚弱等病症有良好效果。

10. 西红柿——菜中之果果中菜

西红柿又名番茄、洋柿子、番李子等，原产于南美洲的秘鲁，2100年前我国就有栽培。它含有丰富的维生素C、胡萝卜素、B族维生素、糖类和较多的钙、磷、锌、铁等矿物质，其中维生素P的含量远远高于其他蔬菜和水果。其性味甘酸、微寒，具有清热解毒、生津止渴、健胃消食、养血益神的功效，对保护血管健康、防治坏血病、过敏性紫癜、感冒、高血压和促进伤口愈合有较好效果。

11. 茄子——心血管病人佳蔬

茄子又名落苏、昆仑瓜、吊菜子、茄瓜等，原产于印度，于公元4~5世纪传入我国。它营养丰富，含有丰富的蛋白质、脂肪、糖、钙、磷、铁、维生素A原、维生素C和皂甙等，还含有特别丰富的维生素P，含量居蔬菜之首。其性味甘寒，具有清热解毒、宽肠利气、散血止痛、消肿去瘀的功效，可降胆固醇、降血脂、助消化，对防治高脂血症、高胆固醇、高血压、冠心病等心血管疾病有良好效果。

12. 辣椒——开胃抗寒之佳菜

辣椒又名辣子、番椒、辣茄、秦椒、海椒等，原产于南美洲墨西哥，明朝末年传入我国。辣椒具有很高的营养价值，含有丰富的维生素C、胡萝卜素、维生素B_1、维生素B_2、多种矿物质，其中维生素C含量居蔬菜之首。其性味辛热，具有开胃、兴奋、发汗、驱寒、行血、散风等功效，对治疗消化不良、风湿疼痛、冻伤等有很好作用。

13. 胡萝卜——维生素最多的菜

胡萝卜又名黄萝卜、红萝卜、金笋、萝卜、葫芦菔等，原产于亚细亚一带，元代末年传入我国。含有丰富的胡萝卜素和较多的糖类、钙、铁、叶酸、维生素C、维生素B_1、维生素B_2等。其性味甘平，具有益肝明目、健脾化滞、止咳平喘、降压强心的功效，对增强免疫能力、防治夜盲症、防癌抗癌、降低血糖、降低血脂具有较强的作用。

14. 白萝卜——消食理气醒酒菜

白萝卜又名莱菔，已有1000多年的栽培历史。它含有丰富的维生素C、胡萝卜素、钙、锌等营养素。其性味甘辛、凉，具有健胃消食、抑菌消炎、顺气解郁、止咳化痰、清热解毒、醒酒利尿等功效，对治疗消化不良、胃酸胀满、咳嗽多痰、伤风感冒、支气管炎、高血压等病症有较好作用。

15. 豆腐——营养丰富胜牛奶

豆腐为大豆制品，是由我国汉代淮南王刘安发明创制的。它营养丰富，是含蛋白质最高的植物性食物，还含有丰富的钙、镁、磷、铁、不饱和脂肪等，主要营养成分超过了牛奶。其性味甘平，具有益气和中，生津润燥、清热解毒的功效，对防治动脉硬化、心脏病、骨质疏松、糖尿病、贫血、冠心病等有较好作用。

16. 豆芽——豆菜兼备营养丰

豆芽是豆子生成的，冰肌玉质，清爽脆利，是我国的特产，有1000多年历史，在冬春季节缺少蔬菜时是佳蔬。豆芽营养丰富，与生发前的大豆相比，除蛋白质、脂肪基本未变外，对人体不利的棉子糖、鼠李糖、植物凝血素等急剧下降甚至全部消失，而对人体有益的天门冬氨酸、胡萝卜素、维生素B_2、烟酸、维生素B_{12}等数倍乃至成10倍增长，特别是维生素C从无到每百克高达8毫克。豆芽性味甘凉，具有清热解毒、利尿除湿、消乏解酒、降压美容、延年益寿等功效，对治疗坏血病、口腔溃疡、便秘、痔疮便血等有较好效果。

17. 黄瓜——减肥美容之佳蔬

黄瓜又名胡瓜、王瓜、刺瓜、原产于印度，于汉代时传入我国，是果蔬两用佳品。它含有较多的纤维素、维生素 E，而维生素、矿物质等其他营养素含量较低。其性味甘凉，具有清热、利水、除湿、滑肠、镇痛、解毒等功效，对促进排泄、降低胆固醇、减肥、延缓衰老、扩张血管、减慢心率、降低血压等有良好作用。

18. 苦瓜——消暑宜人消渴菜

苦瓜又名锦荔枝、癞葡萄、红姑娘、菩达等，原产于印度尼西亚，大约宋元时期传入我国。它营养丰富，含有较丰富的蛋白质、脂肪、碳水化合物、维生素等，特别是维生素 C 含量居瓜类之首。其性味苦寒，具有清暑热、解劳乏、清心明目、益气壮阳的功效，对治疗疟疾有特效，对降低血糖、清热解暑有明显作用，对治疗胃热痛、湿热痢疾、腹泻、尿血、抗癌具有较好效果。

19. 冬瓜——减肥增健济时菜

冬瓜又名东瓜、白瓜、枕瓜、地芝、水芝等，原产于印度和我国南部，已有 2000 多年的栽培历史。它具有较高的营养价值，含有较高的维生素 C、蛋白质、碳水化合物、钙、磷、铁等营养素。其性味甘寒，具有清热养胃、涤秽除烦，利水化痰，止渴泻痢等功效，对减肥和治疗中暑、高烧、昏迷、水肿、咳嗽、慢性胃炎、产妇少乳等有较好作用。

20. 丝瓜——祛暑清心日常菜

丝瓜又名蛮瓜、天丝瓜、天罗、绵瓜、布瓜、天吊瓜、面瓜等，原产于印度，唐末传入我国。它含有较丰富的蛋白质、淀粉、钙、磷、铁和胡萝卜素、维生素 C 等，在瓜类中都是较高的。丝瓜性味甘平，具有清热解毒、去风化痰、活血通络、润肌美容、利尿消肿等功效，对治疗胸肋疼痛、乳痈肿痛、月经不调、乳汁不通、美容去皱等有一定作用。

21. 南瓜——菜粮皆宜的宝瓜

南瓜又名麦瓜、番瓜、倭瓜、金瓜、金冬瓜、伏瓜、饭瓜、倭瓜等，原产于美洲墨西哥，于 16 世纪中期传入我国。它营养丰富，含有丰富的胡萝卜素、淀粉、钙、磷、铁等营养素和一定量的葫芦巴碱、精氨酸等有益物质，特别是胡萝卜素的含量居瓜类之首。其性味甘温，具有补中益气、化痰排脓、驱虫解毒、治咳止喘的功效，对治疗火烫伤、前列腺肥大、血吸虫病、绦虫病、习惯性流产、乳腺癌等有较好作用。

22. 韭菜——温补肝胃起阳草

韭菜又名懒人菜、长生韭、草钟乳、扁菜等，有“起阳草”之称。它原产于我国，已有3000年以上的栽培历史。它不但是调味佳品，而且是营养佳蔬，含有丰富的胡萝卜素和维生素C，在蔬菜中处于领先水平，还含有较多的蛋白质、脂肪、碳水化合物和钙、磷、铁等矿物质。韭菜性味辛温，具有温中、下气、补虚、调和脏腑、益阳解毒等功效。对预防肠癌、降低血脂、温肝补肾、助阳固精等有良好作用，对治疗噎嗝反胃、胸脘隐痛、牛皮癣、过敏性皮炎、痔疮、脱肛、子宫脱垂、阳痿遗精、龋齿牙疼、小儿尿床等具有明显效果。

23. 洋葱——降脂降压的佳蔬

洋葱又名葱头、玉葱，原产于伊朗、阿富汗，20世纪初传入我国。它含有较多的钙、磷、铁等营养素，几乎不含脂肪，但含有可降血脂的含硫化合物的混合物和可降压的蔬菜中极少见的前列腺素A_1，它既可作菜，又可作调味底料，在欧美一些国家被称为“菜中皇后”。洋葱性味辛温，具有发散风寒、祛痰利尿、健脾润肠、降脂降压、防癌抗癌等功效，对治疗高血脂、高血压、动脉硬化等心血管疾病有良好的效果。

24. 大蒜——调味杀菌多能菜

大蒜又名葫蒜、蒜等，原产于亚洲西部，汉代张骞出使西域时传入国内。它营养丰富，含有较多的蛋白质、脂肪、糖类、多种矿物质和维生素，还含有硫化物的混合物和挥发性的蒜辣素。其性味辛温，具有抗菌、杀虫、解毒、消痈、健胃等功效，对防治肠道传染病、心脏病、抗癌、治疗阴道滴虫、高脂血症、足癣、牙疼、降压等具有良好效果。但要注意不能过食。

25. 大葱——发散利脏通窍菜

大葱又名菜伯、芤、鹿胎、火葱等，原产于我国，已有3000年的栽培历史。它营养丰富，含有蛋白质、脂肪、碳水化合物、粗纤维、钙、磷、铁和多种维生素等营养素，还含有葱蒜辣素，是人们四季常用的蔬菜和调味品。其性味辛温，具有通窍、发散、通乳、利尿、健脾、解毒等功效，对治疗伤风感冒、产后血晕、恶疮疔毒、小儿遗尿等有一定效果。

26. 芫荽——芬芳诱人健胃菜

芫荽又名胡荽、香菜、香荽等，原产于欧洲地中海沿岸，汉代张骞出使西域时带到中国。它含丰富的蛋白质、碳水化合物、脂肪、钙、磷、铁和多种维生素等营养素，还含有右旋甘露醇、黄酮甙等物质。其性味辛温，具有健胃、祛风解毒、促进周身血液循环等功效，可治消化不良、食欲不振、伤风感冒、麻疹透发不快等病症。

27. 莲藕——全身是宝上品菜

莲藕又名荷、水芙蓉、玉藕，是水生类蔬菜。原产于印度，我国已有3000年以上的栽培历史。它芳香甜润、滑润可口，全身都是宝，营养价值极高，含有高达

16.4%的碳水化合物和丰富的钙、磷、铁及多种维生素，其性味甘平，具有生津开胃、清热补肺、滋阴养血的功效，有较好的滋补作用。可治白浊遗精、呕吐便血、小便热淋、高血压等疾病。

28. 紫菜——营养丰富汤料菜

紫菜又名紫萸、索菜，营养极其丰富，含有特别丰富的蛋白质、碳水化合物、钙、磷、铁、碘、烟酸、维生素 B_2 和较多的膳食纤维、胡萝卜素、维生素 C 等营养素。其性味甘咸寒，具有降低固醇、化痰软坚、清热利水、补肾养心等功效，对防治动脉硬化、甲状腺肿，治疗慢性气管炎、咳嗽、水肿、湿性脚气、高血压等有一定效果。

29. 海带——防治甲肿高碘菜

海带又名纶布、海马蔺、海草，是一种大叶食用海藻，营养丰富，含有丰富的蛋白质、碳水化合物、钙、磷、铁、碘、膳食纤维和一定量的多种维生素等。其性味咸寒，具有软坚散结、清热利水、镇咳平喘、祛脂降压的功效，对防治甲状腺肿大，预防白血病和骨痛病，治疗急性肾功能衰退、脑水肿、乙型脑炎、急性青光眼、止血、降压、降脂、抗癌有明显效果或一定的作用。

30. 荠菜——富含营养的野菜

荠菜又名地菜、地转菜、地菜花、芨菜、清明草、护生菜、菱角菜等，原产于我国，是一种野菜。它营养丰富而均匀，含有丰富的蛋白质、钙、磷、铁、维生素 C 和较多的碳水化合物、胡萝卜素、维生素 B_1、维生素 B_2、尼克酸等营养成分。其性味甘平，具有和脾、利水、止血、明目、健胃、解毒等功效，对治疗高血压、肾炎水肿、胃肠疾病、目赤肿痛等疾病有一定效果。

31. 蕨菜——清热滑肠的山菜

蕨菜又名龙爪菜、龙头菜、鹿蕨菜、锯菜等，是一种野生菜，具有很高的营养价值，含有丰富的钙、磷、铁、胡萝卜素和维生素 C 等矿物质和维生素。其性味微涩、平，具有清热、滑肠、降气、化痰、解疮毒等功效，对治疗肠风热毒、妇女白带、发热不退等有作用。

32. 马齿苋——天然抗生素野菜

马齿苋又名马齿菜、长寿菜、马勺菜、麻绳菜、五行草等，原产于印度，在我国为人们喜食的一种野生蔬菜。它含有大量的去甲基肾上腺素和多量钾盐，含有较多的二羟、苹果酸、葡萄糖、钙、磷、铁、胡萝卜素、维生素 B、维生素 C 等营养物质。其性味酸寒，具有清热利湿、止痢消炎、解毒疗疮等功效，有“天然抗生素”的美称，对治疗肠炎、痢疾、尿血、尿道炎、湿疹、皮炎、赤白带下、痈肿疮疖等具有良好的效果。

33. 香椿——营养全面的野菜

香椿俗称香椿头，又名春芽，为椿树嫩叶，原产于我国，自古为时令名品，含有极丰富的营养，所含蛋白质、钙、维生素 C 在蔬菜中名列前茅，还含有较丰富的磷、胡萝卜素和部分铁、B 族维生素等营养物质。香椿性味甘苦、温，具有健脾开胃、散风祛寒、涩肠止血、固精燥湿等功效，可治疮痈肿毒、丝虫病、伤风感冒、胃肠塞滞、腹脘胀闷、风湿性关节炎等病症。

34. 香菇——降脂利胆抗癌菜

香菇又名香蕈、冬菇，是一种生长在木材上的真菌类，在我国已有 4000 年以上的食用历史。它营养丰富，含有非常丰富的蛋白质、碳水化合物、钾、钙、磷、铁和一定的多种氨基酸、维生素，素有“植物皇后”之美称。其性味甘平，具有利肝益胃、益智开心、防癌抗癌、促进消化等功效，对促进骨骼生长、防治贫血、治疗高血压、胃痛呕吐、胃癌、宫颈癌等有一定效果。

35. 黑木耳——含铁最高的食品

黑木耳又名木耳、树鸡、木檽、木蛾、云耳、耳子，原产于我国，有春耳、伏耳、秋耳之分，具有较高的营养价值，含有丰富的蛋白质、脂肪、糖类、钙、磷、铁等营养素，特别是铁的含量高达每百克 97.4 毫克，比叶类蔬菜中含铁量最高的苋菜高近 20 倍，比动物性食品中含铁最高的猪肝多 4.3 倍，为各种食品含铁之冠。黑木耳性味甘平，具有益气不饥、润肺补脑、轻身强志、断谷治痔、和血养荥、凉血止血的功效，可治崩中漏下、痔疮出血、高血压、血管硬化、便秘、贫血、冠心病等病症。它也是矿山、冶金、毛纺、理发工人的良好保健食品。

36. 百合——润肺止咳养心菜

百合又名蒜脑薯、白百合，原产于我国，它含有淀粉、蛋白质、脂肪、钙、磷、铁、维生素 B_1、维生素 B_2、维生素 C、泛酸、胡萝卜素等营养，还含有秋水仙碱等多种生物碱，既是佳蔬，又是良药。其性味甘、微苦、平，具有润肺止咳、养阴清热、清心安神、利大小便等功效，对治疗心肺疾患、防治肿瘤、失眠神衰等具有良好效果。

五、水果

水果是味甜多汁的植物性食物的总称，以植物的带肉果实或种子为主，以木本植物的果实为多。一般可分为落叶果树果实、常绿果树果实和其他草木果实三大类型，还可细分为仁果类、核果类、浆果类、瓜类、柑橘类、荔枝类、其他热带及亚热带水果、半野生水果等 8 类。水果的组成成分因品种不同而有较大差别，一般多数水果含水分达 85%~90%，蛋白质在 0.5%~1.0%，脂肪 0.1%~0.5%，碳水化合物 5%~20%，矿物质在 0.4% 左右，含有除维生素 D 和维生素 B_{12} 之外的几乎各种维生素，主要是维生素 C、胡萝卜素和 B 维生素。还含有抗菌、抗氧化的黄酮类物质，决定水果色彩的叶绿素、花青素等色素，形成食品涩味的单宁、形成食品苦味的糖苷类、产生独特芳香味的挥发性精油等物质成分。水果对增加食物美味、调节酸碱平衡、促进新陈代谢、增强抗衰美容、防治肿瘤和心血管疾病等具有重要的作用。

（一）苹果——养血护心记忆果

苹果又名柰、频婆，平波等，原产于欧洲、中亚和我国，在我国已有 2000 多年的栽培历史。它酸甜可口，营养丰富，含有糖、蛋白质、脂肪、膳食纤维、多种矿物质和维生素，还含有钾、锌、柚皮素、山梨醇等物质，有“记忆果之称”。其性味甘凉，具有生津止渴、润肺除烦、健脾益胃、养心益气、解暑醒酒等功效，可促进消化、调理胃肠、增强记忆，对预防胃癌和小儿佝偻病，治疗便秘和贫血有一定效果。

（二）梨——止咳化痰润肺果

梨又名快果、果宗、玉乳、密父，原产于我国、日本、朝鲜，已有 4000 年以上的栽培历史。常见的有京白梨、大鸭梨、雪花梨、苹果梨等。它叶鲜味美、香脆爽口，含有丰富的果糖、葡萄糖、苹果酸等糖类和有机酸，还含有蛋白质、脂肪、钙、磷、铁及多种维生素等营养物质，有“百果之宗”之称。其性味甘寒，具有生津止渴、清热润肺、止咳化痰、清心降火等功效，对治疗咳嗽、哮喘、支气管炎、慢性咽炎、肺结核、高血压、肝病等病症有良好的效果。

（三）山楂——消食降压胭脂果

山楂又名胭脂果、山里红、栀子、鼠查、羊球、赤瓜实、赤枣子、海红、酸梅子、酸查等，原产于我国。它红似玛瑙，甘酸可口，含有丰富的维生素 C、钙、胡萝卜素，其中维生素 C 的含量在水果中次于刺梨、鲜枣和猕猴桃，钙含量居鲜水果前茅，还含有蛋白质、脂肪、碳水化合物、铁和尼克酸等多种营养素。其性味微甘、酸、平，具有开胃消食、化滞消积、活血化瘀、提神醒脑、收敛防暑等功效。对治疗积食腹胀、消化不良、高血压、高血脂、冠心病、风湿性关节炎、水肿，防治癌症等具有很好的作用。

（四）桃——润肠生津活血果

桃又名桃子、桃实，原产于我国，已有 3000 多年的栽培历史。它果味甘美，色佳汁多，营养丰富，富含糖类、铁及一定量的蛋白质、脂肪、多种矿物质、维生素等营养成分。其性味甘酸、温，具有生津、润肠、活血、益气、消食等功效，对治疗瘀血停滞、闭经腹痛、积食便秘、阴虚盗汗、烦躁失眠、高血压等具有一定作用。

（五）杏——防癌抗癌的良果

杏又名杏实、甜梅，原产于我国，是入夏后第一个上市的鲜果，具有很高的营养价值，含有丰富的维生素C，所含蛋白质、钙、磷、铁在水果中都是较高的，还含有较多的糖、胡萝卜素等营养素。其性味甘酸、温，具有润肺定喘、生津止渴、去冷热毒等功效，对止咳定喘、治疗心中冷热、防治癌症等具有较好效果。

（六）樱桃——高铁补气养颜果

樱桃又名含桃、荆桃、朱果、樱株、家樱桃，原产于美洲和我国，是上市最早的水果，有“春果第一枝”的称誉。它玲珑红艳，肉甜味美，富含营养，含铁量高居水果之首，胡萝卜素、维生素B、维生素C的含量也很丰富。其性味甘平涩，具有调中益气、发汗透疹、祛风湿、美容颜、治虚症、补元气的功效，可治汗斑、烧伤烫伤、麻疹不出或出不透等病症。

（七）枣——气血两虚大补果

枣又名大枣、干枣、红枣、美枣、良枣，原产于我国，至少有2000年以上的历史。它果肉肥厚，色美味鲜，极富营养，含有蛋白质、脂肪、糖类、矿物质和维生素等营养素。特别是糖类和维生素C极为丰富，有“活维生素丸”之称。鲜枣含糖类在20%~36%，干枣则在55%~80%；每百克鲜枣含维生素C高达243毫克，为苹果的60倍。蛋白质的含量也几乎是鲜果类之冠。还含有较多的维生素P和一定量的铁、单宁酸、酒石酸等成分。枣性味甘温，具有补中益气、养血安神、健脾和胃、补五脏、治虚损、轻身延年等功效，对治疗贫血、血小板减少性紫癜、高血压、心血管疾病、烦闷失眠、胃气不和，防癌治癌等具有较好效果。

（八）草莓——消暑解热生津果

草莓又名浑莓、地莓等，原产于南美、欧洲等地，其肉嫩汁多，鲜美适口，含有蛋白质、脂肪、碳水化合物、矿物质、维生素等营养素，含维生素C较多。它性味甘酸、凉，具有消暑解热、生津止渴、健脾润肺、利尿止泻等功效，对治疗风热咳嗽、咽喉肿毒、便秘、高血压等有较好效果。

（九）葡萄——延年益寿小水果

葡萄又名草龙珠、山葫芦、古称蒲陶，原产于欧洲和亚洲西部，已有5000多年的栽培历史，西汉张骞出使西域时传入我国。它软滑汁多，香甜可口，营养丰富，含有蛋白质、脂肪、糖类、多种矿物质和维生素等营养素。其性味甘酸平，具有补气血、助消化、强筋骨、利小便等功效，对神经衰弱、过度疲劳、体弱贫血、头晕心悸均有滋补作用，对治疗痢疾、头痛发热、肝炎黄疸、风湿痛等具有一定效果。

（十）桑葚——养血安神聚合果

桑葚又名文武实，有乌、白两种，颗粒美艳，甘酸爽口，含有丰富的葡萄糖、蔗糖、果糖、苹果酸和钙、胡萝卜素等。其性味甘寒，具有补肝益肾、生津润肠、乌发明目、滋阴养血、安魂镇神等功效，对治疗风湿性关节痛、肠燥便秘、闭经、肝肾虚所致的早白头等具有一定效果。

（十一）猕猴桃——清热利水长生果

猕猴桃又名藤梨、羊桃、木子、大红袍、猴仔梨、山洋桃、狐狸桃等，原产于我国。它肉绿似翠，酸甜爽口，极富营养，有“世界水果之王”、“水果金矿”美称，含有特别丰富的维生素C，每百克含62毫克，约为苹果的16倍，还含有丰富的糖类和较多的蛋白质、脂肪、钙、磷、铁等营养素。其性味甘酸、寒，具有滋补强身、清热利尿、生津润燥、健脾止泻的功效，对治疗高血压、高血脂等心血管疾病和麻风病等有明显效果，对治疗坏血病、过敏性紫癜、风热咳嗽、烦渴咽痛、肝脾肿大、骨节风痛等有很好的作用。

（十二）柿子——健脾涩肠少食果

柿子又名朱果、猴枣等，原产于我国，已有1000多年的栽培历史。它红似玛瑙，肉肥汁多，营养丰富，含有糖类、蛋白质、维生素C、胡萝卜素、钙、磷、铁等营养成分，有“铁秆庄稼”的美称。其性味甘涩平，具有健脾、涩肠、治咳、止血的功效，对治疗肺热痰咳、喉痛咽干、口舌疮炎有明显疗效，对治疗甲状腺肿、便血有较好效果。另外，柿子中含有单宁、红鞣质等物质，故不能空腹吃柿子，不可吃没有成熟的柿子和柿子皮，也不可多食。

（十三）柑子——生津止渴的良果

柑子又名金实、木奴、瑞金奴，原产于我国，已有4000多年的栽培历史。它含有丰富的维生素C和较多的维生素A、维生素B_1、维生素B_2、维生素P、烟酸、葡萄糖、果糖、橙皮甙、有机酸等。它性味甘酸平，具有生津止咳、醒酒利尿等功效，对治疗咽喉痛、支气管哮喘等具有良好的效果。

（十四）橘子——补阳益气的佳果

橘子又名黄橘，原产于我国，已有4000多年的栽培历史。它甜酸相当，软硬适度，全身是宝，营养丰富，含有非常丰富的葡萄糖、果糖、蔗糖、苹果酸、柠檬酸和较丰富的维生素C、维生素P及一定量的胡萝卜素、维生素B_1、维生素B_2、烟酸等。其性味甘温，具有理气健脾、润燥生津、除烦醒酒、止渴润肺的功效，对治疗咳嗽、便秘等有很好效果，对补阳益气、调节人体新陈代谢、降脂抗癌等大有益处。

（十五）柚子——消气化痰减肥果

柚子又名文旦、气柑，原产于东南亚。它含有蛋白质、脂肪、碳水化合物、多种矿物质和维生素等营养素，还含有枸橼酸、类胰岛素等成分。其性味酸寒，具有去恶气、解酒毒、除异味、消食、化痰、利便等功效，对治疗老年咳嗽气喘、急性乳痛、妊娠呕吐等有较好效果。

（十六）橙子——消痰开胃的金球

橙子又名黄果、金球、全橙、鹄壳等，是橘子与柚子的杂交品种，原产于我国。它含有较多的维生素 C、橙皮柑、柠檬酸、苹果酸、琥珀酸、糖类、果胶和一定量的其他营养素。其性味酸凉，具有消痰降气、和中开胃、宽膈健脾、醒酒止渴等功效，对治疗痔疮肿痛、胃脘气滞、闪挫腰痛、疮疖红肿等有一定效果。

（十七）柠檬——开胃消炎美容果

柠檬又名黎檬子、宜母子、宜母果、里木子、梨橡干、檬子、柠果等，原产于东南亚。它含有糖类、钙、磷、铁和维生素 B_1、维生素 B_2、烟酸及维生素 C 等多种营养成分，还含有丰富的有机酸和黄酮类、香豆精类、固醇类、挥发油及橙皮甙等有用物质。其性味酸甘平，具有生津、止渴、祛暑、安胎等功效，还具有杀菌、洁齿、洁肤美容等作用，对防治高血压、心肌梗死、肾结石、类风湿和消化不良等很有效果。

（十八）荔枝——开胃养颜果中王

荔枝又名离支、荔支、丹荔、火山荔、丽枝、勒荔，原产于我国，已有 2000 年的栽培历史，它红皮白肉，质如凝脂，有“果中之王”、“人间仙果”、“佛果”的美称。它营养丰富，富含葡萄糖、果糖、蔗糖、维生素 C、维生素 B、胡萝卜素、柠檬酸、叶酸、苹果酸和大量游离氨基酸等营养物质。其性味甘温，具有生津、通神、益智、健脾、润色等功效，能补脑健身、开胃益脾、进补元气，对治疗烦渴、气喘、贫血、心悸、失眠、胃痛等病症有良好效果。

（十九）龙眼——滋补益智神品果

龙眼又名益智、蜜脾、桂圆，原产于我国，有 2000 多年的栽培历史。果肉鲜嫩、色泽晶莹，极具滋补营养价值，有“果中神品”之美称，含有丰富的糖类、蛋白质、磷、铁、钙、维生素 C 和 B 族维生素等营养素。其性味甘平，具有开胃益脾、养血安神、壮阳益气、补虚长智的功效，对治疗思虑过度、劳伤心脾、失眠健忘、自汗惊悸等病症很有益处。

（二十）芒果——益胃解渴热带果

芒果又名杧果、檬果，原产于印度和马来西亚，已有 4000 年以上的栽培历史，唐朝时传入我国。它果肉甘甜、汁多气香，含有较多的维生素 C、磷、钙等营养素，其性味甘、酸、凉，具有益胃、解渴、利尿、止晕、止呕等功效，对治疗晕车呕吐、慢性咽炎、习惯性鼻衄、多发性疣、疝气等有良好效果。

（二十一）菠萝——祛湿利尿的名果

菠萝又名黄梨、凤梨、番梨、露兜子，原产于南美洲的巴西，约于 16 世纪末传入我国，它肉脆汁多，清香甜爽，含有丰富的果糖、葡萄糖、氨基酸、有机酸等物质，还含有一定量的蛋白质、脂肪、矿物质、维生素等营养素。其性味甘平，具有健脾和胃、解渴防暑、消肿祛湿、消食止泻、降压利尿等功效，对治疗中暑有显著效果，对治疗支气管炎、肾炎、肠炎腹泻、低血压眩晕、手足软弱无力也有一定疗效。

（二十二）香蕉——润肺清肠智慧果

香蕉又名蕉子、蕉果、甘蕉，原产于亚洲东南部，它肉质软糯，甜蜜爽口，有“智慧之果”的尊称。它营养价值可观，含有较多的碳水化合物、磷、钾和一定量的胡萝卜素、B族维生素、维生素E及少量的5-羟色胺、去甲肾上腺素、二羟基苯乙胺等。其性味甘寒，具有润肺、滑肠、清热、解毒、降压等功效，对调节情绪，治疗便秘、痔疮、肺炎咳嗽、消化性溃疡、高血压、动脉硬化、冠心病等疾病有较好效果。

（二十三）椰子——汁肉皆食益气果

椰子又名柳栗，原产于马来西亚，传入我国已有2000年以上的历史。其晶莹透亮，香味芬芳，含有糖类、脂肪、蛋白质、维生素C、铁、磷、钙、钾、美、钠等营养素；椰肉白如凝雪、芳香清脆，营养价值很高，所含蛋白质、脂肪、碳水化合物分别高达34%、35.3%、10%。椰汁性味甘平，具有强心、利尿、驱虫、止吐泻的功效；椰肉性味甘平，具有益气、治风、悦颜的功用。饮椰汁食椰肉，对治疗充血性心力衰竭、周围水肿、驱虫、脾虚倦怠、食欲不振等具有一定效果。

（二十四）西瓜——消暑解渴盛夏果

西瓜又名寒瓜，原产于非洲南部，已有4000年以上的栽培历史，大约1100多年前传入我国。西瓜营养丰富，几乎含有人体所需的各种营养成分，有丰富的蔗糖、果糖和葡萄糖，有较多的胡萝卜素、维生素B、维生素C和烟酸，还有一定量的多种有机酸和矿物质、蛋白质及少量的脂肪等，有“夏季水果之王”的美称。其性味甘凉，具有开胃解渴、消烦解暑、润喉利尿、宽中下气、醒酒解毒等功效，对治疗热病伤津、小便不利、高血压、乙型脑炎抽风、肾炎、咽喉肿痛、口唇生疮等有一定效果。

（二十五）甘蔗——清热润燥脾之果

甘蔗又名竿蔗、干蔗、薯蔗、糖梗，原产于印度，在我国已有3000年以上的栽培历史，它含有丰富的糖质和一定量的多种氨基酸、有机酸、B族维生素、维生素C和硒等营养素。其性味甘平，具有清热、生津、下气、润燥的功效，对治疗发热口干、小便赤涩、虚热咳嗽、伤暑口渴、反胃吐食或干呕不止等具有较好的效果。

六、坚果

坚果是果壁坚硬或坚韧，内含一枚种子的果实的总称。按植物学来源的不同可分为木本坚果和草木坚果两类，前者包括核桃、榛子、杏仁、阿月浑子、松子、香榧、腰果、银杏、栗子、澳洲坚果等，后者包括花生、葵花子、西瓜子、南瓜子、莲子等；按脂肪含量的不同，可分为油脂类坚果和淀粉类坚果，前者有核桃、榛子、杏仁、阿月浑子、松子、腰果、花生、葵花子、西瓜子、南瓜子等，后者有栗子、银杏、莲子等。

坚果是一类营养丰富的食品。蛋白质含量油脂类坚果多在 12%~22%，淀粉类约在 4%~8%，是膳食蛋白质的补充来源；脂肪含量通常达 40% 以上，是优质植物性脂肪；碳水化合物含量油脂类坚果多在 15% 以下，淀粉类多在 60% 以上；维生素含量以维生素 E 和 B 族维生素最为丰富；矿物质富含钾、镁、磷、钙、铁、锌、铜等营养成分，是多种微量元素的良好补充来源。

坚果是人们常常离不开的“磨牙之物”，是一种浓缩的良好营养保健品，具有强心健体、健脑益智、强筋固齿、抗衰美容等功效。

（一）核桃——强身滋补的干果

核桃又名胡桃、羌桃等，原产于欧洲东南部和亚洲西部，在西汉张骞出使西域时带回我国。它营养丰富，是一种高级强壮滋补品，含有特别丰富的脂肪、蛋白质，含量分别高达 58.8%和 14.9%，含有大量的碳水化合物、膳食纤维、维生素 E、B 族维生素和丰富的钾、钙、锌、铁等矿物质。其性味甘平，具有补肾固精、润燥化痰、温肺润肠、强筋健脑等功效，对治疗冠心病、支气管炎、肺肾两虚、久咳痰喘、神经衰弱、失眠多梦等具有较好的作用。

（二）榛子——脾胃气血滋养果

榛子又名榧子、平榛、山板栗，原产于我国，已有 3000 年的栽培历史，有极其丰富的营养，含有大量的维生素 E、B 族维生素和多种矿物质，其中钾、钙、铁和锌等矿物质含量高于核桃、花生等坚果，所含脂肪高达 44.8%，蛋白质达 20.0%。其性味甘平，具有补益脾胃、滋养气血、调中、明目、强身的功效，对治疗气血不足、病后体虚、脾胃虚弱、气短乏力、肝血不足、两目昏花等具有一定效果。

（三）杏仁——止咳平喘的干果

杏仁又名杏核仁、木落子、杏梅仁等，原产于欧洲东南部和亚洲西部，在汉代张骞出使西域时带回我国。它脂肪和蛋白质含量高，含有大量的维生素 E 和多种矿物质，其中维生素 B_2 极为丰富，铁和锌也很高。其性味苦温，具有祛痰、止咳、平喘、散风、润肠、消积的功效，对治疗伤风咳嗽、慢性支气管炎、大便燥结等病症有较好效果。

（四）栗子——益气厚胃干果王

栗子又名板栗、大栗、魁栗、椫子、檫子、栗果，原产于我国，已有2000年以上的栽培历史，肉质细腻，味道香甜，营养丰富，是我国传统滋补佳品，向有“干果之王”的称誉，与枣、柿一起被称为三大“木本粮食”、“铁秆庄稼”。它含有70%以上的淀粉，5.3%的蛋白质，含有大量维生素E、B族维生素和多种矿物质。其性味甘温，具有益气、厚胃、补肾、强筋、活血等功用，对治疗脾胃虚弱、腰酸腿软、肾亏便频、幼儿腹泻等有很好作用。

（五）银杏——益肺治喘清热果

银杏又名白果、灵眼、佛指甲、佛指柑，原产于我国，已有1800年的栽培历史，是营养佳品，也是珍贵药材，含有丰富的淀粉和蛋白质，可提供B族维生素和一定数量的矿物质。其性味甘苦平，具有益肺气、治喘嗽、止带虫、缩小便、清热、杀虫、平皱的功效，对治疗哮喘、痰嗽、白带、白浊、遗精、淋病、便频等具有一定效果。

（六）开心果——温阳健体抗寒果

开心果又名阿月浑子，起源于西亚和中亚山区，唐代传入我国，已有1200年的栽培历史，它含脂肪高达54%~68%，蛋白质20%~25%，碳水化合物9%~13%，含有大量的维生素E、B族维生素和多种矿物质。其性味甘温，具有补肾助阳、益气祛风、润燥滑肠的功用，对治疗肾亏阳虚、风寒感冒、便秘等有一定作用。

（七）松子——心血管病人佳果

松子又名松实、松元、海松子、松子仁、新罗松子等，原产于我国，含有特别高的脂肪、蛋白质和丰富的碳水化合物、挥发油、钙、磷、铁、维生素等营养素。其性味甘温，具有补益气血、润燥滑肠、滋阴生津、养颜延年的功效，对预防心血管疾病，治疗五脏劳伤、咳嗽少痰、心神恍惚、遗精滑泄、头晕眼花有较好作用。

（八）腰果——利尿消肿美容果

腰果又名鸡腰果、树花生，原产于西印度群岛和中美洲，于20世纪30年代初传入我国进行栽培。它含有很高的脂肪、碳水化合物，较丰富的蛋白质、维生素E、B族维生素和多种矿物质。其性味甘平，具有利尿消肿、和胃宽肠、润肤美容的功效，对防治胃肠疾病、慢性痢疾等具有一定疗效。

（九）香榧——我国独有的坚果

香榧又名榧、大榧、南榧等，原产于我国，至今已有2000年的食用史，1000年以上的栽培历史，为我国特产坚果，含有脂肪50%以上，蛋白质10%左右，碳水化合物28%，还含有丰富的磷、钙等营养素。其性味甘平，具有杀虫、消积、滑肠、疗痔、化痰、止咳的功用，对降低血胆固醇、软化血管、治疗痔疮等具有较好效果。

（十）槟榔——御瘴敬客的佳果

槟榔又名仁频、宾门、白槟榔、橄榄子、槟榔仁、槟榔玉、人腹槟榔等，原产于马来西亚，在我国已有近2000年的栽培历史。它含有多种维生素和矿物质及大量的缩合鞣酸、生物碱、儿茶素、胆碱、红色素等成分，其中缩合鞣酸含量达1.5%，是各种食物中含量最高者。槟榔性味辛温，具有杀虫、破积、下气、行水等功效，对治疗虫积、食滞、脘腹胀痛、泻痢后重、水肿和脚气等病症有较好效果。

（十一）花生——补中益气长生果

花生又名落花生、落花参、地豆、番豆等，原产于南美洲，近500年前传入我国栽培，含有脂肪40%以上，蛋白质20%左右，还含有大量的维生素E、B族维生素、钾、钙、铁、锌等营养素，在脂肪中亚油酸和油酸高达70%以上，是我国传统保健坚果。花生性味甘平，具有润肺、补脾、和胃、补中益气的功效，对降低胆固醇、防止动脉粥样硬化和冠心病有明显效果，对治疗血小板减少、出血性疾病、高血压等有较好效果。

（十二）葵花子——健康美容小零食

葵花子又名向日葵子、葵子、天葵子，原产于北美洲，我国有200年以上的栽培历史，含有丰富的脂肪、蛋白质和大量的维生素E、B族维生素、多种矿物质，特别是锌的含量特别丰富。其性味甘平，具有清热除湿、平肝祛风、消滞、益气、滋阴、润肠、驱虫等功效，对治疗血痢、便秘、高血压、冠心病和改善皮肤弹性等具有较好效果。

（十三）西瓜子——清肺润肠的壳果

西瓜子为我国特产壳果之一，所含脂肪与花生相当，但其蛋白质含量高于普通坚果，并富含多种矿物质，特别是铁、锌等元素高，是一种营养价值较高的零食。其性味甘平，具有清肺润肠、和中止渴、降压止血等功效，对治疗吐血、咯血、便血、肺结核等病症有明显效果。

（十四）南瓜子——驱虫良药白瓜子

南瓜子又名倭瓜子、白瓜子、金瓜子等，原产于南美和中美，我国有400年的栽培历史。它含有丰富的蛋白质、脂肪和较高的膳食纤维及一定量的维生素、矿物质，是硫胺素和锌的良好来源。南瓜子性味甘平，具有驱虫、消肿等功效，对驱除绦虫、蛔虫、血吸虫等肠道寄生虫和治疗小儿咽喉痛、百日咳有较好作用。

（十五）莲子——养心安神止泻果

莲子又名莲实、藕实、水芝丹、泽芝、莲蓬，原产于我国，有1000年以上的食用历史。它含有大量淀粉，与粮食类似，但含有较多的维生素 E 和更丰富的矿物质。其性味甘涩平，具有养心、补脾、益肾、止泻、涩肠的功效，对治疗虚烦失眠、身体虚弱、食欲不振、遗精淋浊等病症有较好效果。

七、肉类

肉类是指来源于热血动物且适合人类食用的所有部分的总称，可分为畜、禽两大类。畜类主要包括猪、牛、羊、兔、马、骡、驴、狗、鹿、骆驼等牲畜；禽类主要有鸡、鸭、鹅、火鸡、鹌鹑、鸵鸟、鸽等。在肉类的肌肉中大约含有水分 75%、蛋白质 19%、脂类 2.5%、碳水化合物 1.2%、含氮浸出物 1.65%、矿物质 1%和微量的维生素。肉类是人体蛋白质、矿物质和维生素的重要来源，适当摄入对增强食物美味、提高免疫能力、改善营养状况、增进人体健康等有着重要的意义。

（一）猪肉——滋补润燥补气肉

猪又名豕、豚、豨，熟食猪肉味道鲜美，质感可口、营养丰富，含有大量的脂肪、蛋白质和维生素 B_1、磷、铁等营养素。其性味甘平，具有滋阴、润燥、补中益气、丰肌润肠等功效，对防治热病伤津、消渴羸瘦、咳嗽烦满、脚气病等病症有一定效果。因猪肉含脂肪较高，因此高血压、冠心病、风热多痰和肥胖者以少食为宜。

（二）牛肉——强身健体蛋白肉

牛肉是一种优良的高蛋白食品，纤维较粗，味道鲜美，含有较高的蛋白质，较低的脂肪。其性味甘温，具有安中益气、补脾胃、壮腰脚、止消渴、止唾液的功能，对治疗体虚乏力、筋骨酸软、中风垂涎等有一定作用。

（三）羊肉——开胃壮阳大补肉

羊肉肉质细嫩、味道鲜美、营养丰富，含有丰富的优质完全蛋白质和较高的脂肪及一定量的钙、磷、铁、维生素 B 族、维生素 A 等营养素。羊肉性味甘热，具有暖中祛寒、温补气血、开胃健力、通乳治滞等功效，对治疗寒劳虚羸、男子五劳七伤、肾虚阳痿、妇女产后血虚、心腹绞痛等病症具有明显的效果。因羊肉性热，凡热象偏重、心肺火盛和疫病初愈者不益宜用。

（四）马肉——健脾强腰壮筋肉

马肉含有丰富的蛋白质和磷，还含有钙、铁、维生素等营养素，脂肪含量较低。马肉性味甘酸寒，具有健脾增力、强腰脊、壮筋骨的功效，对治疗寒热痿痹、腰腿沉重、筋骨乏力、头疮白秃有较好效果。

（五）驴肉——益气安神补血肉

驴肉含有丰富的蛋白质、磷、铁等营养素，脂肪含量较低，是一种高蛋白质、低脂肪、低胆固醇肉类。其性味甘酸平，具有补气养血、滋阴壮阳、安神去烦等功效，对治疗劳损、心烦、风眩、忧愁不乐等病症具有良好作用。

（六）狗肉——温肾壮阳的香肉

狗肉味道醇厚、芳香四溢，具有很高的营养价值，含有丰富的蛋白质、脂肪等营养素，还含有嘌呤类、肌肽和钾、钠、氯等化合物。其性味甘、咸、酸、热，具有温肾壮阳、祛寒止痛、轻身益气、补血壮气等功效，对治疗脾胃虚寒、久病体弱、肾虚腰痛、阳痿早泄等具有很好的效果。

（七）兔肉——世界公认保健肉

兔肉肉质细嫩，易于消化，是世界公认的保健肉。它营养价值很高，含有丰富的蛋白质，含量高达 19.7%，超过羊肉、猪肉和虾，而且为完全蛋白质；含有较低的脂肪，含量为 2.2%；含有很少的胆固醇和较多的卵磷脂；还含有比其他动物肉都多的麦芽糖、葡萄糖以及硫、钾、磷、钠等矿物质。兔肉性味甘凉，具有补中益气、止渴健脾、凉血解毒、利大便的功效，对预防动脉硬化，治疗消渴羸瘦、胃热呕吐、脾弱气虚等有良好的效果。

（八）鸡肉——温中益气羽族首

鸡肉味道香美，令人馋涎欲滴，被尊为羽族之首。它营养丰富，富含蛋白质、维生素 A、维生素 B_1、维生素 B_2、烟酸、硫等营养素，而很少含脂肪，且脂肪多为不饱和脂肪酸，是老年人和心血管病人的理想食品。鸡肉性味甘温，具有补中益气、滋养五脏、补精添髓、固胎利产的功效，对治疗虚劳过度、腹泻下痢、产后乳少、病后体虚等有很好的疗效。

（九）鸭肉——滋阴补虚利尿肉

鸭又名鹜、舒凫。鸭肉含有蛋白质、脂肪、碳水化合物、矿物质和维生素等营养素。其性味甘咸寒，具有滋阴补虚、养胃生津、利尿消肿的功效，对治疗阴虚水肿、大腹水病等病症有一定疗效。

（十）鹅肉——益气补虚和胃肉

鹅又名舒雁、家雁。鹅肉含有较多的脂肪，蛋白质含量比鸡鸭均少，其他营养素与鸭肉相似。其性味甘平，具有益气补虚、和胃止渴、治虚羸、治消渴的功效，对治疗阴虚体弱、中气不足、少气乏力、手足心热、腰酸、健忘等具有较好作用。

（十一）鸽肉——质嫩肉鲜滋补肉

鸽又名鸽子、鹁鸽、飞奴。鸽肉肉质细嫩，味道鲜美，营养丰富，有“鸽胜九鸡”之说，是高蛋白、低脂肪的优质肉食。其性味咸平，具有补肝肾、益精气、祛风解毒的功效，对治疗消渴多饮、气短乏力、肾亏体虚、中年秃顶、毛发变白、未老先衰、神经衰弱、高血压病等具有良好效果。

（十二）鹌鹑肉——动物人参补虚肉

鹌鹑又名鹑鸟、循、宛鹑、赤喉鹑、红面鹌鹑。鹌鹑肉肉鲜味美，营养丰富，是典型的高蛋白、低脂肪、低胆固醇食物，还含有多种维生素和矿物质，以及卵磷脂、激素和多种人体所必需的氨基酸，有“动物人参”的美誉。其性味甘平，具有滋补五脏、益中续气、强筋壮骨、养肝清肺、耐寒消热、止泻消积的功效，对治疗气血两虚、头昏乏力、脾胃虚弱、食欲不振、小儿疳积、肾虚腰痛和防治高血压、动脉硬化有良好的效果或一定的作用。

八、蛋类

蛋类是指禽类所产的卵，主要有鸡蛋、鸭蛋、鹅蛋、鸽蛋、鹌鹑蛋、火鸡蛋、鸵鸟蛋等，是人类良好的蛋白质来源。全蛋中平均含有蛋白质 12%~14%，脂肪 10%~15%，碳水化合物 2%~3%，矿物质主要存在于蛋黄中，有磷、钙、铁、硫、镁、钠等，几乎含有所有维生素，大部分集中在蛋黄中。蛋类具有极高的营养价值和保健功能，具有健脑利智、保护肝脏、预防癌症、延缓衰老等方面的作用。

蛋类可加工制成皮蛋、咸蛋、醋蛋、冰蛋、蛋粉、卤蛋等蛋制品。

（一）鸡蛋——人类理想营养库

鸡蛋又名鸡卵、鸡子，营养丰富而又全面，除了含有丰富的蛋白质、脂肪和维生素 C 外，几乎含有所有的其他维生素和矿物质，且人体对鸡蛋蛋白质的吸收率高达 98%，生理价值高达 94，是所有食物蛋白质中生理价值最高的。它被誉为“人类理想的营养库”、“完全蛋白质模式”。鸡蛋含有较高的胆固醇，同时也含有丰富的卵磷脂，卵磷脂具有降低血胆固醇的效果，因此每天吃 1~3 个鸡蛋，一般不会升高胆固醇。鸡蛋性味甘平，具有滋阴润燥、养血益气、补脾和胃、除烦安神等功效，对治疗心气作痛、先兆流产、胃酸过多等有一定作用。

（二）鸭蛋——补虚润肺养血蛋

鸭蛋含有蛋白质、脂肪、碳水化合物、多种矿物质和维生素等营养物质，尤其是铁、钙含量极为丰富，其性味甘咸、凉，具有补虚劳、清肺热、滋阴养血的功效，对治疗水肿胀满、阴虚失眠、烧伤烫伤等具有一定效果。

（三）鹅蛋——补中益气补养蛋

鹅蛋含有丰富的蛋白质、脂肪、卵磷脂、钙、铁、镁和维生素等营养素。其性味甘温，具有补中益气、清脑益智等功效，对体虚、贫血、老年人和儿童具有很好的补益作用。

（四）鸽蛋——补肾益气助阳蛋

鸽蛋又名鸽卵，含较丰富的蛋白质、铁、钙、磷等营养素。其性味甘咸平，具有补肾益气、丰肌润肤、助阳提神、清热解毒等功效，对治疗腰膝酸软、疲乏无力、心悸失眠等有较好的效果。

（五）鹌鹑蛋——补益气血健脑蛋

鹌鹑蛋含有丰富的蛋白质、脂肪、磷、维生素 A 等营养素，其性味甘平，具有补益气血、强身健脑、降脂降压等功效，对治疗贫血、营养不良、神经衰弱、气管炎、高血压、血管硬化等具有补益作用。

九、奶类

奶类是哺乳类雌性动物乳腺分泌的液体，主要有人奶、牛奶、羊奶、马奶等。奶类营养丰富，易于消化吸收，除了不含膳食纤维外，几乎含有人体所需的各种营养素，是适合所有人群的营养食品，也是蛋白质生物价值仅次于蛋类的优质蛋白质食物来源。奶类具有补充钙质、促进生长、防治骨质疏松的良好功效，对有效催眠、抑制癌症、修复晒伤肌肤、保护呼吸道、防治性病和避孕等具有较好作用。

（一）人奶——婴儿最好的食品

人奶又名人乳、母乳，是婴儿最适宜、最理想的营养食品，含有婴儿所需的各种营养素，且所含的蛋白质、脂肪、碳水化合物都适合婴儿的消化能力。人奶性味甘咸平，具有补血、润燥、补脑、补心益智的功效，可治消渴、气血衰弱、痰火上升、虚损之症、中风不语等病症。

（二）牛奶——优良营养保健品

牛奶含有丰富而又全面的营养成分，是人体生长发育和健康不可缺少的物质，它含有 200 多种营养物质和生物活性物质，其中包括 62 种乳酸、8 种必需氨基酸和多种维生素、25 种无机盐和微量元素，以及数十种酶、数种乳糖等。牛奶为完全蛋白质食品，其生理价值仅次于鸡蛋，且是钙的良好来源。牛奶性味甘平、微寒，具有补虚损、益肺气、润皮肤、解热毒及润肠通便等功效，对降低胆固醇、催眠、止血、预防胃癌、治疗体虚、气血不足、胃及十二指肠溃疡、习惯性便秘等有一定作用。

（三）羊奶——更有营养的奶品

羊奶也是一种优质的完全蛋白质食品，与牛奶相比，有着更高的营养保健价值。它含有接近于人奶而略低于牛奶的蛋白质和略高于牛奶的脂肪，含有较高的多种无机盐。但所含糖分略低于牛奶，更适宜作为幼儿、老人及病弱者的营养滋补品。羊奶性味甘温，具有润心肺、治消渴、疗虚劳、益精气、利大肠等功效，对治疗肾虚、中风、心卒痛、慢性肾炎、反胃等有一定效果。

（四）酸牛奶——营养滋补长寿奶

酸牛奶是以新鲜牛奶为原料，经消毒后加乳酸杆菌发酵而成的奶制品，它质地纯正，奶香扑鼻，更富营养，含有比牛奶更丰富的氨基酸、叶酸等营养成分，且更易于消化吸收，提高钙、磷的吸收利用率，有“长生不老饮料”之说。其性味甘酸凉，具有生津止渴、补虚开胃、润肠通便、降脂抗癌、延缓衰老等功效，对增强胃肠消化吸收，维持肠道菌群平衡，延缓机体过早衰老、提高机体免疫力、保持皮肤细腻光泽、预防冠心病、动脉粥样硬化、癌症，治疗慢性腹泻和便秘等具有良好作用。

十、水产类

水产动物，主要包括鱼、虾、蟹、龟、贝等。鱼类易于消化，营养丰富，含有丰富的蛋白质、矿物质和维生素等营养素，脂肪绝大部分为不饱和脂肪酸，是蛋白质的良好来源。鱼类具有强身健体、降压降脂、益智延年等功效，对增强体质、降低血胆固醇、调节血压、增强智力、防癌抗癌、延缓衰老等具有良好效果。

（一）带鱼——开脾健胃鲜美鱼

带鱼又名刀鱼、鞭鱼、裙带鱼、牙带、青宗带等，其肉肥嫩细腻，鲜美可口，含有丰富的蛋白质、脂肪、钙、磷、铁和一定量的碳水化合物和维生素。带鱼性味甘温，具有暖胃、补虚、泽肤、和中开胃等功效，对脾胃虚弱、消化不良、皮肤干燥者尤为适宜，对肝炎、外伤出血有辅助治疗作用。

（二）鲤鱼——肉嫩味鲜家鱼首

鲤鱼又名赤鲤鱼、赪鲤、鲤拐子、鲤子，含有丰富的蛋白质、磷等营养素，较低的脂肪。其性味甘平，有利尿消肿、安胎通乳、清热解毒，止咳下气等功效，对治疗浮肿、乳汁不通、胎气不长、咳嗽气喘等病症有较好效果。

（三）草鱼——和中暖胃家常鱼

草鱼又名鲩鱼、厚鱼、草包鱼、草根鱼，肉多刺少、肉质充实。其性味甘温，有暖胃和中，平肝祛风的功效，对治疗虚劳、风虚头痛、慢性胃炎等有一定疗效。

（四）鲫鱼——消肿利水通乳鱼

鲫鱼又名鲋鱼，性味甘温，具有利水消肿、益气健脾、清热解毒、通脉下乳等功效，对治疗体虚浮肿、水肿腹水、产妇少乳、胃下垂、脱肛等具有较好作用。

（五）青鱼——秋冬食补的佳鱼

青鱼又名鲭、黑鲩、乌鲭，其性味甘平，具有补气养胃、化湿利水、祛风解烦等功效，可治气虚乏力、脚气、急性咽喉炎、扁桃体炎、腮腺炎等病症。青鱼所含锌、硒、铁等微量元素还有防癌抗癌的作用。

（六）鲢鱼——暖胃益气美容鱼

鲢鱼又名鲔鱼、白鲔、白脚鲢、鲢子、鳊鱼、洋胖子。其性味甘温，具有暖胃、补气、泽肤的功效，对治疗水肿、咳嗽、痈肿有较好效果。

（七）泥鳅——消肿利肝保健鱼

泥鳅又名鳅鱼、鳝鱼、广鳅鱼等，肉质细嫩，营养价值很高。它含有丰富的蛋白质和铁等营养素。其性味甘平，具有暖中益气、消利小便、解毒收痔等功效，对治疗黄胆湿热、小便不利、阳痿、肝炎等具有良好效果。泥鳅的滑涎具有很强的抗菌作用。

（八）鳝鱼——健身祛湿强筋鱼

缮鱼又名黄缮、黄鱼、海蛇，它肉质细嫩，味道鲜美。其性味甘温，具有补虚损、祛风湿、通血脉、利筋骨的功效，对治疗体虚乏力、肾虚腰痛、心悸气短、阳痿早泄、内痔出血、子宫脱垂等具有一定效果。

（九）甲鱼——席上名菜大补鱼

甲鱼又名鼋鱼、团鱼、脚鱼、鳖、王八，营养丰富，全身均可入药。其性味甘平，具有滋阴凉血、清热散结、益肾壮阳等功效，对治疗阴虚火旺、头晕眼花、肝脾肿大、腰痛遗精、月经闭止、肝炎合并贫血、脱肛等具有较好的辅助效果。

（十）虾——高蛋低脂温补品

虾又名蝦，分海水虾和淡水虾两类，是高蛋白、低脂肪食品。虾皮的含钙量是任何食物无法比拟的。虾性味甘温，具有补肾、壮阳、通乳的功效，对治疗肾虚阳痿、腰膝酸软、倦怠无力、产后少乳、小儿麻疹、水痘、皮肤溃疡、疮痛肿毒等病症具有一定疗效。

（十一）螃蟹——清热滋补席珍品

螃蟹又名蟹，有河蟹、海蟹、湖蟹之分。其性味咸寒，具有清诸热、散血结、续断伤、理经脉和滋阴等功用，对治疗跌打损伤、产后腹痛、胸腹胀满、急性黄疸等有较好效果。

十一、油类

食用油类也叫油脂，是一大类天然有机化合物，是甘油和不同脂肪酸组成的混合物，分植物油和动物油两大类。常用植物油有菜籽油、胡麻油、花生油、玉米油、豆油、葵花子油、芝麻油、棉籽油、椰子油、橄榄油、棕榈油等；常用动物油有猪油、牛油、羊油、鸡油、鸭油、鱼油等。油类具有供给能量、提供必需脂肪酸、促进脂溶性维生素吸收、构成体脂和细胞生物膜结构、提供食品风味等生理作用，具有润燥、缓下、滋养和保护皮肤等功效。

（一）菜籽油——吸收率最高的油

菜籽油是从油菜籽（含油 30%~50%）中提取的油脂，俗称菜油，是人体消化吸收率最高的植物油，消化吸收率高达 99%，但与其他植物油相比，其亚油酸含量较低，且含有较多对人体生长发育尚有争议的芥酸和芥子甙。菜籽油性味甘辛温，具有润燥杀虫、利胆消肿的功能。

（二）胡麻油——食用油中的珍品

胡麻油是从胡麻子（含油 30%~48%）中提取的油脂，又名亚麻子油。它风味独特，芳香浓郁，营养价值极高，含有蛋白质、芝麻素、维生素 E、卵磷脂、钙、磷、铁等营养素，亚油酸高达 37.1%，不饱和脂肪酸占 85%~90%，是一种经济实用的“深海鱼油”，是油中珍品。其性味甘凉，具有润肠通便、解毒生肌的功效，还具有抗衰老、美容、健体、益智、生肌肉、止疼痛、消痈肿、补皮裂等作用。

（三）豆油——高营养易酸败油

豆油是从大豆（含油量仅 16%~24%）中提取的油脂，具有很高的营养价值，含有丰富的多不饱和脂肪酸、维生素 E 和维生素 D，其性味辛甘温，具有润肠通便、驱虫解毒的功效，对降低心血管疾病、提高机体免疫力、增加体弱消瘦者体重具有良好作用。但在各种油脂中属于最容易酸败的，因此不易久存，应尽早食用。

（四）玉米油——降脂保健美容油

玉米油是从玉米胚（含油 36%~47%）中提取的油脂，又称玉米胚油、粟米油。它油质清亮，滋味淡雅，营养丰富，含有 55%~60%的亚油酸，不饱和脂肪酸高达 85%，还含有比一般植物油丰富得多的维生素 A 原、维生素 E 和维生素 D，被认为是上等食用油。玉米油可抑制肠道对胆固醇的吸收，具有降低血脂、保护血管、健体抗衰、美容养颜的作用。

（五）花生油——高溶点的植物油

花生油是从花生仁（含油 40%~51%）中提取的油脂。它色浅质优，风味独特，溶点较高，含有丰富的油酸、卵磷脂和维生素 A、维生素 D、维生素 E、维生素 K 及生物活性很强的天然多酚类物质，但容易感染黄曲霉毒素。花生油具有降低血小板凝聚、降低总胆固醇和坏胆固醇水平、预防动脉硬化及心脑血管疾病的功能。可用于制造起酥油、人造奶油和蛋黄酱。

（六）葵花子油——低熔点的保健油

葵花子油是从葵花子仁（含油 20%~40%）中提取的油脂。它油质清亮，气味芬芳，熔点较低，营养丰富，含有高达 85%的不饱和脂肪酸，其中油酸和亚油酸的比例约为1:3.5，还含有丰富的维生素A和维生素E等，特别适合作凉拌油、色拉油，可将它与玉米油列为健康保健油脂。具有软化血管、降低胆固醇、预防心脑血管疾病、延缓衰老、防止干眼症、夜盲症、皮肤干燥的作用。

（七）芝麻油——高营养优质香油

芝麻油是从芝麻（含油45%~58%）中提取的油脂，分为普通芝麻油和小磨香油。普通芝麻油色泽清淡、香气不浓，而小磨香油色泽较深，香味浓郁。芝麻油含有丰富的亚油酸，不饱和脂肪酸达80%，还含有芝麻酚、芝麻酚林、芝麻素等天然抗氧化剂。它也适合制造人造奶油、起酥油和煎炸油。芝麻油性味甘凉，具有延缓衰老、保护血管、补血生津、润肠通便、保护嗓子的功效。

（八）棉籽油——温肾补虚少食油

棉籽油是从棉籽仁（含油约40%）中提取的油脂，主要脂肪酸组成与花生油相似，含饱和脂肪酸稍高，约占23%，熔点也较高。另外含有0.1%~0.3%的对人体不利的环丙烯酸。棉籽油性味辛热，具有温肾补虚的作用，适于体虚气喘者，少量食用，不宜长期食用。

（九）猪油——高饱和脂肪酸油

猪油是从猪的含脂肪组织中提取的油脂，是我国食用量最大的一种动物油脂。它风味独特，含有较高的胆固醇和很高的饱和脂肪酸，但天然抗氧化剂的含量很低。猪油中的胆固醇是人体制造类固醇激素、肾上腺皮质激素、性激素和自行合成维生素D的原料，其所含的α-脂蛋白能延长动物寿命。但是过量摄入猪油容易引起高血脂、脂肪肝、动脉硬化、肥胖等。

（十）鱼油——降脂抗癌健脑油

鱼油是从鱼的脂肪组织中提取的油脂，是一种海产动物油。它含有丰富的长碳链多不饱和脂肪酸和维生素E，还含有甾醇。鱼油有明显的降血脂作用和较强的促进大脑神经系统发育、降低癌症危险因素活性、调节免疫功能等作用。鱼肝油含有很高的维生素A和维生素D，具有良好的明目、壮骨作用。

十二、调味品类

调味品是人类用来调味增味的一类食品，包括食盐、醋、酱油、糖、味精等。调味品除了具有调味的价值外，还具有一定的营养保健和其他生理功能。

（一）食盐——膳食咸味的来源

食盐即氯化钠，是膳食中咸味的来源，为五味之主，味中之王，也是维持人体生理机能不可缺少的物质成分。食盐按来源可分为海盐、井盐、矿盐和池盐。其性味咸寒，具有清热、解毒、凉血、润燥、消炎、解腻、除膻、去腥等功效。食盐摄入不可过量，一般以每日摄入6克为宜，最多不要超过10克。摄入过量，会增加高血压发病率。对已经患有高血压、心血管疾病、糖尿病、肾脏疾病和肥胖症等疾病的患者应当选择低钠盐，并调味清淡。

（二）醋——提味杀菌酸味剂

醋是人们生活中最常用的调味品之一，是膳食中酸味的重要来源。醋按照生产工艺可分为酿造醋、配制醋和调味醋。醋主要含有醋酸和丰富的钙、铁，还含有多种有机酸、氨基酸、糖类、醇类、酯类、醛类、酚类等成分。醋性味酸苦、温，具有散瘀、止血、解毒、杀虫、增进食欲、帮助消化、防腐杀菌等功效，还具有去腥增鲜、醒酒除乏、降压美容的作用，对预防流感、胆囊炎，防治高血压、动脉硬化等心血管疾病有一定效果。

（三）酱油——富有营养鲜味剂

酱油是以小麦、大豆及其制品为主要原料，接种曲霉菌种，经发酵酿制而成。酱油品种繁多，可分为风味酱油、营养酱油和固体酱油三大类。酱油中主要含有蛋白质、氨基酸、脂肪、碳水化合物、烟酸、麦芽糖、葡萄糖、苹果酸和钙、磷、铁、锌等营养素，其鲜味主要来自于含氮化合物，咸味来自氯化钠，香气成分主体为酯类物质。酱油性味咸寒，具有开胃健脾、除烦解毒的功效。对治疗手指肿痛、烧伤烫伤、蜂虫蜇伤等有一定作用。

（四）豆豉——酯香浓郁的调料

豆豉是大豆（黄大豆或黑大豆）经接种曲发酵而成的整粒发酵豆制品，也是风味调味品。豆豉营养价值极高，含有特别丰富的蛋白质、脂肪、碳水化合物和丰富的钙、磷、铁及一定量的维生素 B_1、B_2、PP、C 等。豆豉性味苦寒，具有解表清热、透疹解毒的功效，对治疗风热头痛、胸闷呕吐、痰多虚烦等病症有一定作用。

（五）糖——提供热能甜味剂

糖既是一种食品，也是一种用于烹调的调味品。其主要成分为蔗糖，是食品中甜味的主要来源。糖分白糖和红糖。白糖主要成分是蔗糖，性味甘寒，具有润肺生津、和中益脾、舒缓肝气的功效，对治疗肺燥咳嗽、口干燥渴、中虚脘痛等有效果。红糖营养价值比白糖高，含有更多的钙、铁、维生素A原、维生素 B_1、维生素 B_2 等营养素。其性味甘温，具有补血、健脑、御寒、强身、活血、化瘀、生新等功效，特别适于产妇、儿童及贫血者食用，对治疗胃寒脾虚、风寒咳嗽、妇女痛经等具有较好效果。但糖不能多吃，摄入过多，会引发心脏病、糖尿病、肥胖症、牙病等疾病的发生。

（六）糖精——无营养的甜味剂

糖精并不是糖，更不是什么“糖的精华”，而是从煤焦油中提炼出来的甲苯，经化学反应而制成的甜味剂。糖精虽然可被人体吸收，但没有任何营养价值，通常可随尿排出体外。它的作用仅仅在于提供甜味，增进食欲。其甜度高达蔗糖的300倍。

（七）味精——鲜美益智鲜味剂

味精即谷氨酸单钠结晶而成的晶体，是以粮食为原料，经谷氨酸细菌发酵而成的天然物质。味精可提高菜肴的鲜味，增进人们的食欲。还具有一定的营养价值，进入胃肠后的味精能很快分解出谷氨酸来，它是人体必不可少的一种氨基酸，对于智力发育很有帮助。味精使用时应避免高温、碱性环境，不宜用于凉拌菜，也不能滥用、多吃、常吃。

十三、酒类

酒，有着悠久的历史渊源，我国是世界上最早酿造的国家，已有9000年以上的酿造饮用历史。按原料可分为白酒、啤酒、黄酒和果酒四类。酒类的成分十分复杂，具有丰富的营养价值和生理活性成分，除了含有乙醇和水外，还含有蛋白质、氨基酸、碳水化合物、维生素和矿物质等多种营养素，各种物质成分高达300余种。酒具有养身、抗疲劳的功用，适量的饮酒，可促进血液循环，提高机体代谢效率。

（一）白酒——适饮有益烈性酒

白酒又叫烧酒、火酒，主要成分是酒精和水，约占98%，还含有约2%的多达300余种的其他成分。但几乎不含蛋白质、氨基酸、糖类、维生素等重要营养素。适量饮酒，可起到暖肠胃、御风寒、活血通络、增进食欲的功效。但过量酗酒，则危害很多，可引起胃肠炎、酒精肝、肝硬化、心脑疾病、记忆力减退、性能力降低等病症。白酒按香型可分为酱香型、浓香型、清香型、米香型等四种基本香型。

酱香型（又称芬芳型）：以茅台酒为代表，酱香突出，香味幽雅细腻、酒体醇厚，回味悠长，空杯留香。以整粒高粱为原料，一次发酵循环周期长达10个月，陈酿期3年以上。

浓香型（又称泸香型）：以泸州老窖和五粮液为代表，其窖香浓郁，绵甜甘洌，香味协调，尾净余长。以粉碎高粱为主要原料，发酵周期长2~3个月，陈酿期限1~3年。

清香型（又称汾香型）：以汾酒为代表，清香纯正，五味协调，醇甜柔和，余味爽净。以高粱为主要原料，发酵周期21~28天，陈酿期1年。

米香型：以桂林三花酒为代表，蜜香清雅，入口绵柔，落口爽洌，回味怡畅。以稻米为原料，发酵周期7天左右，陈酿期6个月以上。

（二）啤酒——多功效液体面包

啤酒是以大麦为原料，加入具有特殊香气的酒花，经过糖化、发酵等酿制而成的含有少量酒精和大量二氧化碳的饮料酒。它含有丰富的蛋白质、维生素、糖类、矿物质等营养素，有“液体面包”之称。经常饮用适量的啤酒，有健脾、消食、清热、利湿、强心、镇静、杀菌等功效。但对于慢性胃炎患者、哺乳期妇女、泌尿系统结石患者不宜饮用啤酒。啤酒不可饮用过量，一般啤酒酒精含量在 3.0%~4.6%之间，一升啤酒所含的酒精相当于 50 克白酒，一般以每天不超过 1 瓶为宜。

（三）葡萄酒——养颜美容的果酒

葡萄酒是用葡萄或葡萄干经过发酵、贮存、冷热处理后制成的酒，分为红葡萄酒和白葡萄酒两种。葡萄酒酿制为成品后，一般要放在酒窖中贮藏一年的时间后再饮用。葡萄酒营养丰富，含有糖类、多种氨基酸、维生素 C、B 族维生素、果胶质、黏液质、各种有机酸和矿物质等营养素。其酒精含量一般在 12%~18%之间。适量饮用葡萄酒和其他果酒，可以保护心脏、减少心脏病的发生、软化血管、降低血脂、延缓衰老、美容养颜。

（四）黄酒——高营养液体蛋糕

黄酒是以粮食为原料，经过酒药、酒曲或浆水中不同种类的霉菌、酵母、细菌等的共同作用而形成的一种低度酒，一般酒精度在 15~20 度。黄酒品种繁多，按传统可分为元红酒、加饭酒、优质酒三种；按原料、酿造方法和风味特点的不同，大体可分为江南黄酒、山东黄酒、福建黄酒、大米清酒四类。黄酒营养价值很高，含有丰富的氨基酸、糊精、糖、维生素等营养素，其中有 7 种人体必需氨基酸比被列为世界营养食品的啤酒还高 5~10 倍，因而，也有人称其为“液体蛋糕”。经常适量喝些黄酒，能够帮助血液循环，促进新陈代谢，具有补血养颜、舒筋活血、健身强心、延年益寿的功效。可作为中药的重要辅助原料，制成各种药酒，增强疗效。还可作为调料，烹制菜肴时具有较强的去腥、除膻、增香作用。

十四、茶类

茶是世界著名的三大饮料之一，正像咖啡是“西方饮料的上帝”一样，它被称为“东方饮料的皇帝”。原产于中国，至少有 3000 多年的饮用历史。茶可分为发酵茶、半发酵茶和不发酵茶，通常划分为绿茶、红茶、青茶、黑茶、黄茶和白茶六类茶叶营养丰富，目前已分离出 700 多种化合物，其中包括初级代谢产物蛋白质、糖类、脂肪和二级代谢产物多酚类、色素、茶氨酸、生物碱、芳香物质、皂甙等。茶性味苦寒，具有止渴、提神、消食、利尿、治咳、祛痰、明目、益思、除烦去腻、驱困轻身、消火解毒等功效，可除口臭、抗辐射，治痢疾、急性肠炎，防治肥胖症、糖尿病、高血压、冠心病等具有较好效果。但在空腹、睡前、隔夜、服药时不能饮茶，孕妇、哺乳期妇女、婴幼儿、神经衰弱、失眠、甲状腺功能亢进、胃及十二指肠溃疡、便秘病人等不宜饮茶。

（一）绿茶——防癌提神消暑茶

绿茶是鲜叶经杀青（炒或蒸）、揉捻、干燥（炒、烘、晒）三道工序制作而成，为不发酵茶（发酵度为0）。它根据干燥的方法不同，可分为炒青、烘青、晒青。著名的杭州龙井、碧螺春、信阳毛尖、黄山毛峰等都属于绿茶。绿茶外观翠绿、汤色碧绿、叶底嫩绿，具有清汤绿叶、滋味鲜爽、香气清芬、外形多姿的特点。绿茶性味苦寒，具有提神清心、清热解暑、消食化痰、去腻减肥、清心除烦、解毒醒酒、生津止渴、降火明目、止痢除湿等功效，对抗衰老、防癌抗癌、防治心血管疾病、抗辐射等具有良好效果。绿茶最适合于夏季饮用。

（二）红茶——除乏壮骨养胃茶

红茶是鲜叶经过萎凋（晒或晾）、揉捻、发酵和烘干等几道工序加工而成，为发酵茶（发酵度为80%~90%）。根据制作方法的不同可分为小种红茶、工夫红茶和红碎茶。著名的云南滇红、安徽祁红等属于红茶。红茶具有红汤红叶、色泽红艳、滋味浓强、香甜味醇的特征。红茶性味甘温，具有提神消疲、生津清热、消炎杀菌、养胃护胃、舒张血管、强壮骨骼，延缓衰老等功效，对预防帕金森病，防治痢疾、骨质疏松、胃溃疡、心血管疾病等有一定效果。红茶最适宜于冬季饮用。

（三）青茶——降脂瘦身美容茶

青茶也称乌龙茶，是鲜叶经萎凋、做青、杀青、揉捻和烘干等工序制作而成，为半发酵茶（发酵度为30%~60%）。青茶可分为闽北乌龙茶、闽南乌龙茶、广东乌龙茶和台湾乌龙茶。著名的武夷岩茶、大红袍、铁观音等属于青茶。青茶介于绿茶和红茶之间，既有绿茶鲜浓之味，又有红茶甜醇之美，具有绿叶红边、汤色金黄、滋味浓厚、香高味醇的特点。青茶具有降低血脂、延缓衰老、瘦身美容、防癌抗癌等功效，对防治糖尿病、动脉硬化、龋齿等具有很好效果。青茶一年四季皆可饮用，最适宜于秋季饮用。

（四）黑茶——解腻助消降脂茶

黑茶是鲜叶经杀青、揉捻、渥堆、干燥四道工序初加工，再经其他特殊加工制作而成，为全发酵茶（发酵度为100%）。它可分为湖南黑茶、湖北老青茶、四川边茶和滇桂黑茶。著名的黑茶有安化黑茶、蒲圻老青茶、南路边茶、云南普洱茶等。黑茶外观暗褐、汤色红黄或红褐、叶底黄褐或黑粗，具有褐汤黑叶、色泽黑褐、滋味醇厚、香气纯正的特征。黑茶具有解油腻、助消化、顺肠胃、降血脂、降血糖、降血压、抗氧化等功效，对防治糖尿病、心血管疾病、防癌抗癌等有良好作用。最适宜于冬季饮用。

（五）黄茶——健脾消食减肥茶

黄茶是经绿茶发展而来的，初加工基本上与绿茶相同，鲜叶经杀青、闷黄、干燥三道基本工序制作而成，为微发酵茶（发酵度为10%~20%）。按照鲜叶老嫩可分为黄芽茶、黄小茶和黄大茶。著名的君山银针、北港毛尖、霍山黄大茶等都属于黄茶。黄茶外观金黄、汤色浅黄、叶底嫩黄，具有黄汤黄叶、色泽黄亮、滋味甜爽、香气清新的特点。黄茶具有促进食欲、帮助消化、保护脾胃、化除脂肪、杀菌消炎等功效，对消脂减肥、防治食道癌等有一定效果，最适宜于夏季饮用。

（六）白茶——降脂抗癌防暑茶

白茶是鲜叶经萎凋、干燥二道工序加工而成，为轻度发酵茶（发酵度为20%~30%）。按茶树品种不同可分为大白茶、水仙白茶和小白茶。有名的银针、白牡丹、贡眉等属于白茶。白茶外观银白、汤色浅淡、叶底嫩亮，具有黄汤绿叶、汤色黄绿、滋味清醇、香气清新的特征。白茶性味苦凉，具有抗辐射、抗氧化、抗肿瘤、降血压、降血脂、降血糖、防暑热、解热毒等功效，对防治肿瘤、高血压、糖尿病、心血管疾病等具有良好效果。白茶最适宜于夏季饮用。

第三章　常见药材

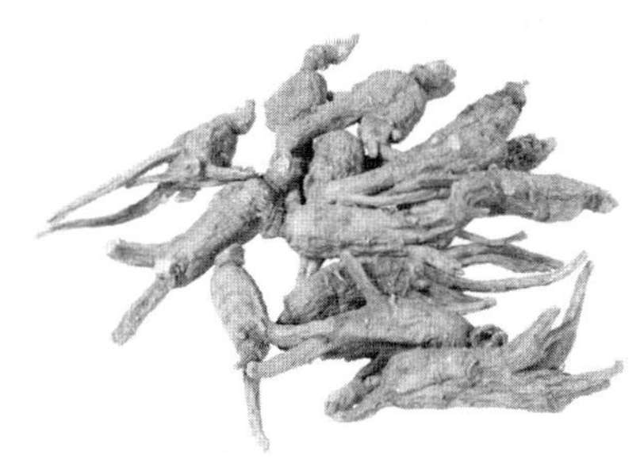

一、人参

【性味】 味甘、微苦、性微温。

【功效】 大补元气，补益脾肺之气，止渴安神益智。可用于治疗体衰脉微，冷汗四凉，以及大失血后的虚脱证；也可治疗心悸、气短、神衰、消渴等证。人参对神经系统有良好的调节作用，有促进激素分泌作用，还有强心作用。它能降低血糖，增强造血机能。增强肾上腺皮质功能，提高机体对外环境的适应能力，提高免疫功能。还可促进蛋白质的生成，抑制高胆固醇血症的发生，对慢性病的康复有促进作用。

【食用宜忌】 体壮无虚证者不予服用。人参与藜芦、五灵脂、皂荚相忌，不宜同用。

二、黄芪

【性味】 味甘，性微温。

【功效】 有补气升阳、摄血行滞、固表止汗、托疮生肌、利尿退肿、生津止渴的功效。可治疗气虚神倦、少食、自汗、便塘、崩漏、子宫脱垂、小便不利、浮肿、疮口不敛以及糖尿病等。现代研究表明，黄芪能兴奋中枢神经系统，提精神，抗疲劳，提高免疫功能，增强抗病能力，对防止气虚，感冒和感染颇有良效，还有强心利尿作用和降压作用。

【食用宜忌】 高热、便秘等实热证忌用。

三、党参

【性味】 味甘，性平。

【功效】 有补中益气、生津功效，可治疗脾虚气弱、倦怠乏力、食少口渴、久泻脱肛等。现代研究表明，党参能兴奋中枢神经使精神振奋，消除疲劳，并能增加红细胞和血红蛋白而且有补血作用，对化疗和放疗引起的白细胞下降，有使其升高的作用；并能增强免疫力，党参补气力弱于人参。

【食用宜忌】 实证、热证不宜服。

四、沙参

【性味】 味甘淡、性微寒。

【功效】 清热，养阴，生津，用于燥咳少痰。慢性咳嗽咯血、热病口渴等。沙参能补气阴两补。

【食用宜忌】 虚寒证者忌服。

五、百合

【性味】 味甘，性寒。

【功效】 清肺火，滋肾阴，润燥滑肠。用于肺阴虚、肺结核、百日咳等肺阴虚之燥咳、慢性咳嗽咯血、烦躁失眠、大便干燥不通等证。

【食用宜忌】 脾胃虚寒，食少而大便稀者忌用。

六、冬虫夏草

冬虫夏草为麦角菌科植物，是真菌冬虫夏草寄生于蝙蝠蛾幼虫体上的子座与幼虫尸体的复合物。

【性味】 味甘，性平。

【功效】 补肺，益生阳。用于久咳久喘、肺结核之咳嗽咯血、阳痿遗精、不孕、性功能低下及病后体虚不复、畏寒自汗等。现代研究表明，本品能加强肾上腺素的作用，可镇静、催眠，治疗肺癌。

【食用宜忌】 本品药力和缓，需久服方能见效。阴虚火旺者不宜单独服用。

七、枸杞

【性味】 味甘，性平。

【功效】 有滋补肝肾、润肺、明目功效。可治疗肝肾亏损、腰膝酸软、头晕目眩、虚劳咳嗽、消渴、遗精等病。现代研究表明，枸杞能使肝细胞增生，保护肝脏，预防脂肪肝、肝硬化；还有明显的降血压和降血糖的作用，常食有延年益寿之功。

【食用宜忌】 脾虚便溏者不易服。

八、麦冬

【性味】 味甘微苦，性微寒。

【功效】 清肺养阴，益胃生津，清心除烦。用于燥咳痰黏、吐血咯血、舌干口渴、心烦不安、肠燥便秘等。

【食用宜忌】 感冒风寒或痰湿型咳嗽，及脾胃虚寒、食少而大便稀者忌用。

九、当归

【性味】 味甘辛，性温。

【功效】 有补血活血、行气止痛、润肠通便功效，可治疗血虚血瘀性疼痛、创伤疼痛、闭经以及月经失调等。现代研究表明，当归有抗贫血、改善血循环、增加冠状动脉血流量等作用，对冠心病有防治作用；对肝脏有保护作用。可防止肝糖减少，并有防治老年心血管病、抗衰老作用。

【食用宜忌】 大便泻滞者忌服。

十、玉竹

【性味】 味甘，性平。

【功效】 养阴润燥，生津止渴。用于肺胃阴虚、燥热咳嗽、舌下口渴等。与具有滋阴功效的食物配成药膳，更能增强其养阴补虚的疗效。

十一、肉桂

【性味】 甘辛大热，无毒。

【功效】 温肾助阳、散寒止痛。用于肾阳虚或脾肾阳虚之证，如怕冷、四肢发凉、阳痿小便频、大便稀、腹泻等。另可用于风寒湿痹、振奋心阳、升高血压，肉桂主要含挥发油，能刺激胃肠道，促进消化机能，缓解胃肠痉挛性疼痛，排出积气，增加血液回流。桂皮常用作调味品，特别是卤菜类药膳，是必需的原料。

【食用宜忌】 阳盛阴虚，出血证及孕妇忌用。

十二、菟丝子

【性味】 味辛、甘、性平。

【功效】 补肝、肾、脾三经的良药。有补益肝肾、助阳益精、补脾止泻之功。用于治疗酸痛、性功能减退、阳痿、早泄、不孕症、遗精、视物不清、小便不利、脾虚腹泻等证。

【食用宜忌】 阳虚火旺，大便干结，小便少、色黄不宜用。

十三、杜仲

【性味】 味甘，性温。

【功效】 补肝肾、强筋骨、安胎。用于肝肾虚之腰膝酸痛、下肢萎软、阳痿、小便频数证。有很好的降压、降胆固醇的作用，但须炒用。此外，能抑制子宫收缩，有安胎作用。

【食用宜忌】 阴虚火旺者忌用。

十四、淫羊藿

【性味】 味辛、甘，性平。

【功效】 补肾壮阳。有激素样作用，能促进精液分泌，提高性欲和兴奋性机能。最近发现能扩张血管，治疗冠心病；对治疗糖尿病、更年期高血压也有一定的作用。

【食用宜忌】 阴虚火旺者忌用。

十五、白术

【性味】 味甘苦，性温。

【功效】 有健脾益气、燥湿利水、止汗安胎功效，可治疗脾气衰弱引起的食少倦怠、止泻以及胎动不安等证。现代研究表明，白术有保护肝脏、降低血糖、增强体力等作用，能促进胃肠液分泌，有增强消化功能的作用。

【食用宜忌】 阴虚内热或津液亏虚、便秘者不宜服用。

十六、山药

【性味】 味甘，性平。

【功效】 有补脾止泻、补肾收摄功效，可治疗脾虚食少、便溏泄泻、遗精尿频、遗尿白带等证。

【食用宜忌】 可药食两用。药膳中广泛用作原料。本品养阴助湿，故湿盛有积滞者不宜服用。

十七、黄精

【性味】 味甘，性平。

【功效】 有补脾、润肺、益精功效，可治疗脾虚乏力、食少口干、肺燥肺虚咳嗽、肾虚精亏、筋骨软弱等证。还能降血糖、降胆固醇，对防治老年人的心血管病、糖尿病，均有一定的作用。

【食用宜忌】 黄精生湿，脾虚有湿，咳嗽痰多者不宜服用。

十八、大枣

【性味】 味甘，性平。

【功效】 中医称为“脾之果”，是健脾益气、养血安神的佳品，可治疗体倦无力，食少便溏和血虚面黄、精神不安等证。现多用其治疗贫血证。谚语说：“一日吃三枣，一生不显老。”故老年人吃大枣能养颜益寿。

【食用宜忌】 腹胀者不宜服用。

十九、甘草

【性味】 味甘，性平。

【功效】 补气润肺，泻火解毒，缓急止痛。可治疗气虚乏力、食少便溏、咳嗽气喘、咽喉肿痛、疮疡肿毒以及脘腹、四肢痉挛作痛等证。

【食用宜忌】 甘草使人胃胀，故温盛而胸腹胀满及呕吐者忌服；久服大剂量的甘草，易引起浮肿，应注意。

二十、何首乌

【性味】 苦甘涩，性微温。

【功效】 有补肝肾、益精血、乌须发、延年益寿之功效，治疗肝肾精血亏虚所致的腰膝酸痛、头晕目黑、须发早白早脱等证。生首乌可润肠通便。对动脉硬化、高血压、冠心病、高脂血症，以及脑供血不足者也有良好的效果。

【食用宜忌】 本品润肠通便，脾虚便溏者不宜服用。

二十一、柴胡

【性味】 味苦，性微寒。

【功效】 有疏散退热，疏肝解郁，升举阳气的功效。用于感冒发热，寒热往来，胸胁胀痛，月经不调，子宫脱垂，脱肛。

【食用宜忌】 大叶柴胡的干燥根茎，表面密生环节，有毒，不可当柴胡用。肝阳上亢，肝风内动，阴虚火旺及气机上逆者忌用或慎用。

二十二、防风

【性味】 酸、涩，温。

【功效】 驱虫，涩肠，止带。用于蛔虫，绦虫久泻，久痢，赤白带下。

【食用宜忌】 大便秘结及泻痢积滞未清者忌服。

二十三、板蓝根

【性味】 味苦，性寒。

【功效】 清热解毒，凉血利咽。用于温毒发斑，瘟疫时毒，发热咽痛，痄腮，喉痹，烂喉丹痧，大头瘟疫，丹毒，痈肿。

【食用宜忌】 体虚而无实火热毒者忌服。

二十四、黄芩

【性味】 味苦，性寒。

【功效】 清热燥湿，泻火解毒，止血，安胎。用于湿温、暑温，胸闷呕恶，湿热痞满，泻痢，黄疸，肺热咳嗽，高热烦渴，血热吐衄，痈肿疮毒，胎动不安。

【食用宜忌】 黄芩适宜于温热病、上呼吸道感染、肺热咳嗽、湿热黄胆、肺炎、痢疾、咳血、目赤、胎动不安、高血压、痈肿疖疮等症；脾胃虚寒者不宜使用；脾肺虚热者忌之。

二十五、独活

【性味】 辛、苦，微温。

【功效】 祛风除湿，通痹止痛。用于风寒湿痹，腰膝疼痛，少用伏风头痛，风寒挟湿头痛。

【食用宜忌】 本品性温，易伤阴液，阴虚血燥者慎用。

二十六、半夏

【性味】 辛、温；有毒。

【功效】 生半夏，燥湿化痰，降逆止呕，消痞散结，用于痰多咳喘，痰饮眩晕，痰厥头痛，呕吐反胃，胸脘痞闷，梅核气；生用外治痈肿痰核。

【食用宜忌】 不宜与乌头类药材同用。阴虚燥咳、津伤口渴、血证及燥痰者禁服，孕妇慎服。

二十七、茵陈

【性味】 苦、辛，微寒。

【功效】 清湿热，退黄疸。用于黄疸尿少，湿疮瘙痒，传染性黄疸型肝炎。

【食用宜忌】 非因湿热引起的发黄忌服。

二十八、车前子

【性味】 甘，微寒。

【功效】 清热利尿通淋，渗湿止泻，明目，祛痰。用于水肿胀满，热淋涩痛，暑湿泄泻，目赤肿痛，痰热咳嗽。

【食用宜忌】 凡内伤劳倦，阳气下陷，肾虚精滑及内无湿热者，慎服。

二十九、川芎

【性味】 辛，温。

【功效】 活血行气，祛风止痛。用于月经不调，经闭痛经，腹痛，胸胁刺痛，跌扑肿痛，头痛，风湿痹痛，胸痹心痛。

【食用宜忌】 阴虚火旺，上盛下虚者忌服。

三十、艾叶

【性味】 辛、苦、温；有小毒。

【功效】 散寒止痛，温经止血；外用祛湿止痒。用于少腹冷痛，经寒不调，宫冷不孕，吐血，衄血，崩漏经多，妊娠干血；外治皮肤瘙痒。

【食用宜忌】 产后感寒腹痛或老人脐痛腹冷痛者，可用熟艾入布袋兜于脐部。冲任虚寒，月经不调，小腹冷若冰霜痛，日久不孕者，可与香附、吴茱萸、当归、肉桂等配伍，以散寒止痛，养血调经。

三十一、大黄

【性味】 味苦，性寒。

【功效】 泻下攻积，清热泻火，凉血解毒，逐瘀通经。用于实热便秘，血热吐衄，目赤咽肿，肠痈腹痛，痈肿疔疮，瘀血经闭，产后瘀阻，跌扑损伤，湿热痢疾，黄疸尿赤，淋证，水肿；外治水火烫伤。

【食用宜忌】 本品苦寒，易伤胃气，脾胃虚弱者慎用；妇女怀孕、月经期、哺乳期应忌用。生大黄泻下力强，故欲攻下者宜生用，入汤剂应后下，或用开水泡服，生大黄内服可能发生恶心、呕吐、腹痛等副反应，一般停药后即可缓解。久煎则泻下力减弱。酒炙大黄泻下力较弱，活血作用好，用于瘀血症。大黄炭则多用于出血症。

三十二、秦艽

【性味】 味甘，性平。

【功效】 养血生津，健脾益肺。用于脾肺虚弱，气短心悸，食少便溏，虚喘咳嗽，内热消渴，气血不足，面色萎黄，津伤口渴。

【食用宜忌】 不宜与藜芦同用。

三十三、款冬花

【性味】 辛，微苦，

【功效】 润肺下气，止咳化痰。用于新久咳嗽，喘咳痰多，劳嗽咳血。

【食用宜忌】 肺火燔灼、肺气焦满者不可用款冬花，阴虚劳嗽禁用款冬花。

三十四、鱼腥草

【性味】 辛，微寒。

【功效】 清热解毒，消痈排脓，利尿通淋。用于肺痈吐脓，痰热喘咳，热痢，热淋，痈肿疮毒。

【食用宜忌】 虚寒症及阴性外疡忌服。

三十五、芦荟

【性味】 味苦，性寒。

【功效】 泻下通便，清肝泻火，杀虫疗疳。用于热结便秘，小儿疳积，惊痫抽搐；外治湿癣。

【食用宜忌】 孕妇忌服。

三十六、马齿苋

【性味】 味酸，性寒。

【功效】 清热解毒，凉血止血，用于热毒血痢，痈肿疔疮，湿疹，丹毒，蛇虫咬伤，便血，痔血，崩漏下血。

【食用宜忌】 凡脾胃虚寒、肠滑作泄者勿用；煎饵方中不得与鳖甲同入。

三十七、沙棘

【性味】 酸、涩，温。

【功效】 止咳祛痰，消食化滞，活血散瘀。用于咳嗽痰多，消化不良，食积腹痛，瘀血经闭，跌扑瘀肿。

【食用宜忌】 沙棘性温，体温热甚者不宜食用。

三十八、蕨麻

【性味】 甘、苦，寒。

【功效】 补气血，健脾胃，生津止渴。用于脾虚泄泻，病后贫血，营养不良，水肿，风湿痹痛。

【食用宜忌】 脾胃虚寒者少食。

三十九、蕨菜

【性味】 味甘，性寒。

【功效】 清热利湿，消肿，安神。用于发热，痢疾，湿热黄疸，高血压病，头昏失眠，风湿性关节炎，白带，痔疮，脱肛。

【食用宜忌】 用以滑肠通便，须作菜食。炒肉或煮汤甚美。作菜食，因经过浸、漂、加热，清热解毒、利湿作用较弱。素食、久食能伤人阳气。

四十、驴鞭

【性味】 甘、咸，温。

【功效】 补肾壮阳，强筋壮骨。用于阳痿遗精，肾虚体衰，腰膝痿弱。

【食用宜忌】 适于健康平和体质、气虚体质，阳虚体质者，瘀血体质阴虚火亢，精力过旺者勿食。

中篇

保 健 篇

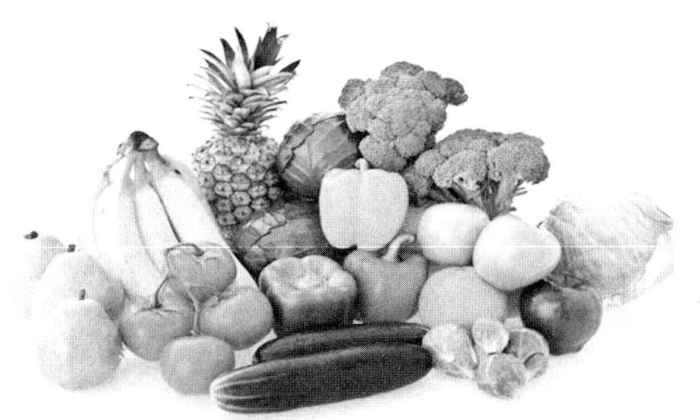

第四章　健康守则

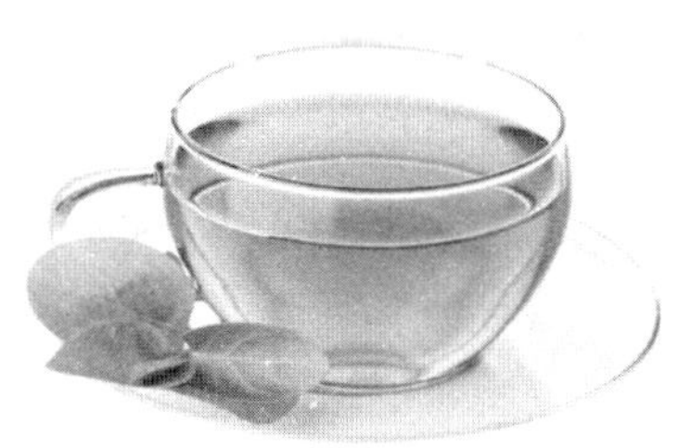

按照生物的原理，哺乳动物的寿命是其生长期的5~7倍，依此计算，人的寿命可长达100~150岁，公认为正常应该达到120岁。但是很少能够达到。

生老病死是自然规律，亘古不变，但死亡方式却截然不同：一种是自然死亡，一种是病理死亡，还有一种是意外死亡。

世界卫生组织原总干事中岛宏博士曾说："许多人不是死于疾病，而是死于无知。很多病是可以不让它发生，可以避免的。"

我们应充分认识到，许多疾病归根到底就是不健康的生活方式造成的。其中内因占20%，外因占80%。如果我们坚持文明健康的生活方式，就可以得到预防。

医学分为四个阶段：健康促进，预防疾病，医疗救治和功能康复。前两个阶段称为上游，是健康范畴；后两个阶段称为下游，是医疗范畴。

怎样才能延长健康寿命，使人们高质量地生活呢？关键是观念前移，抓上游，从现在抓起，从小抓起，越早越好。

纵观长寿老人都有几个共同特点，就是心胸宽阔，性格随和，处事乐观，爱劳动，爱运动，饮食多样，七八分饱。

合理营养是健康的物质基础，而平衡膳食又是合理营养的根本途径。健康保健必须遵循以下八大规则。

一、平衡膳食：多种食物巧搭配，膳食营养可加倍

中国饮食经过5000年的积淀，食物配比形成了熟食为主，素食为主和五味调和三大特点。早在《黄帝内经》中就提出"五谷为养、五果为助、五畜为益、五菜为充"的科学饮食结构。中华民族的传统膳食，已是科学饮食的很好体现，古人用这

样一首诗进行生动的描述：“五谷宜为养，失豆则不良；五畜适为宜，过则害非浅；五菜常为充，新鲜绿黄红；五果当为助，力求少而数；气味和则服，尤当忌偏独；饮食贵有节，切切勿使过。”到了近现代，随着我国人民生活水平的提高，以及国外生活方式的引进，营养学家们在我国古代饮食结构的基础上，融和现代烹饪学、营养学、保健医学等知识，制定出《中国居民膳食指南》，提出了便于运行的中国居民平衡膳食宝塔。

2008 年 1 月，卫生部颁布的新版《中国居民膳食指南》以最新的科学知识为基础，论述了当前中国居民的营养需要及膳食中存在的主要问题，结合我国居民营养与健康状况调查的数据资料，建议了实践平衡膳食，获取合理营养的行动方案，对广大居民具有普遍的指导意义。

新膳食指南提出了一般人群的 10 条膳食指南。新膳食宝塔将食物分为五层，第一层塔底是谷类食物，每人每天应该吃 250~400 克；第二层是蔬菜和水果类，每天应吃 300~500 克和 200~400 克；第三层是鱼禽肉蛋类，每天应吃 125~225 克（鱼虾类 50~100 克，畜禽肉 50~75 克，蛋类 25~50 克）；第四层是奶类和豆类食物，每天应吃相当于鲜奶 300 克的奶类及奶制品和相当于干豆 30~50 克的大豆及制品；第五层塔顶是烹调油和食盐，每天烹调油不超过 25 克或 30 克，食盐不超过 6 克。

平衡的膳食结构是每个人都应该为之奋斗的目标。在使用膳食宝塔时，每个人可根据自身的身高、体重、年龄、性别、劳动强度和生理状况及所处的地域环境等情况，因地制宜，找到适合自己的饮食结构。

目前已证实人类必需的营养素多达 40 余种，这些营养素必须通过食物摄入来满足人体需要。人们在长期的实践中认识到，没有任何一种天然食物（除婴儿的母乳外）能包含人体所需要的各类营养素。所以单靠一种食物，不管数量多大，都不可能维持人体健康。因此，饮食必须合理搭配，尽量多样化，讲究营养科学。人类食用的植物性食物包括谷类、豆类、薯类、蔬菜类、水果类、菌类和藻类七大类，动物性食物有肉类、蛋类、奶类、禽类、鱼类和甲壳类六大类，在日常生活中一定要坚持食物生物来源的多样化。

（一）粗细搭配

粗细搭配有两层含义：一是要适当多吃些杂粮，二是适当增加些加工精度低的米面。从口感上来说细粮优于粗粮，但从营养学的角度来看粗粮又优于细粮。粗粮中含有较丰富的 B 族维生素和蛋白质，能提供更多的膳食纤维和矿物质。因此，在饮食上尽量避免品种单一，最好是粗、细粮混合食用或轮流食用。使粗、细粮中的营养成分形成互补，满足机体的需要。在吃大米、白面时，常搭配些玉米、甘薯、黄豆等粗粮，不仅可使营养全面，而且还能提高食物中营养的利用率。如大米与玉米搭配，大米不含维生素 A，而玉米维生素 A 丰富；大米蛋白质含有色氨酸，所含赖氨酸少，而玉米中蛋白质几乎不含色氨酸，但含有少量赖氨酸，色氨酸和赖氨酸都是人体必需氨基酸，大米与玉米搭配，可起到蛋白质互补效应，使人体获得了更全面的维生素和必需氨基酸，提高了蛋白质的利用率。另外适当多吃粗粮，有利于避免肥胖和糖尿病等慢性疾病。

谷类食物是中国传统膳食的主体，是人体能量的主要来源，也是最经济的能源食物。一般成年人每天摄入 250~400 克为宜，其中粗杂粮每天最好能占到 50~100 克。

由于粗粮存在口感不好和吸收率低等弊端，因此在吃法上可采取粗粮与细粮混吃、粗粮与副食搭配，粗粮熬成粥吃等食用方法。

（二）荤素搭配

长期以来，中国人饮食以五谷杂粮为主，肉菜蛋奶为辅，非常符合荤素平衡理念。在日常生活中，注重荤素搭配有许多好处，一是促进蛋白质和铁锌等矿物质的吸收；二是有利于维生素的充分吸收；三是保持体内酸碱平衡；四是降低心脑血管病等疾病的发生危险；五是预防抑郁症的发生。如动物性食品是维生素 A 和维生素 D 等脂溶性维生素的主要来源，但很少含有维生素 C，而植物性食物中含有大量的维生素 C 等水溶性维生素。由此可见，荤素搭配就能有效地补充食品中各自维生素的不足。

人体血液的 pH 值基本上保持在 7.35 到 7.45 的范围内，如果低于 7.35，就可能偏离健康，进入亚健康状态。像过年回家，都是大鱼大肉猛吃，吃完以后就觉得发腻。发腻就是轻度酸中毒的感受。而酸性体质就是所谓的“亚健康状态”。所以我们平时饮食，一定要注意掌握膳食的酸碱平衡。

我们日常的食物可以分成两大类，一类叫呈酸性食物，一类叫呈咸性食物。畜禽肉鱼蛋类食物属酸性食物，蔬菜、水果、豆类、薯类等食物，属于碱性食物。在饮食上，荤素搭配好，就能很好地保持体内酸碱平衡。事实上，从人的牙齿的结构上就可以很好地指导饮食荤素的搭配。人是个杂食动物，牙的结构是从长期进化产生的。人有牙齿 32 颗，其中前面有 8 颗门牙，叫切齿，是切蔬菜和水果用的；两侧面有虎牙 4 颗，也叫犬牙，是吃鸡鸭鱼肉的；后面有槽牙 20 颗，叫臼齿，是磨谷物和豆类用的。从牙齿的结构比例上看，人每天的饮食里有 1/8 的肉就足够了。所以，一般每天摄入的畜禽肉不宜超过 75 克。

二、合理膳食：妙用一二三四五，巧配红黄绿白黑

世界卫生组织提出人类健康的四大基石是：合理膳食，适量运动，戒烟限酒，

心理平衡。民以食为天，可见合理的膳食是何等的重要。合理的膳食能使人不胖也不瘦，胆固醇不高也不低，血黏度不稠也不稀。那么，怎样做到合理膳食呢？我们要在平衡膳食的基础上，学会各种营养搭配，做到饮食酸碱平衡、杂精平衡、寒热温凉四性平衡、酸甜苦辣咸五味平衡、进食快慢平衡、动静平衡、冷热平衡、饥饱平衡、情绪平衡等。为了更具实用性、操作性、简易性，大家记住两句话，十个字：“一二三四五，红黄绿白黑”。就能够基本做到科学的合理膳食。

“一”：每日喝一杯（袋）牛奶。中国人普遍缺钙，约有 90%。每人每天约需要 800 毫克钙，膳食里能提供 500 毫克钙，尚缺 300 毫克钙，而一杯牛奶约含钙 300 毫克，正好补足缺量。日本人有一句话：“一袋牛奶振兴一个民族”。第二次世界大战后，日本政府给小学生每天免费供应一袋牛奶，就这一袋牛奶，日本人的个头越来越高，同龄的中小学生，平均身高已经超过了北京的孩子，再也不是二战前的“小日本”了。牛奶最好在晚上睡觉前喝，这样一是促进睡眠，二是更好地促进生长。

“二”：每日摄入 250~350 克碳水化合物，相当于 300~400 克主食。这个量是不固定的，可根据年龄、性别、工作量、胖瘦等做适当调整。在食用方法上，胖人可在进食前喝些汤，使食欲中枢神经兴奋下降，减少进食，且进食速度慢些；瘦人可在进食后喝汤。“饭前喝汤，苗条健康”，“饭后喝汤，越喝越胖”就是这个道理。

“三”：每日进食 3 份高蛋白食品。一份就是 50 克瘦肉，或 100 克豆腐，或一个鸡蛋，或 25 克黄豆，或 100 克鱼虾，或 100 克鸡肉。蛋白质不能过多也不能过少，一天有三四份就适当。蛋白质过多，消化不良，会造成肠道毒素太多；过少会导致营养不良。

“四”：四句话：“有粗有细，不甜不咸，三四五顿，七八分饱”。“有粗有细”就是粗细粮要搭配，一般以一周吃三四次粗粮为宜。“不甜不咸”是指饮食清清淡淡，可预防高血压的发生。“三四五顿，七八分饱”就是少食多餐。古今中外，延年益寿的办法不下几百种，但是真正公认最有效的办法就是一种，叫低热量膳食，说白了就是七八分饱。正印证了一句中医老话：若要身体安，三分饥和寒。

“五”：每日摄取 500 克蔬菜水果。人生最大的痛苦莫过于癌症，晚期癌症。预防癌症的最好办法就是经常吃新鲜蔬菜和水果。蔬菜和水果含有大量的人体必需的维生素、矿物质和膳食纤维等，是人必不可少的食物，我们每天可吃 400 克蔬菜和 100 克水果。

“红”：每日吃 1~2 个西红柿，喝 50~100 毫升红葡萄酒。西红柿熟吃更好，可降低前列腺癌 45%。少量饮酒，是健康的朋友，多量饮酒，是罪魁祸首。

“黄”：黄色蔬菜。如胡萝卜、西瓜、红薯、南瓜等含有丰富的维生素 A，可提高免疫力，防止老年人眼睛发花及视网膜病变等。

“绿”：绿茶。饮料里茶最好，茶叶中绿茶最好，绿茶含有多种抗氧自由基的物质，可以延缓衰老，减少肿瘤，防止动脉硬化，使人延年益寿。

“白”：燕麦粉或燕麦片。每日吃 50 克燕麦片煮的粥，能降低胆固醇和甘油三酯，对防治高脂血症、肥胖、便秘和糖尿病等都有很好的效果。

“黑”：黑木耳。每天吃一点，用 5~10 克做汤做菜都行。具有明显的稀释血液、降低血黏稠度和降血脂的作用，有助于预防脑血栓，也不容易得冠心病和老年痴呆症。

总之，要做到合理膳食，就要牢记“一二三四五，红黄绿白黑”十个字，若要再简单些，就记住“什么都吃，适可而止”八个字。

三、烹调方法：煎炒烹炸多方法，营养损失各不同

（一）洗菜淘米有讲究

很多人觉得洗菜太容易了，要么在水池中简单洗两下就行，要么洗、泡、涮、擦全上。其实洗菜并不那么简单，一是要洗掉表面的脏物，二是要洗掉农药残留物，三是还要尽量避免营养素的损失。

大家知道，农药残留物对身体健康有害。农药残留物分亲水和亲脂两部分。一般清洗只能去掉亲水部分农药残留，亲脂部分的农药残留不会被水洗掉。我们只要在清洗蔬菜时，加 1~2 滴食用洗洁精，浸泡 3~5 分钟，再用清水冲洗 1~2 次，就可去除亲脂部分的农药残留。清洗时不能泡的时间过久、涮的用力过重，菜要先洗后切，现做现切，这样就会减少营养素的损失。

与洗菜一样，淘米也有学问。米搓洗次数越多、浸泡时间越长、水温越高，米中的维生素和无机盐就损失越多。因此，要记住：不用流水和热水淘米，不使劲搓和搅米，不用水长时间地泡米，淘米时要少用水，淘洗 1 次即可，免淘米甚至不淘加水就可煮了。淘完米应马上下锅煮饭。

（二）开水煮饭营养好

“民以食为天，食以养为先。”如何做出喷香营养的米饭，在饮食上显得十分重要。很多人煮米饭都是将米放入冷水中，先用旺火煮开，再用温火煮烂，或在电饭锅中用冷水直接煮。其实这样是不科学的。大米经冷水浸泡后会大量吸水膨胀，使糊粉层营养物质溶入水中，并随着水温的升高，溶入水中的维生素 B_1、维生素 C 及钙、磷等矿物质会部分逸出和在碱性水中遇热被破坏掉。另外，自来水中加入的净化剂和漂白粉的残留物，也会破坏分解维生素 B_1，导致营养成分流失。

做米饭最好的办法是将水煮沸后再放米，留住米里“娇贵”的维生素和矿物质

等营养素。这样米在开水中吸收水分，蛋白质遇热凝固，保护维生素 B_1，避免大量溶于水中，并使米粒完整不碎。部分淀粉糊化层逸出后溶于汤中，使饭有黏性。用开水煮饭比用冷水煮维生素的保存量要高 30%，而且煮出的米饭口感更好。

如果要制作出风味特别的米饭，还可用茶水代替清水煮饭，做出满屋飘香的绿茶饭。也可在米中加入几枚切碎的山楂，既可防止营养素被破坏，又能使口味清香。还可加醋、或白酒、或胡萝卜和玉米粒等，都可做出不同的特别风味。

（三）炒菜更要讲学问

有的人炒菜喜欢先将菜放在开水中焯一下再炒，或用小火慢炒，再加水“焖”熟，或稍炒后将菜煮熟，这些方法都会使各种营养素大量损失，特别是维生素 B_1、维生素 C 等水溶性维生素。如白菜焯后挤去汁水，水溶性维生素约损失 77%；大火快炒的菜，维生素 C 损失 17%，若炒后再焖，维生素 C 损失则为 59%，若用煮的方法，维生素 C 损失可达 81%。

一般来说，菜有凉菜和热菜之分。做凉菜时，黄瓜、西红柿等青菜，最好生拌吃；含草酸较多的菠菜、苋菜等可在沸水中半焯半煮至刚熟，再凉拌吃。凉拌时加放食醋，有利于维生素 C 的保存，加放植物油有利于胡萝卜素的吸收，加放葱、姜、蒜有提味、杀菌的作用，并能提高维生素 B_1 和维生素 B_2 的利用率。在炒热菜时，用急火快炒的方法，不用盖锅盖，两三分钟即好。若炒青菜，保持碧绿的色泽，可用“水油”来炒，即菜入锅后，加些水，使锅中的油遇水喷起，覆盖在每片青菜叶上，翻炒几下即可起锅。姜粉，花椒等调料在菜入锅加放，而盐和味精在要起锅时加放，尽量减少盐的摄入。菜肴炒好而将出锅时，适当放一些醋，既可保色增味，又能减少维生素的损失。

（四）油炸食品莫贪食

时下很多人喜欢吃油炸食品。油条、油饼、炸薯条、炸鸡腿等油炸食品，香气诱人、口感脆爽，令人食欲大增，成为餐桌上的热门菜。大排档、小庭市、洋快餐，生意红火，热闹非凡。

实际上，油炸食品不但营养价值不高，而且还含有一些有毒有害物质，给人体健康带来很大危害。主要表现在以下六个方面：一是营养损失：食物在高温下许多维生素等营养素大量破坏。二是难以消化：油炸食品的表面被大量的油脂包裹，食入后难以消化，不易吸收，加重消化道负担。三是容易上火：油炸食品燥热，食后易出现嘴里溃疡、脸上长疱等上火现象。四是导致肥胖：油炸食品是富含脂肪的高能量食物，长期食用必然导致热量过剩，肥胖、高血压、高血脂、糖尿病等疾病也会随之而来。五是容易致癌：食物经高温油炸后，会产生一些致癌物质，特别是强致癌物“丙烯酰胺”。六是影响智力：有些油炸食品往往添加含有铅的明矾或矾钾作膨松剂，铅被人体吸收后会进入大脑，影响孩子的智力发育。因此，油炸食品不可贪吃。若想改善一下口味，偶尔吃些，并无大碍。但要注意制作时：首先，要控制油温，最好控制在150℃左右；其次，裹上保护层，在食品外面涂上一层淀粉糊，可预防致癌物的形成；再次，少用或不用炸过油；第四，要及时更换新油；第五，炸过油要及时过滤。

（五）烹调油盐要限量

“柴、米、油、盐、酱、醋、茶”是老百姓日常生活中必需的七件事，其中油、盐是膳食中的调味品，可以说天天都用，顿顿不离，但不宜过多。

烹调油是提供人们所需脂肪的重要来源，包括植物油和动物油。植物油主要含多不饱和脂肪酸亚麻酸、亚油酸和油酸。具有降血脂、降胆固醇、升高密度脂蛋白、改善血液循环、抑制血小板凝集、阻抑动脉粥样硬化斑块和血栓形成等作用，而动物油中主要含饱和脂肪酸和胆固醇，易致心脑血管疾病。

一般来说，每天的烹调油摄入量不宜超过25克或30克，且植物油宜占2/3。由于大豆油、花生油、菜子油、胡麻油、玉米油等植物油的脂肪酸构成不同，又各具营养特点，因此应经常更换烹调油的种类。为控制烹调油的用量，除了炒菜时少用烹调油外，还可用蒸、煮、炖、焖等烹调方法。另外，坚持家庭定量用油，控制总量。

食盐的主要成分是氯化钠，是咸味，是大多数菜肴的基础味。氯化钠中的钠是人体内不可缺少的一种化学元素，具有调节体内水分、增强神经肌肉兴奋性、维持酸碱平衡和血压正常等作用。但食盐量过多时，患高血压的风险也增高。我国居民食盐摄入量应控制在6克之内，而实际上高达10克以上。为控制摄入量，炒菜做汤待快熟出锅时放盐；用酱油和酱类时，减少用盐；糖、醋可掩盖咸味，应注意放盐；另外，减少酱菜、腌制食品以及其他过咸食品的摄入量。

四、饮水饮料：饮水要喝白开水，饮料最好是喝茶

（一）每天饮水要足量

水是膳食的重要组成部分，是一切生命必需的物质，在生命活动中发挥着重要功能。具有洗涤机体，清除污染；滋润机体，避免疾患；保护皮肤，美丽容颜；调节体温，润滑关节等好处。

饮水不足或丢失水过多，均可引起体内失水。当失水达到体重的2%时，会感到口渴，出现尿少；失水达到体重的6%时，会出现皮肤干燥、口舌干裂、全身无力；失水达到体重的8%时，皮肤黏膜干燥、高热烦躁、精神恍惚；若失水超过体重10%时，会危及生命。

水摄入量超过肾脏排出能力时，可引起体内水过多或引起水中毒。这种情况多见于疾病状况，如肾脏病、肝病、充血性心力衰竭等。正常人极少见水中毒。水过多时，可引起体液浓度降低，血液稀释，细胞内、外液的容量增加等。

体内的水有 3 个来源：饮水约占 50%，食物中含的水约占 40%，体内代谢产生的水占 10%左右。健康成人每天约需要水 2500 毫升，从食物中每天可获得 1000 毫升的水，体内代谢可供给 300 毫升水，其余的 1200 毫升水可通过液态食物、白开水和饮料来补充。

体内水的排出有 4 个途径：一是通过肾脏以尿液的形式排出，有 1500 毫升，约占 60%；二是经肺呼出，约 350 毫升，占 14%；三是经皮肤蒸发和汗液排出，约 500 毫升，占 20%；四是随粪便排出，约 150 毫升，占 6%。

人体对水的需要量主要受年龄、身体活动、环境温度等因素的影响，其变化很大。一般来说，摄入的水与排出的水每日维持在 2500 毫升左右，保持体内水的平衡。在正常情况下，每天约需饮水 1200 毫升，大约 6 杯左右。

饮用水有自来水、纯净水、人造矿化水、矿泉水和天然水。自来水烧开后的白开水是符合人体需要的最好饮用水，既洁净卫生，又经济实惠，还富含一些有益矿物质，是首选饮用水。

饮水最好喝凉开水。坚持适时补充，不渴就喝，睡前少喝，睡后多喝的原则。每天 6 杯水，第一杯水可在早晨起床洗漱后空腹就喝。这样，可很快稀释血液，补充水分，纠正夜间的“高渗性脱水”，润肠排毒。最后一杯水要在晚上睡前喝。其余 4 杯水应在两顿饭期间适量饮用，最好隔一个多小时喝一杯。如早上 8 点、10 点，下午 3 点、5 点各饮一杯。当然，喝水也不能强求一致，应根据具体情况具体对待，另外，喝水还应注意，不要喝生水和蒸锅水。

（二）饮料最好选喝茶

我国的饮料可分为碳酸饮料类、果汁和蔬菜汁类、蛋白饮料类、饮用水类、茶饮料类、咖啡饮料类、植物饮料类、风味饮料类、特殊用途饮料类、固体饮料类及其他饮料类 11 大类。其中，茶发源于中国，有几千年的历史，从云南传向全国，然后又从云南，经过印度传向世界，成为列咖啡、可乐之首的世界三大天然饮料之一。我国饮茶至少有 3000 多年的历史。

中华民族几千年的茶文化史证明，适当饮茶有百益而无一害，成为饮料的首选，最好的饮料。无论是百姓居家过日子的“柴、米、油、盐、酱、醋、茶”开门七件事中，还是文人墨客的“琴、棋、书、画、诗、酒、茶”的雅趣中，都离不开茶，茶成为从居家百姓到社会名流都在享用的饮料。民间流传着：“一日无茶则滞，三日无茶则痛”，“可三日无粮，不可一日无茶”等谚语。

茶含有大量的鞣酸、茶多酚、芳香油、多种维生素、叶绿素和丰富的微量元素。目前，经分离的已知化合物有700多种。具有15种作用：（1）提神醒脑；（2）消除疲劳，促进新陈代谢；（3）预防龋齿；（4）抑制肿瘤；（5）抑制细胞衰老，使人延年益寿；（6）抗凝血，防止动脉硬化、高血压和脑血栓；（7）助消化和利尿；（8）减肥和美容；（9）预防老年性白内障；（10）抑菌、消炎、抗过敏；（11）抗辐射；（12）维持酸碱平衡；（13）防暑降温；（14）除口臭；（15）提高免疫力。

茶可分为6大类：第一是绿茶，就是不发酵茶，如碧螺春、龙井、信阳毛尖、黄山毛尖等；第二是青茶，也叫乌龙茶，为半发酵茶，如铁观音、大红袍等；第三是红茶，是发酵茶，如祁红、滇红等；第四是黄茶，是微发酵茶，如霍山黄芽；第五是白茶，是轻度发酵茶，如福建福鼎的银针白毫、白牡丹、贡眉等；第六是黑茶，属全发酸茶，如普洱茶、六堡茶等。

泡茶时，首先要用硬度较小的水；其次是掌握好茶叶的用量，以250毫升一杯水为例，一般茶叶可放3~5克，乌龙茶可放7克左右；再次是开水温度要适宜，“老茶宜沏，嫩茶宜泡”，高级细嫩的绿茶，水温最好是80℃~90℃，其他青茶、红茶、花茶，则宜用刚煮沸的水冲泡；第四是泡茶的时间适宜于1~3分钟；第五是茶叶不宜长时间浸泡，喝3杯就差不多了；第六是茶具的选择最重要的是质地，紫砂茶具最佳。

喝茶时，还应注意不要在空腹和饭前饭后1小时内喝茶，贫血患者、神经衰弱者、胃及十二指肠溃疡者、肝肾病患者、习惯性便秘患者、尿道结石者都不宜饮茶。

五、戒烟限酒：吸烟有害损健康，喝酒适量才有益

“腾云驾雾烟缭绕，酒中舞步夜销魂”，这是很多人追逐的生活。其实，这样的生活并非健康，你在享受愉悦的同时，也在遭受着烟酒对健康的侵蚀。

（一）吸烟损己又害人

烟草进入人类社会生活始于拉丁美洲的原始社会。1492年，哥伦布发现美洲新大陆后将烟草种子带回欧洲，逐渐传播到世界，大约在16世纪下半叶至17世纪初的明朝万历年间传入我国。1585年，英国加重对吸烟人的处罚，掀起禁烟运动；1595年，提出烟草对人体健康有害；1967年，世界“吸烟与健康大会”催生了过滤嘴卷烟；1980年，世界卫生组织发起戒烟运动；1988年起，将每年的4月7日定为“世界无烟日”；2003年5月，世界卫生组织第56届大会一致通过《烟草控制框架公约》。我国于1639年明末崇祯帝就下达过禁烟令；1911年，掀起全国戒烟运动，清朝开始实施烟草专卖制度；1933年，我国药理学家吕富华开始了烟草致癌的研究工

作，成为最早揭开烟草致癌秘密的人；1979 年 2 月，卫生部等四部发出《关于宣传吸烟有害与控制吸烟的通知》；1981 年，在中、小学中禁止吸烟；1984 年，控制烟草广告；1985 年，开始在公共场所和交通工具上禁止吸烟；2003 年 11 月，与世界卫生组织正式签署《烟草控制框架公约》，于 2006 年 1 月 9 日正式生效；2011 年 5 月 1 日起，全国开始实行室内公共场所全面禁烟。目前，全世界有烟民 12 亿人，我国就有 3 亿多人，占了 1/4。全世界每年有 540 万人死于与吸烟有关的疾病，其中我国就约有 120 万人，吸烟已成为人类最大的公害。

烟草燃烧时释放出的烟雾中含有 3800 多种已知的化学物质，绝大部分对人体有害，其中包括一氧化碳、尼古丁等生物碱、焦油、胺类、腈类、醇类、酚类、醛类、氮氧化物、多环芳烃、杂环族化合物、羟基化合物、重金属元素、有机农药等有毒和有致癌作用的物质。可缩短人的寿命，损害大脑，引起中风、猝死、白内障，导致癌症、冠心病、呼吸道疾病、消化道疾病、阳痿等多种疾病，被动吸烟者同样也深受其害，有的甚至更为严重。烟草对人体的危害已触目惊心。烟民的“名言”：“饭后一支烟，赛过活神仙”确实应换成“饭后一支烟，害处大无边。”

我国自 1979 年开展控制吸烟以来，采取了一系列措施，但任务依然非常繁重。戒烟能否成功，关键在于自己。严格按下列 10 条措施，能取得好的效果。

第一，确定停止吸烟的日期，下定决心，坚持戒烟，并告诉周围的人，监督执行。

第二，在停止吸烟的两周内，要通过喝水、喝饮料、做深呼吸、户外散步、刷牙漱口等方式，尽快消除不适应期。

第三，扔掉所有的烟缸、香烟、火柴和打火机，转移注意力。

第四，加快生活节奏，多找些活干，力争无时间考虑吸烟。

第五，改变生活习惯，回避和谢绝他人递烟或语言诱惑，少跟吸烟人接触，不去或少去原先买烟的商店，减少条件反射。

第六，多喝水，促进体内尼古丁的排泄。

第七，随身携带些木糖醇、葵花子之类的小食品，遇到想吸烟时，放到嘴里嚼一嚼。

第八，当想吸烟时，一定要用最大的毅力强迫自己忍耐，一直到吸烟的想法“云消雾散”为止。

第九，如果担心自己戒烟发胖，就注意调节饮食和增强运动锻炼。

第十，利用戒烟省下的钱购买自己最喜欢的东西，作为戒烟成功的奖励。

另外，男人要戒烟，女人是关键。妻子要毫不留情的监督和管理。

(二) 喝酒是把“双刃剑”

酒，有着悠久历史渊源，在我国有9000年的酿造饮用历史。我国最早有关酒的文字记载始见于商代的甲骨文。有记载说，是黄帝发明了“酒泉之法”和“汤液酒醪”。有传说“仪狄始作酒醪”，是说仪狄发明了做米酒的方法。还有一个家喻户晓的杜康，是他创造了做“秫酒”的方法，即做高粱酒的方法。实际上，人类最早发明和饮用的酒是果酒。

2002年，中国居民营养与健康调查结果显示，我国城乡成年居民的饮酒率为22.4%，其中成年男性饮酒率为42.2%。成年女性饮酒率为4.8%。

酒按酿造方法和酒特性分为发酵酒（啤酒、葡萄酒、果酒、黄酒）、蒸馏酒（中国白酒、威士忌、白兰地等）、配制酒（竹叶青、蛇酒、参茸酒等露酒和鸡尾酒等调配酒）三大类；按香型分为酱香（茅香）型、浓香（泸香）型、清香（汾香）型、米香型等四大类。

酒的成分十分复杂，目前在酒中发现的可检测的香味物质达321种。发酵酒类营养成分比较丰富，能量密度也较高，在营养价值方面具有优势；蒸馏酒98%的成分是乙醇和水，还含有约2%的其他300多种成分，有酸类、酯类、醛类、酮类、高级醇、糖甙、多酚、糖醇、单宁、双乙酰、甲醇等；配制酒的成分及营养和促进功效则以酒基和配料共同决定，情况更为复杂。

酒是一把“双刃剑”，少量的酒是健康的朋友，过量的酒是罪魁祸首。

适量饮酒，具有以下十方面的益处：

（1）提供能量；（2）具有一定的营养成分；（3）活血化淤，促进血液循环；（4）改善情绪，减轻精神压力，振奋精神，增进情感；（5）刺激胃液分化，增进食欲，提高消化能力；（6）降低血液黏度，预防高血压和血脂异常；（7）预防心脑血管疾病；（8）提高智力，降低患老年痴呆的危险性；（9）抗氧化，延缓衰老；（10）改善睡眠。

正如宋代爱国词人辛弃疾曾对酒而发：“物无美恶，过则为灾”，长期大量饮酒会给人体带来许多危害。

（1）酒精慢性中毒，成瘾；（2）抑制神经中枢，引起神经麻痹；（3）引起视神经萎缩，使视网膜受损；（4）引发酒精性脂肪肝、肝硬化；（5）增加高血压、中风等疾病的危险；（6）增加乳腺癌和消化道癌症的危险；（7）引发精神心理与生殖系统疾病；（8）导致事故及暴力的发生；（9）增加骨质疏松症的发生；容易导致骨折；（10）改变人的判断能力。

“酒要微醉，花要半开”，这是中国古人对适量饮酒提出的一个标准。中国营养学会提出，成年男性每天饮酒量不要超过25克纯酒精，相当于啤酒750毫升，或葡萄酒 250 毫升，或高度白酒 50 毫升；成年女性每天饮用量不要超过 15 克纯酒精，相当于啤酒 450 毫升，或葡萄酒 150 毫升，或高度白酒 30 毫升。饮酒控制在这个量之内，不会损害健康，反而有益于健康。

现代医学的创始人希波克拉底说过这样一句话："一杯酒是健康，两杯酒是快乐，三杯酒是放纵。"如果把这句话换成"一杯酒是营养品，两杯酒就是药品，三杯酒则是毒品"。这样就更容易使我们理解。

因此，在日常生活中，一定要注意饮酒保健要点：

第一，要选择饮酒的时间：一般下午到晚上喝酒，相对比较安全。

第二，要掌握合适的饮酒量：尽量控制在每千克体重喝 1 毫升的范围内。

第三，要选择喝低度酒：如葡萄酒、黄酒、果酒、啤酒等，但也要控制饮用量。

第四，绝对不要空腹喝酒。

第五，不要喝完酒后立即大量饮茶：因为乙醛就从肾脏排出，伤害肾脏。喝完酒之后隔一段时间再喝茶，才会有解酒作用。

六、食品安全：食物品种花样多，保证安全最为重

世界卫生组织认为，食品安全是指确保食品消费对人类健康没有直接或潜在的不良影响。食品中存在的有害因素可分为各种性质的污染物、使用不当的食品添加剂、食品生产、加工、贮存等环节可能产生的有害物质等。人体食用后可能引起急性短期效应的食源性疾病（食物中毒）或具有慢性长期效应的食源性危害。

食品安全的危害因素可概括为生物性、化学性、物理性三大类。

生物性因素包括污染食品的微生物、寄生虫及其卵；化学性因素主要包括污染食品的金属、非金属、有机及无机化合物；物理性因素主要包括放射性物质及放射性核素的不合理排放及意外性泄漏等。

一个健康人一生中需要从自然界提取大约 60 吨的食物、水和饮料。人体一方面从这些饮食中吸收利用本身必需的各种营养素，以满足生长发育和生理功能的需要；另一方面又必须防止其中的有害因素诱发食源性疾病。

（一）食品安全的公共卫生因素

（1）食品固有：一方面，自然界中的动植物中，有的天然成分就是有毒、有害的物质，如河豚含河豚毒素，毒蘑菇中含有有毒成分等。另一方面，由于畜、禽自身存在感染，使其肉制品携带病原体，如感染绦虫病的牛肉、猪肉，感染禽流感病毒的畜禽肉等。

（2）食品污染：是指人们吃进的各种食品在生产、加工、包装、贮存、运输、

销售等环节中污染了有毒有害物质。污染可发生在从生产到餐桌整个过程的任何环节，一般可分为生物性、化学性和放射性污染在三大类。

(3) 食品变质：主要指食品在正常、自然的状况下，有关成分发生了一定变化，对人体带来一定的健康危害。如油脂酸败引起的食物中毒。

(4) 人工添加：一方面是为改善食品品质、色、香、味以及防腐和加工工艺的需要而加入食品的添加剂；另一方面是为牟取暴利，利欲熏心的不法之徒人为恶意掺杂使假、制假、售假的恶性事件时有发生，社会影响恶劣；再者，错加错用，投毒、误食造成的食品安全问题往往会造成十分严重的后果。

(5) 非法生产经营：主要是中小城市、乡镇、大中城市城乡结合部以及农村的一些无照企业、个体商贩及家庭或作坊，具有规模小、隐蔽性强、分散、流动、经营方式灵活等特点，往往躲避卫生监管，未经卫生行政部门许可。由于大多生产条件简陋，难以达到食品生产经营的卫生要求，是造成食品安全问题的重要隐患和源头。

(6) 食品新原料、新工艺的应用：如转基因食品等带来的新的食品安全问题。随着科学技术的不断发展，检测技术水平的不断提高，对食品中有害因素会有新的认识，新的食品安全问题还会不断涌现。

(二) 保证食品安全的措施

为了保证人体摄入食物的安全、卫生、健康，在日常生活中，必须采取以下措施。

1. 采购新鲜卫生的食物

(1) 认准市场和品牌：一般来说，大型商场和连锁超市及品牌食品企业更加注重长久发展和自身声誉，将食品质量和卫生要求放到重要位置，在食品卫生上具有较好安全性。

(2) 注意食品包装标识：消费者购买食品时，必须查看包装标识上的品名、配料、产地、厂名、生产日期、规格、保质期、食用方法等内容，特别是看有无生产日期、保质期、厂家，不要选购所谓的“三无”产品和超过保质期的食品。

(3) 正确看待食品添加剂：合理使用食品添加剂，在防止微生物污染、延缓食品变质和改善食品的感官性状等方面具有重要作用。但过量或滥用食品添加剂，甚至在食品中加入有毒有害的非法添加物，将危害消费者身体健康。因此，在采购食物时应注意色香味的鉴别，颜色过白、过亮、过红，香气和味道怪异都应引起高度重视，可能是滥用了食品添加剂或添加了非法添加物。

2. 学会鉴别食物新鲜度

(1) 畜禽肉类新鲜度的鉴别：通过一看二摸三闻，精挑细选好肉。①看颜色：肉色发暗，脂肪缺乏光泽；②摸质感：外表干燥或黏手，指压后的凹陷恢复慢或不能完全恢复；③闻香味：有氨味、酸味、臭味等怪异味。有上述现象者表明肉类不新鲜或已变质腐败。如果发现猪肉肉色较深，肉质鲜亮，后臂肌肉饱满突出，脂肪层非常薄，很可能是使用过“瘦肉精”的猪肉。

(2) 鱼类新鲜度的鉴别：不新鲜的鱼在6个部位出现变化：①体表发暗无光泽；②眼球浑浊或凹陷，角膜浑浊；③鳞片不完整，易脱落；④鱼鳃颜色暗红，有腥臭，鳃丝粘连；⑤鱼肚凹陷，缺乏弹性，微露肋骨，甚至损裂，有污物溢出；⑥肌肉松弛，弹性差。

(3) 蛋类新鲜度的鉴别：微生物的污染可使鸡蛋、鸭蛋等禽蛋变质腐败。容易变质或已经变质的禽蛋可出现以下形态的变化：①贮运过程中碰撞、挤压造成裂缝的“裂纹蛋”；②真菌在蛋壳内壁和蛋膜上生长繁殖，出现暗色斑点，形成“黑斑蛋”；③鸡蛋在孵化过程中因细菌污染、温度等因素导致胚胎停止发育而形成的“死胎蛋”；④蛋白质分解导致蛋黄移位，形成“贴壳蛋”；⑤蛋黄膜破裂或分解形成“散黄蛋”；⑥继续腐败，蛋白和蛋黄混为一体形成“浑汤蛋”；⑦蛋白质进一步被细菌破坏分解形成硫化氢和氨类，出现恶臭味，形成“臭鸡蛋”。这些变化可通过感官、手摸、耳听、鼻嗅等方法鉴别出来。

(4) 乳类新鲜度的鉴别：乳类有下列现象的不能选购：①包装上无商品名称、合格标识、生产日期、保质期、成分、厂名、产品标准号等内容的；②包装说明不符合标准的；③包装有胀包的；④乳奶液有异味、沉淀或凝块，或混杂黏稠物的；⑤酸奶表面生霉、有气泡和大量乳清析出的；⑥奶粉的颜色呈焦黄色、灰白色，味道有酸、涩、苦、霉味，手捏发黏、发硬的。

(5) 米面新鲜度的鉴别：大米：①看色泽：白色微透明，有光泽，无黄色或黄褐色，无花斑；②闻气味：有一种特有的清香，无不良气味；③尝味道：有淀粉的味道，无苦涩等异味；面粉：①看颜色：乳白色或略带微黄色；②闻气味：特有的清甜麦香味，无异霉味；③选品种：根据制作面条、馒头、饺子等食品的需要，选择相应品种的面粉。

(6) 蔬菜新鲜度的鉴别：①整体发蔫，颜色变黄，质地软化发黏的质量下降；②形状和颜色异常的可能用激素处理过；③购买“多虫蔬菜”时谨防农药残留；④味道差的蔬菜施肥量过大；⑤应选购当季蔬菜。

(7) 水果新鲜度的鉴别：①果皮表面发皱，颜色变暗变淡，质地发软的质量下降；②大小要适中，过小发育不良，过大催生催熟，营养过剩，口味变差；③形状要匀称，歪七斜八的发育不均；④色泽要均匀，过浓过淡，发育不正常，口感不好；⑤触感要良好，过粗、过光、过软或过硬，成熟度不够或过熟。

(8) 豆腐新鲜度的鉴别：豆腐含有丰富的蛋白质，储存稍久就容易发生变质。

随着新鲜度的下降，豆腐颜色发暗，质地溃散，并有黄色液体析出，产品发黏、变酸并产生异味。

3. 熏制、腌制、酱制食品不宜多吃

熏鱼、熏肉等食品在加工过程中需利用木屑等各种材料焖烧产生的烟气来熏制，以提高其防腐能力，而且使食品产生特殊的香味。但是，烟熏气体中含有致癌物质苯并芘，容易污染食品，必须引起警惕。腊肉、火腿等腌制食品和酱制食品中含盐分太高，并添加了亚硝酸盐，有利于发色和保存，但可引起胡萝卜素、维生素 B_1、维生素 C 以及叶酸的破坏，特别是亚硝酸盐可能转化为致癌物亚硝胺，过多食用，均有害健康。

4. 安全储藏食物

(1) 粮食、米面、干果类食品的储藏：坚持低温、避光、通风、干燥的原则，经常采取防尘、防蝇、防鼠、防虫及防止霉变措施。

(2) 蔬菜、水果、蛋奶类食品的储藏：在边吃边买，少量购进的情况下，适宜于在 4℃~8℃条件下的冰箱冷藏。

(3) 鱼虾、畜禽肉类食品的储藏；在短期内食用时适宜于冰箱冷藏；若在较长时间食用时适宜于在–12℃~–23℃冰箱冷冻。

(4) 熟食和剩余饭菜一般适宜于在冰箱冷藏，并尽快吃掉，减少储藏时间。

(5) 盛放食品的容器和包装物保证安全、卫生、无害，易于保持清洁，防止食品污染；塑料容器应纯度高，不释放酚、甲醛等有害物质，不得使用再生塑料器具。

(6) 储藏食物的环境温度要保持相对稳定，储藏的食物要做到生熟分开。

(7) 储藏食物要特别注意远离农药、杀虫剂、杀鼠药、消毒剂和亚硝酸盐等有毒有害物品，防止混入食物或错把其当成食盐、面碱或调料等而误食中毒。

5. 降低或消除食物污染

(1) 挑选霉粒：在粮食发霉不太严重的情况下，挑出霉粒，减少污染，对黄曲霉污染的花生、玉米去毒效果较好。

(2) 清洗蔬果：浸泡水洗是清除蔬菜水果上污物、微生物的基本方法，对去除残留农药也有一定效果。浸泡时不得少于 10 分钟，再用清水冲洗 1~2 次。

(3) 消毒食物：是减少食物表面微生物污染的有效办法，特别适用于生吃的蔬菜水果。在方法上应先清洗，再在消毒剂中浸泡 10~15 分钟，最后用清水冲洗几遍。

6. 注重烹调加工食物时的卫生

(1) 保持良好的个人卫生习惯：勤洗手，勤更衣，饭前便后要洗手。

(2) 保持洁净的环境和用具：应经常保持厨房和食品库房的整洁卫生，餐具、饮具和盛放食品的容器必须洗净、消毒、保洁。

（3）预防食物的交叉污染：食品与原料应分开，红案与白案应分开，食物生熟应分开，盛放生食与熟食的容器分开，加工生食后应及时洗手，避免交叉污染。

（4）慎重处理动物性食物：肉类食物应熟吃，不宜生吃，加工时应煮熟烧透，利于消化吸收，防止细菌污染和患寄生虫病。

（5）用水要符合卫生要求：达到生活饮用水标准。

（6）改变不良烹调方式：在食物烹调时应尽量避免将鱼、肉等食物煎煳或烤焦，以防苯并芘、杂环胺等致癌物质的生成。

（7）防止腌制食品变质：食物经过高浓度的食盐腌制，可以防止微生物生长，延长保存期。但食盐浓度过低，腌制时间过短，容易导致蔬菜或肉类发霉变质，产生亚硝酸盐等有害物质。

7. 常见有毒动植物食物中毒的预防

（1）河豚：河豚内脏含有一种致命性神经性毒素——河豚毒素，其毒性相当于剧毒药品氰化钠的1250倍，不足1毫克就能致人死亡。发现后应该按照卫生部规定禁止食用。

（2）毒蕈:在我国目前已鉴定的蕈类中，可食用蕈近300种，有毒蕈类约有100种，可致人死亡的至少有10种。生活中必须分辨清楚，确保无毒方可食用。如果不慎误食了有毒蕈，应及时采取催吐、洗胃、导泻等有效措施，并及时求医诊治。

（3）鲜黄花菜：含有秋水仙碱，经肠道吸收后可在体内转变成有毒的二秋水仙碱，引起食物中毒。在食用鲜黄花菜前应用水浸泡或用开水浸烫后弃水炒煮食用。

（4）含氰苷类植物：氰苷类化合物在许多植物，特别是木薯的块根、苦杏仁、苦桃仁等果仁中含量比较高，它可水解产生剧毒的氰氢酸，对健康具有很大危害性。因此，不能生吃各种苦味果仁和木薯，也不能炒食。食用时必须用清水充分浸泡，再敞锅蒸煮，使氰氢酸挥发掉。食用木薯前必须将木薯去皮，加水浸泡3天以上，再敞锅蒸煮，熟后再置清水中浸泡40小时。

（5）未成熟和发芽马铃薯：马铃薯又称土豆或洋山芋，含有一种毒性成分龙葵素，可引起溶血，并对运动中枢及呼吸中枢有麻痹作用。未成熟或发芽的马铃薯含龙葵素较高，大量食用后可引起急性中毒。应不食或少食未成熟（青紫皮）以及发芽的马铃薯。少量发芽马铃薯应深挖去除发芽部分，并浸泡半小时以上，弃去浸泡水，再加水并加些醋煮透，弃汤水后方可食用。

（6）未熟的四季豆：四季豆又称为菜豆、豆角、梅豆角等，生的含皂甙和血球凝集素，对人体消化道具有强烈的刺激性，并对红细胞有溶解或凝集作用。烹调时加热不彻底，食後就会引起中毒。因此，在烹调时把全部四季豆充分加热、彻底炒熟，使其外观失去原有的生绿色，就可破坏其中含有的皂甙和血球凝集素，安全食用。

(7) 有毒贝类：织纹螺、紫饴贝等有毒性物质，容易引发食物中毒。贝类食物中毒的发生与水域中藻类大量繁殖有关。因此，在海藻大量繁殖期及出现“赤潮”时，应禁止采集、出售和食用贝类。另外，食用时要去除毒素积聚的内脏，减少中毒的可能性。

七、健康体重：食不过量求平衡，天天运动强身体

健康的体重是身体健康的重要标志和最为直观的体现。进食量和运动量是保持健康体重的两个主要因素，食物提供人体能量，运动消耗人体能量。如果进食量过大而运动量不足，多余的能量就会在体内以脂肪的形式积存下来，使体重增加，造成超重或肥胖；反之，则由于能量不足引起体重过低或消瘦。体重过高和过低都是不健康的表现，易患多种疾病，缩短寿命。因此，应保持进食量和运动量的平衡，使摄入的各种食物所提供的能量能满足机体需要，而又不造成体内能量过剩，使体重维持在适宜范围。

（一）健康体重的判断标准

健康体重国际上通用体质指数作为判断衡量标准。体质指数以体重（千克）除以身高（米）的平方来表示。我国健康成年人体重的体质指数在18.5~23.9千克/米^{2}的范围内，体质指数在24~27.9千克/米^{2}者为超重，大于或等于28千克/米^{2}者为肥胖，小于18.5千克/米^{2}者为消瘦。体重在健康范围内者患各种疾病的危险性小于消瘦者、超重和肥胖者。

（二）体重异常的危害

由于不良生活方式引起的体重过高和过低都是不健康的表现，都会缩短寿命。体重超重可以明显增加心脑血管病、肿瘤和糖尿病的发病率，肥胖者还易患骨关节病、脂肪肝、胆石症、痛风、阻塞性睡眠呼吸暂停综合征、内分泌紊乱等多种病患；体重过低说明身体营养不良，可影响未成年人身体和智力的正常发育；成年人则出现劳动力下降、骨量丢失和骨折、胃肠道功能紊乱、免疫力低下、女性月经不调和闭经、贫血、抑郁症等多方面病理表现。

（三）坚持食不过量

食不过量是指每天摄入的各种食物所提供的能量不超过人体所需要的能量。人体的进食量一般是受食欲控制的，而食欲又受到遗传、胎儿和幼年期营养供给、生理需要、食物成分、烹调加工和包装形式、身体活动量和心理状态等多种因素的影响。在正常生理状态下，食欲可以有效地控制进食量，保持健康的体重，这时的食不过量就是吃饱而不吃撑。但是，由于种种原因有些人不能有效控制进食量，造成

过多的能量摄入，引起体重过重，此时的食不过量就要适当限制进食量。

成年人每日应该吃多少才比较合理呢？中国居民平衡膳食宝塔中成年人平均能量摄入是代表人群的平均水平，对于具体每个人来讲，由于自身生理条件和日常工作生活的活动量不同，能量需要也因人而异。一般讲，城市男子每日平均能量摄入为2200千卡，相当于每天约摄入食物：谷类300克，蔬菜400克，水果300克，肉、禽和鱼虾150克，蛋类50克，豆和豆制品40克，奶和奶制品300克，油脂25克。成年女子每天需要能量1800千卡，相当于每天摄入食物：谷类250克，蔬菜300克，水果200克，肉、禽和鱼虾100克，蛋类25克，豆和豆制品30克，奶和奶制品300克，油脂25克。体重是判断能量平衡的最好指标，每个人应根据自身体重的变化适当调整食物的摄入。

（四）生命在于运动

现代医学之父古希腊的希波克拉底说过："阳光、空气、水和运动，是生命和健康的源泉。"这句传诵了2500年的名言，明确告诉我们：要想得到健康，运动同阳光、空气和水一样重要，是生命不可缺少的。

运动形式主要为有氧耐力运动、肌肉力量训练和关节柔韧性练习三类。有氧耐力运动是氧气参与能量供应，负荷宽泛的运动，如步行、骑自行车、跑步、游泳等。肌肉力量训练主要是针对身体的大肌肉群进行的对抗阻力训练，如采用哑铃、沙袋、弹力带、健身器械等，关节柔韧性练习是通过关节的屈伸和旋转，起到保持或增加关节的生理活动范围和关节活动稳定的运动，如压腿、下腰、转身等。

早在公元前6世纪的春秋末期，我国古代哲学家子华子就提出了生命需要运动的观点，他在《北宫意问篇》中说："流水不腐，以其游故也，户枢不蠹，以其运故也。"认为人体内如果气血畅通无阻，运动不已，就会健康长寿。如果气血流通不畅，运动受阻，就会生病损寿。

生命在于运动，这是一个永不过时的口号。坚持运动有利于健康，它可以使人的肺活量增大，心肌增强，心率降低，血管富有弹性，血压降低，骨质密度增强，有效地预防高血压、冠状动脉硬化性心脏病、脑卒中、非胰岛素依赖性糖尿病、骨质疏松症、结肠癌、乳腺癌等主要慢性非传染性疾病；还可以控制体重，使体形更趋健美，减肥或预防肥胖；还能提高机体工作能力和耐力，激发和增强机体免疫力，改善不良情绪和睡眠；更能使外表和身体机能都处于良好状态，性格开朗，对生活充满信心，提高生活质量。正可印证两句格言："仙丹妙药灵芝草，不如天天练长跑"，"铁不冶炼不成钢，人不运动不健康。"

（五）掌握科学合理的运动方法

我们每天的运动可分为两部分：一部分是工作、出行和日常生活中消耗较多体力的活动，另一部分是体育锻炼活动。每个人的体质不同，所能承受的运动量也不同；个人的工作性质和生活习惯不同，在选择运动时间、内容、强度和频度时也可有所不同。因此，掌握科学合理的运动方法对每个人来说都非常必要和十分重要。

（1）选择适宜的运动量：运动锻炼应量力而行，体质差的人活动量可以少一点，体质好的人，可以增加运动强度和运动量。根据能量消耗量，骑车、跑步、游泳、打球、健身器械练习等活动都可以转化为相当于1000步的时间。完成相当于1000步的活动量，强度大的活动内容所需的时间更短，心脏所承受的锻炼负荷更大。不论运动强度和内容，适当多活动对保持健康更有帮助。一般成人每天累计各种活动，要至少达到相当于6000步的活动量，每周相当于约4万步。

（2）选择适宜的运动强度：每个人体质不同，所能承受的运动负荷也不同，找到适合自己的活动强度和活动量，锻炼才会更加安全有效。一般可根据进行各种活动时自己的感觉来便捷有效的判断，适中强度的活动，你会觉得心跳和呼吸加快，用力但不吃力，可随着呼吸的节奏连续说话，但不能唱歌，这样的运动强度是比较适宜于自己的。另外还可根据运动时心率的多少来控制强度。健康人适中强度的运动心率一般应达到（150–年龄）次/分钟，但不宜超过（180–年龄）次/分钟。体质较差者可略低些，老年人不一定适用，主要应根据自己的体质和运动中的感觉来确定运动强度。

（3）运动应持之以恒：锻炼不能三天打鱼，两天晒网。时断时续的运动锻炼，很难取得好的效果。停止经常的运动锻炼，一段时间后机体的血糖调节能力就会下降，几个月后心脏功能就会明显降低。糖尿病、心血管病、癌症等慢性病一般要经过20年以上的漫长发展过程，只有坚持锻炼，才能起到预防或延缓它们发生和发展的作用。为此，每周应锻炼5天以上，每次不得少于半小时，养成经常锻炼的习惯，培养体育项目爱好，选择有趣味的运动内容，寓动于乐。

（4）运动应循序渐进：个别人表面上看起来很健康，但一些隐藏的疾患可能在运动时发作，造成伤害。有的人一开始就选择大剂量的运动，心跳骤然加快，出现血压升高等，可能引起危险。为此，锻炼应量力而行，循序渐进。

如果你平常体力活动很少，开始锻炼时，可以设定一个较低水平的目标，如每天进行15~20分钟或2000步的活动量，选择使你感觉轻松或有点用力的强度，你习惯或方便的内容，给自己足够的时间适应活动量的变化，再逐渐增加活动强度和时间。如果锻炼一段时间后，感觉到很轻松，可制定更高的运动目标。如果有一天感觉到日常习惯的活动更吃力时，可能是身体的一时不适，也可能预示体内某种潜在疾患的发作，就要减慢速度或停止运动，不要勉强坚持。如果这种不适持续，甚有加重趋势，应及时到医院就医。

(5) 运动时的注意事项:

① 日常很少活动的中年以上人员，在计划锻炼前应做必要的健康检查。

② 冠心病、糖尿病、高血压、骨质疏松、骨关节病等患者参加锻炼应咨询医生。

③ 每次锻炼前应先做些伸展活动，锻炼开始后应逐渐增加用力。

④ 根据身体和天气情况调整当天的运动量。

⑤ 运动后不要立即停止活动，应逐渐放松。

⑥ 日照强烈出汗多时，适量补充水和盐。

⑦ 步行跑步应选择平整安全的道路，穿合适的鞋袜。

⑧ 肌肉力量锻炼避免阻力负荷过重，应隔日进行。

⑨ 运动中出现持续加重的不适感觉，应停止活动，及时就医。

(六) 坚持饮食控制和运动锻炼并重，保持健康体重

培养良好的饮食行为和运动习惯是控制体重或减肥的必需措施，是保持健康体重的有效保证。对于肥胖的人，饮食调整的原则是控制总能量摄入基础上的平衡膳食。一般每天能量摄入减少 300~500 千卡，严格控制油脂和精制糖，适量控制精白米面和肉类，保证蔬菜水果和牛奶的摄入。运动可以减少脂肪，保持瘦体重，超重或肥胖的人每天累计运动量应达到 8000~10000 步活动量，其中包括每周 2~3 次抗阻力肌肉锻炼，隔日进行，每次 20 分钟。运动要树立“动则有益，贵在坚持、多动更好，适度量力”的理念，做到“三有”和“三不”，即有恒、有序、有度，不攀比、不争强、不过量。

八、一日三餐：每日吃好三顿饭，终生受益决非浅

一日三餐是人们摄取食物的最基本方式，根据日常工作、生活和学习等情况安排好一天的餐次和食用量，科学用餐，对促进人体健康具有十分重要的意义。

(一) 早餐要吃好

经过一夜 10 多个小时的消耗，体内的能量和营养几乎消耗殆尽。

早餐作为一天的第一餐，对膳食营养摄入、身体健康状况、工作和学习效率至关重要。然而，许多人早上匆匆忙忙，不吃早餐或随便乱吃一点，长期下去，造成严重后果。

1. 不吃早餐的危害

(1) 引起能量和营养素的不足：长期不吃早餐，会引起能量和营养素摄入不足，导致营养不良。

（2）引起消化系统疾病：不吃早餐，早上九、十点就会饥肠辘辘，造成肠壁过度摩擦，损伤肠黏膜，导致消化系统疾病。

（3）降低学习和工作效率：不吃早餐，人体血糖就会不断下降，大脑没有能量，造成反应迟钝，精神不振，甚至思维混乱。

（4）降低机体免疫力：长期不吃早餐，会使机体摄入营养素不良，引起营养不良，导致全身免疫力下降，机体抵抗力低下。

（5）易患胆结石：吃早餐会促进胆囊中胆汁的排出。不吃早餐，会使胆汁中的胆固醇析出而产生结石。

（6）诱发心肌梗死：不吃早餐，人体血液里就会形成很多B型血栓球蛋白，容易使人发生心肌梗死。

（7）容易形成血栓：早上空腹的人，血小板更容易黏稠和凝集，大大增加血栓形成的几率。

（8）容易发胖：不吃早餐的人，一般午餐和晚餐摄入过多，容易造成脂肪堆积，久而久之，使人发胖。

（9）加速衰老：不吃早餐，人体会动用体内储存的糖原和蛋白质，长此以往会导致皮肤干燥、起皱和贫血，加速老化。

2. 怎样吃好早餐

（1）早餐的基本原则：营养充足，主副相辅，干稀平衡，荤素搭配。

（2）早餐的进食时间：早晨起床半小时后吃早餐比较适宜。早晨锻炼的人，在活动完休息半小时后进食早餐较好。一般安排在6:30~8:30之间为宜，用餐时间15~20分钟。

（3）早餐应营养充足：早餐的食物应种类多样，搭配合理。早餐应包括谷类、动物性食物（肉类、蛋类）、奶及奶制品、蔬菜和水果等4类食物，这样才为营养充足。如果只包括了其中3类，则为营养较充足，若只包括了其中2类或以下则为营养不充足。早餐中蛋白质、脂肪和碳水化合物供给的能量比接近1:0.7:5时最好，能很好地发挥碳水化合物在餐后快速提升血糖的作用，同时又利用了蛋白质和脂肪维持进餐2小时后血糖水平的功能，两者互补，使整个上午的血糖维持在稳定的水平，来满足大脑的需要，使上午的工作和学习得到保证。

（4）早餐的供给量：早餐提供的能量应占全天总能量的25%~30%，成年人应达到700千卡左右。具体为谷类100克左右，可选择馒头、面包、麦片、面条、豆包、粥等；适量的含优质蛋白质的食物，如牛奶1杯，鸡蛋1个或大豆制品少许；再有新鲜蔬菜100克和新鲜水果100克。

3. 早餐的注意事项

(1) 选购卫生条件有保障的食物;

(2) 少吃高脂肪、高胆固醇的食物;

(3) 多吃含有均衡蛋白质、维生素和矿物质的食物;

(4) 食物要清爽而不油腻,要有流质食物;

(5) 不吃剩菜、剩饭回锅的早餐;

(6) 不要快速进食,不要边走边吃。

4. 一周早餐食谱推荐

星期一:牛奶1瓶(227毫升)加谷物30克,火腿肠25克,面包1个(50克),香蕉1根(100克)

星期二:牛奶1瓶,花卷1个(50克),蛋糕1个(25克),梨1只(50克)

星期三:酸奶1瓶(200克),蛋饼1个(含鸡蛋25克,小麦粉75克),苹果1个(50克)

星期四:牛奶1瓶加谷物30克,面包夹草莓酱奶酪(面包70克,草莓酱20克,奶酪10克)

星期五:牛奶1瓶加谷物30克,肉包子1个(50克),香蕉1根(100克)

星期六:牛奶1瓶,三明治面包1个(每个含面包片50克),生菜50克,鸡胸脯肉20克),煎饼1个(50克),橘子1个(50克)

星期日:大米粥(粳米30克),煎蛋1个(40克),烧卖1个(25克),菜包1个(50克),酸奶1瓶。

(二)午餐要吃饱

经过一上午紧张的工作和学习,从早餐中获得的能量和营养素被不断地消耗掉,需要进行及时的补充,为下午的工作和学习提供能量和营养。因此,午餐在一天三餐中起着承上启下的作用,显得尤为关键。但是,也有不少人在外面打游击,只求填饱肚子。杂七杂八的饮食短时间身体还可忍受,长期下去会造成很多健康隐患。

1. 乱吃午餐的危害

(1) 精力不济:经过整个上午的辛勤工作,乱吃午餐很难补充上足够的营养,势必会使精力不济,影响到下午的工作效率。

(2) 易患胃病:许多人工作一忙,午餐时间毫无规律,无事时早吃一点,有事时一直拖到下午吃,甚至不吃,这往往导致胃病的发生。

(3) 造成厌食:中午时间紧张,一些人无论在家里还是在外面,吃饭单一,花样不多,再加上就餐环境较差,对饮食提不起兴趣,慢慢形成厌食,影响身体健康。

(4) 容易发胖:很多人常常难得吃上一顿可口的午餐,往往把一天的希望都寄托在晚餐上。晚上时间充足，饭菜丰盛，一家人其乐融融，吃得津津有味，不知不觉中难免就吃多了。晚上活动少，动脑也少，容易导致脂肪囤积，人体慢慢发胖，还会造成身体代谢紊乱，甚至引起胃肠神经官能症。

2. 怎样吃好午餐

（1）午餐的基本原则：营养全面，数量充足，合理搭配，平衡膳食。

（2）午餐的进食时间：午餐一般安排在 11:30~13:30 比较适宜，用餐时以 30 分钟左右为宜。

（3）午餐应营养全面：午餐是全天中最主要的一次进餐，无论是在进食的数量上，还是质量上，都要做到质优量丰，种类齐全，色香味美俱佳，粗细荤素搭配，营养即丰富又全面，尽量满足机体生理和身体健康需求。

（4）午餐的供给量：午餐提供的能量应占全天所需总能量的 30%~40%，成人应达到 900 千卡左右。主食的量应在 125 克左右，可以在米饭、面食（馒头、面条、麦片、饼、玉米面发糕等）中选择，可按均衡营养的原则，从肉、禽、豆类及其制品、水产品、蔬菜中挑选几种进行搭配，可选择动物性食品 75 克，20 克大豆或相当量的制品，150 克蔬菜，100 克水果，以保证午餐中维生素、矿物质和膳食纤维的摄入。

3. 午餐的注意事项：可概括为“五不”

（1）不可用零食代替午餐：部分人想用零食代替午餐来减肥，事实上适得其反，往往导致晚餐摄入过多，非但体重减不下来，还吃尽饥饿难忍的苦头。

（2）不可用水果代替午餐：爱美之心人皆有之，有的女士为了保持身体的娇美，常常用水果代替午餐。其实，水果中的有机酸较多，这样吃不利于肠胃，且不能达到机体所需的能量和营养素，不利于健康。

（3）不能单单只吃面食：如果只吃一碗大肉面或牛肉面等面食，三大营养素中的蛋白质和脂肪则摄入不足，矿物质、维生素等营养素则更是缺乏。

（4）不吃过量的辣椒：过量的辣椒会对口腔、食管和胃造成刺激，使食管发烧，味蕾细胞破坏，甚至出现胃痛、腹泻等症状。

（5）不能吃饭过快：吃饭速度过快不利于食物的消化和吸收，并加重胃肠负担，影响下午脑力和体力的发挥，降低工作效率。

4. 一周午餐推荐

星期一：主食：花卷或馒头；炒菜：红烧牛肉（牛肉、胡萝卜、土豆），香干炒芹菜；小菜：花生芹菜叶；汤：虾皮番茄汤。

星期二：主食：米饭；炒菜：西红柿炒鸡蛋，肉末烧豆腐；小菜：拌尖椒（尖椒、黄瓜、香菜）；汤：海米白菜汤。

星期三：主食：炸酱面（黄酱、肥瘦肉丁、黄瓜、萝卜、煮黄豆、芹菜末）；炒菜：炒豆芽；小菜：清炸鸡肝；汤：面汤。

星期四：主食：烙饼；炒菜：烩菜（猪肉、素丸子、绿豆芽、菠菜、胡萝卜、韭菜、水淀粉）；小菜：大葱蘸酱；汤：黄玉米面粥。

星期五：主食：红豆饭；炒菜：爆炒鸡丁（鸡肉、土豆、胡萝卜、豆腐干），蒜茸小白菜；小菜：暴腌萝卜；汤：紫菜葱花鸡蛋汤。

星期六：主食：发糕；炒菜：红烧鱼，炒茼蒿，葱头炒牛肉，蘑菇烧面筋；小菜：蒜泥海带丝，拌三鲜；汤：酸辣汤。

星期日：主食：水饺；小菜：肉皮冻，盐水鸭，松仁香菇，芥末菜花。

（三）晚餐要吃少

晚餐与次日早餐间隔时间较长，所提供能量应能满足晚间活动和夜间睡眠的需要，所以晚餐在一日三餐中也很重要。但不少城市家庭，生活节奏紧张，白天忙于工作学习，晚上全家团聚，一番煎炒烹炸，摆上美味大餐，过于丰盛油腻，给健康带来很大危害。

1. 晚餐过于丰盛的危害

(1) 影响睡眠：晚餐过于丰富、油腻，会延长消化时间，导致睡眠不好。

(2) 容易肥胖：一般晚上活动较少，能量消耗也低，多余的能量会在体内合成脂肪储存，从而导致肥胖。

(3) 胃肠不适：晚餐吃的过多，会加重消化系统负担，导致胃肠不适，甚至胃痛、腹泻。

(4) 易患心血管疾病：晚餐过于丰盛，会使血脂的凝固性增强，血液中的黏稠物质容易沉积在血管壁上，促使动脉硬化和血栓的形成，增加冠心病、高脂血症、高血压疾病的危险性。

(5) 易患糖尿病：晚餐过于丰盛会加重胰岛负担，促使胰腺加速衰老，最终引发糖尿病。

(6) 易患结石症：过于丰盛的晚餐，再加上过迟用餐，长此以往，不但会引起胃肠疾病，还容易产生胆结石、尿结石。

2. 怎样吃好晚餐

(1) 晚餐的基本原则：营养平衡，注重适量，干稀搭配，清淡可口。

(2) 晚餐的进食时间：晚餐一般安排在18:00~20:00之间比较适宜，用餐时间以30分钟左右为宜。

(3) 晚餐应营养平衡：晚餐是一天中最后一餐，要注重营养结构的平衡，既要考虑到晚餐的营养平衡，又要考虑到全天的营养平衡，做到平衡膳食，合理营养。在制作时，注意烹调方式，尽量简化操作，合理组合菜种，不能过于单一，粗细干稀搭配，清淡可口美味。

(4) 晚餐的供给量：晚餐要适量，提供的能量应占全天所需总能量的30%~40%，比午餐略少为宜。晚餐谷类食物应在125克左右，可多选择富含膳食纤维的食物；动物性食品50克，20克大豆或相当量的制品，150克蔬菜，100克水果。

3. 晚餐的注意事项

(1) 晚餐不宜过饱：过饱易加重胃肠负担，容易发胖，带来一系列相关疾病。

(2) 晚餐不宜过迟：尽量在21点前用完餐，过迟影响睡眠，易患结石症。

(3) 晚餐和晚餐后不宜吃甜食：多余的糖易使人发胖。

(4) 晚餐数量不能太大：数量比午餐略少或同等。

(四) 科学的进餐方法

在日常生活中养成良好的饮食习惯非常重要。营养丰富的食物配上合理的饮食方法可以强身健体，延年益寿。

而饮食的方法不当，不仅美好的食物发挥不出应有的作用，而且影响生长发育，降低学习工作效率，还可导致疾病。为此，在日常饮食中要做到七要七不要：

(1) 要细嚼慢咽，不要狼吞虎咽：细嚼慢咽有助于唾液分泌，帮助消化，有健脑、减肥、美容、防癌等多种效果；而狼吞虎咽可加重胃肠负担，不利于消化吸收，导致肥胖等多种疾病。

(2) 要守时定量，不要乱吃零食：守时定量可与身体生物钟严密契合，形成一种本能的适应；而乱吃零食可破坏进食的平衡，使营养失衡，往往摄食过量，导致发胖。

(3) 要食不过量，不要暴饮暴食：食不过量就是适当节食，可具有抗衰老和延年益寿的功效；而暴饮暴食会引起胃肠功能失调，加重胰腺负担，导致胃肠道疾病，增加发生急性胰腺炎、急性胆囊炎的危险。

(4) 要环境良好，不要喧闹嘈杂：就餐的环境安静、整洁、优雅，气氛温馨可促进食欲，有利于食物的消化吸收；而在嘈杂、喧闹、脏乱的环境中就餐，会影响食欲，不利于消化吸收和机体健康。

(5) 要坐着进餐，不要站着蹲着：坐着用餐符合人体的生理特点，有益于身体健康；站着或蹲着，或边走边吃都不是正确的吃饭姿势，不利于消化吸收。

(6) 要食温适宜，不要过冷过热：适宜的饮食温度在25℃~55℃之间。过冷过热会伤脾胃，发生消化不良，并引发癌症。

(7) 要饮食多样，不要挑食偏食：多样化的饮食能提供比较全面的营养，促进人体健康；而挑食偏食，常会引起营养素的不足，影响生长发育，导致营养缺乏病的发生。

第五章 健康调理

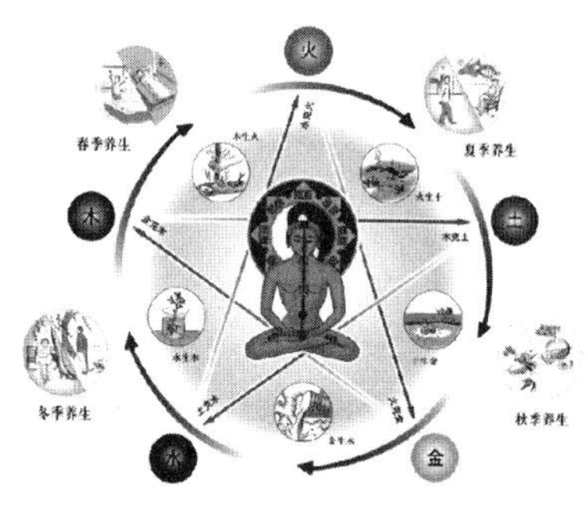

一、四季保健

一年四季，春暖，夏热，秋凉，冬寒，注意各个季节的气候变化，顺应春生夏长，秋收冬藏的生物变化规律，合理安排，科学饮食，注重食补，因时养生，对增进人体健康长寿十分有益。

（一）春季转暖宜升补

春暖花开，万物复苏，大自然从冬天的蛰伏状态中恢复过来，人体也应适应季节变化，顺应自然规律，调养生气，使机体与外界统一起来。坚持御风防寒，养肝回阳，升补防疾，调理情绪的原则。

（1）春暖花开重养阳：春天，气候逐渐转暖，但变化多端，时冷时暖。人们经过秋冬的休养，春季的养生要顺应春天万物复苏、生机盎然的特点，逐渐从“秋冬养阴”过渡到“春夏养阳”。早春时，气温还是比较寒冷，人体为御寒需要较多能量来维持基础体温，在营养构成上应以高热能食物为主，以及时补充能量。可适当吃些鸡肉、动物肝脏、鱼类、瘦肉、鸡蛋、牛奶、豆浆等营养品及葱、姜、蒜、韭菜、芥菜等，不仅能祛散阴寒，助春阳升发，而且还具有杀菌防病的功效。仲春时，应注意多吃些菠菜、芹菜、莴笋、胡萝卜、花菜、柿子椒、嫩藕、油菜、绿豆芽等黄绿色蔬菜和时令水果，以补充维生素和矿物质的不足。还可适当吃些大枣、蜂蜜、山药、锅巴之类滋补脾胃的食物，少吃过酸或油腻等不易消化的食物。晚春时，应以清淡食物为主，在适当进食优质蛋白质类食物之外，可逐渐饮用些绿豆汤、赤豆汤、酸梅汤及绿茶，防止体内积热，不易进食羊肉、狗肉、麻辣火锅和辣椒、花椒、胡椒等大辛大热之品，以防邪热化火，变发疮痈疖肿等疾病。

（2）春季食补重养肝：中医五行理论认为春属木，与肝脏相对应，所以春季是养肝的大好时机，春季养生应以升阳护肝为主。要注意让肝气得到疏泄，与春阳的升发相和谐。

肝脏是人体内的“化工厂”，有代谢、解毒、凝血、免疫等功能。春天，一方面人的活动量开始加大，血液循环加快，代谢消耗增加；另一方面天气变化较大，一些慢性肝病患者易复发或病情加重；还有细菌、病毒容易繁殖滋生，侵袭机体。所有这些，都会使肝脏负担加重，受侵害的风险性加大。因此，春季调养好肝脏，可增强机体抵抗力，应对外界侵袭，对增进人体健康具有十分重要的意义。

养肝是指使用保养肝脏的方法，滋补肝脏的不足或预防肝脏功能下降。使肝脏的功能正常，人体的气血就会通畅和谐，各个脏腑的功能也能维持正常运转。春季养肝的饮食方法主要有：

①“以脏补脏”：多吃些动物肝脏以保养肝脏，如常吃些枸杞猪肝粥、鸡肝粥等。

② 润肝明目：肝开窍于目，若肝血不足，则易使两目干涩，眼球浑浊，视力不佳，故有“春令进补有诀窍，养肝明目是首要”之说，宜多吃一些富含维生素 A 的食物，适当吃些荞麦、荠菜、菠菜、芹菜、莴笋、茄子、黄瓜、蘑菇等性凉味甘的食物。

③ 营养全面：宜多吃富含蛋白质、维生素的食物，多摄入一些鱼、虾等含优质蛋白的食物，多吃新鲜熟透的水果、菌类、花椰菜、四季豆、木耳等富含维生素和矿物质的食物。

④ 温补壮阳：适当摄入一些营养丰富，具有滋阴壮阳、养肝健脾功效的食物，如韭菜、葱、蒜、大枣、银耳等。

(3) 春季食补防疾病：春季是很多疾病的高发季节，在养肝的同时，还要注意预防疾病的发生。

感冒是春季容易感染的疾病，在饮食上可多吃些红薯粥、葱、蒜等，以养胃、正气、去积、化食、清热、减肥清肠，增强对疾病的抵抗力。

胃及十二指肠溃疡病在春季也易发作，饮食上应少食有较强刺激胃液分泌作用或产生气体的食物，如含肌酸、嘌呤碱等物质丰富的猪肉汤、鸡汤、鱼汤、牛肉汤和菠菜、豆类、动物内脏及刺激性调味品。在防治上可采用蜂蜜疗法，将蜂蜜隔水蒸熟后，于饭前空服，每日 3 次，共 100 毫升；或用牛奶 250 毫升，煮开后调入蜂蜜 50 克、白芨 6 克，调匀后服用。这些都有养阴益胃的功效。

老年人的许多疾病易在春季发作或加重。老年人患有慢性病，且体形孱瘦、腰酸眩晕、脸色萎黄、精神萎靡者，均可利用春季，根据个人体质和病情，选择平补饮食的方法，经常吃荞麦、薏仁等谷物，豆浆、赤豆等豆类，橘子、苹果等水果和芝麻、核桃等。老年人如有阴虚内热者，可采用清补的方法，吃一些梨、莲藕、荠菜、百合等食性偏凉的食物，食后有清热消炎的作用，有助于改善不良的体质。老年人在病中和病后恢复期，应采用进补的方法，一般以清凉、素净、味鲜可口、容易消化的食物为主，可选用大米粥、莲子粥、青菜泥、肉松等。

部分传染病也易在春季传播，在饮食上，一方面要注意饮食卫生，另一方面要摄入足够的维生素和矿物质，如小白菜、油菜、柿子椒、西红柿等新鲜蔬菜和柑橘、柠檬等水果，富含维生素 C，具有抗病毒作用；胡萝卜、苋菜等黄绿色蔬菜，富含维生素 A，具有保护和增强上皮细胞，从而抵抗各种致病菌的侵入；芝麻、青色卷心菜、菜花等富含维生素 E 的食物，可提高人体免疫功能，增强机体的抗病能力。

"肝阳上亢"的病人，春天易出现血压增高、头痛、头晕、失眠等症状，可经常吃些含钾丰富的香蕉、橘子、柠檬、梨、绿豆等；还可用芹菜 500 克水煎，加糖，代茶饮；或用芹菜 250 克，红枣 10 枚，水煎当茶喝；或将花生米用醋浸泡 5 天后，每天早晨空腹吃 10 粒。这些都有较好的降压效果。

（4）春季调节好情绪：春季雨水增多，天气变化不定，容易引起人的情绪波动，心神不安，影响身心健康。调节好情绪，使心情舒畅，既可防止肝火上越，又有利于阳气生长。因此，一定要保持心境平和，同时进行饮食调养，多吃些富含 B 族维生素的食物，如酵母、小麦胚芽、全麦片、肝脏等。

（5）春季饮食知宜忌：春季饮食要掌握食物的食性和一般饮食原则。在饮食调养上，宜选用辛甘之品，忌酸涩之食。宜清淡可口，忌油腻反胃；宜温热，忌生冷；宜平和，忌刺激；宜温凉适当，忌大寒大热。

（6）春季调理药膳

西芹百合炒核桃仁

【配方】 西芹 100 克，百合 100 克，核桃仁 100 克，芝麻少许，姜、蒜末各 10 克。盐 5 克，味精 3 克，鸡精 3 克，油少许。

【制作】 ①将西芹洗净，切断；百合掰开，洗净；核桃仁洗净，沥干。②将西芹、百合入沸水中焯水；核桃仁入油中炸酥；芝麻焙香。③锅中下油烧热，爆香姜、蒜末，将西芹、百合、核桃仁下入锅中翻炒，再下调味料调味，翻炒均匀，撒上焙香的芝麻即可。

【功效】 西芹性凉，味甘，含有芳香油及多种维生素、游离氨基酸等物质，有促进食欲、降低血压、健脑、清肠利便、解毒消肿、促进血液循环等功效。

铁板韭菜

【配方】 韭菜 400 克，虾仁 50 克，干辣椒适量。盐 5 克，味精 3 克，孜然少许，花雕酒适量，油少许。

【制作】①韭菜洗净，切成段，干辣椒切段。②虾仁洗净，用少许盐、花调酒腌制，入沸水中氽熟备用。③锅中放油，下入干辣椒、韭菜、孜然、虾仁及其他调味料炒匀，装入烧热的铁板上即可。

【功效】韭菜自古享有“春菜第一美食”的美称。它含有丰富的膳食纤维、胡萝卜素、维生素C等，具有温肾助阳、益脾健脾的功效。

猪肝汤

【配方】鲜猪肝50克，大米250克，盐、鸡精各适量。

【制作】①大米淘洗干净，用清水浸泡30分钟。②鲜猪肝洗净，切成薄片。③大米放入锅中，加入适量水，武火煮沸后转文火煮至米粒开花。④加入猪肝片迅速打散，煮至猪肝熟后，加入少许盐、鸡精调味即可。

【用法】不宜连续服用。

【功效】本品适宜儿童服用。春季是儿童生长最快的季节，猪肝中含有丰富的蛋白质、卵磷脂和微量元素，有利于儿童的智力发育和身体发育。

玫瑰枸杞粥

【配方】枸杞子10克，大米100克，干玫瑰花15克。

【制作】①将大米淘洗干净，倒入锅中，加适量水，武火煮沸，转文火继续熬煮20分钟。②枸杞子洗净，放入锅中，继续煮沸15分钟。③干玫瑰花用清水浸泡约半小时，关火前10分钟将玫瑰花放入粥中，搅匀即可。

【用法】早、晚随量服食。本品为滋阴理气之品，脾胃功能失调、久泻不愈、素体痰湿较重、大便黏腻者不宜久服。

【功效】大米可补中益气、健脾止泻、固护脾气；枸杞子滋补肝肾之阴，主治虚劳瘘弱、阴虚火旺；玫瑰花气味芳香，疏肝解郁，能理气调经。三者共煮成粥，有滋阴健脾、疏肝理气之功效。此粥可改善血糖和胆固醇水平，滋补肝脏，促进肝细胞新生。

山药红枣粥

【配方】鲜山药，大米各100克，红枣10克，冰糖适量。

【制作】①将鲜山药去皮，洗净，切片，大米淘洗干净，红枣洗净，去核。②大米放入锅中，添加适量清水，武火煮沸后加入山药片、红枣、再次煮沸后转文火煮至米烂粥稠。③加适量冰糖搅匀调味。

【用法】早晚温服

【功效】红枣性质平和，能养血安神，是春季良好的补品，但春季用红枣煮粥最好去核，因为红枣核容易在阳气升发时引起上火。

（二）夏季炎热宜清补

夏季，生机盎然，生物界一片欣欣向荣的景象，人体也处于新陈代谢旺盛的状态，是阳气最旺的季节。人体要顺应自然，在饮食滋补方面，坚持清热解毒、降火养心、健脾养胃、祛暑化湿的原则。

(1) 夏季"降火"要适当：夏季，气候炎热而生机盎然，人体新陈代谢旺盛，阳气外发，伏阴在内，气血运行也相应旺盛，且趋于体表，汗易外泄耗气伤津，人体容易"上火"，许多人注重"降火"保健，不过"降火"不能过火。

引起"上火"的原因很多，除了气候因素外，还有情绪波动、劳累过度、饮食不当、消化不良等因素，它们都会导致体内产生各种"热"的症状，如咽喉干痛、两眼红赤、鼻腔热烘、口干舌燥、流鼻血、烂嘴角、牙痛等。

人们往往习惯地认为夏天气温高，人体内自然就"火"大了，多喝点菊花、胖大海、金银花等，不仅能解渴消暑，还能驱走内火。于是这些备受青睐的传统"降火"凉茶，一些人整日茶不离嘴，一天到晚随时"降火"。

然而，这些人都出现了食欲不振、口舌生疮、失眠、腹泻等"凉茶过敏"症状，也就是典型的"降火"降过了火。

适宜的"降火"方法还是以饮食调理为主，多食点酸味食物以生津止渴，多吃点苦味辛味食物，以避免心气偏亢，有助于补益肺气。夏季养生，要以清补、助阳、滋阴为目的，以降心火，养肺气。

(2) 夏季养生重养心：根据顺应四时的养生法则，人在整个夏季的养生中要特别养护好心脏。心脏的阳气能推动血液循环，维持人的生命活动。俗话说："春困秋乏夏打盹"，夏季人常有的精神萎靡、倦怠乏力的现象，就是因为"暑盛湿重"，既伤肾气又困脾胃。然而，苦味食物中所含有的生物碱具有消暑清热、促进血液循环、舒张血管的作用，可补气固肾、健脾除湿、清心除烦、醒脑提神、颐养心脏、增进食欲。因此，在酷暑盛夏，多吃些苦味食品对养心具有重要作用。

苦味食物主要有苦瓜、苦笋、苦丁茶、西洋参、啤酒等，都是夏季养心的食物佳品，同时具有健脾开胃的作用。

夏季养心除了多吃些苦味食品外，还要特别注意以下饮食习惯，做到六多：

① 多喝粥汤：如荷叶粥、绿豆粥、莲子粥、莲藕粥、金银粥及圆肉柏子仁炖猪心、田七薤白鲜鱼汤、荷叶西瓜皮海蜇汤、薏米冬瓜荷叶猪骨汤、乌梅小豆汤等。

② 多喝茶：喝茶能使人感觉清凉舒适，渴感全消，能降低皮肤温度1℃~2℃。若在茶中适当加些盐，可弥补出汗损失的盐分，预防中暑。

③ 多吃青菜：如各种瓜类、小白菜、香菜、菠菜、苦菜等，含有丰富的矿物质和维生素，而且清淡味鲜也不油腻。

④ 多吃“杀菌”蔬菜：如大蒜、洋葱、大葱、青蒜、蒜苗、韭菜等，含有丰富的植物广谱杀菌素，对各种球菌、杆菌、真菌和病毒有杀灭和抑制作用。

⑤ 多吃瓜果：如西瓜、香瓜、黄瓜、冬瓜、丝瓜、佛手瓜、猕猴桃、橘子、苹果等，具有生津止渴、清热解暑、降低血压、保护血管等作用。

⑥ 多补钾：夏天出汗较多，钾的流失也多，因此，应多吃些含钾丰富的食物，如草莓、杏子、李子、桃子、荔枝、毛豆、芹菜、大葱、茶叶等。

（3）夏季清补防疾病：夏季是一些心脑血管疾病的高发季节，特别是中老年患者，更易复发，甚至危及生命，因此要注重饮食清补，预防各种疾病的发作。

心脑血管疾病是夏季高发疾病，其主要原因：一是夏季气温升高，人体皮下血管扩张，血流量比平时增加3~5倍，加重心脏负担，导致缺血或心脑血管堵塞；二是夏季人体新陈代谢加快，对氧的需求量增大，而空气中氧含量降低；三是夏季天气闷热，人的情绪容易烦躁，易致植物神经紊乱，引发心率失常、脑梗死、心梗等；四是闷热的天气影响睡眠，使人急躁不安，易怒，导致一些疾病发作。因此，冠心病、风湿性心脏病、肺源性心脏病、高血压性心脏病、高血压、高血脂、高血糖等病人应提高警惕，谨防疾病发作。为预防这类疾病的发作，就需要改善不良生活行为方式。饮食上，应戒烟，适量饮酒，特别注意防暑降温，清淡饮食，少吃肉，多喝水。同时，心态要平和，保持生物钟的规律性。在饮食调养上，水分摄入要充足，早起空腹一杯温开水，米面杂粮都要吃，新鲜蔬果要多吃，睡眠一定要充足。

皮肤病是小满期间的高发病，如脚气、湿疹、下肢溃疡等。在饮食上要特别注意调养，宜常吃具有清热健脾利湿的食物，如赤小豆、绿豆、苡仁、冬瓜、丝瓜、黄瓜、西瓜、水芹、荸荠、黄花菜、黑木耳、胡萝卜、藕、西红柿、山药、鲫鱼、草鱼、鸭肉等；忌食膏粱厚味、甘肥滋腻、生湿助湿的食物，如动物脂肪、海鲜鱼类、生韭害蒜、羊狗鹅肉等。

焦虑也是大暑季节易发的一种心理疾患，对人的身心健康造成极大危害。要特别注意静心养生，注意调节饮食起居，保证睡眠充足。饮食上要清淡些，常吃些绿豆、百合、黄瓜、豆芽、鸭肉等食物；同时注意消暑补气，多吃冬菇、紫菜、西瓜、番茄等食物。

（4）夏季食补巧选择

① 勤吃酸味食物：夏季多吃酸味食物具有敛汗祛湿、杀菌防病、增强胃液杀菌能力、利于营养吸收等好处。可选择枇杷、芒果、青梅、葡萄、李子、杏、柠檬、山楂、海堂、橄榄、梨、西红柿等食物。

② 多吃清热解毒、祛暑利湿的食物：如绿豆、蚕豆、赤小豆、黄豆、萝卜、茄子、芹菜、白菜、茭白、茼蒿、黄花菜、竹笋、荸荠、西瓜、冬瓜、丝瓜、苦瓜、黄

瓜、菊花、荷叶、苋菜、菱角、香蕉、青鱼、鲫鱼、鲢鱼、茶等。

③ 常吃健脾养胃、滋阴补气的食物：茭白、藕、菠菜、胡萝卜、西红柿、苹果、葡萄、桑葚、莲子、牛奶、鸡蛋、蛤蜊、鸭肉、鹅肉、青鱼、鲢鱼、鲫鱼、赤小豆、豆腐、枸杞苗、桃、甘蔗、甜瓜、西瓜、橘子等食物。

④ 夏季饮食知宜忌：夏季，在饮食调养上要注意四宜四忌：一是宜清淡爽口，忌肥腻厚重；二是宜酸苦味，忌辛辣味；三是宜清热利湿，忌助热生湿；四是宜多饮茶水，忌不吃蔬果。

(5) 夏季调理药膳

凉拌海带丝

【配方】 海带 400 克，红椒 1 个，香菜少许。盐 5 克，味精 2 克，醋、香油各适量。

【制作】 ①海带泡发，洗净，切成丝；红椒切丝，香菜洗净，切成段。②海带丝入沸水中氽烫后捞出沥干水分。③海带丝放入碗中，下入调味料、红椒丝、香菜拌匀即可。

【功效】 在夏季，炎热的天气很容易影响人的食欲，使人没有胃口。凉拌海带丝味道鲜美，能很好地帮人开胃。

凉拌苦瓜

【配方】 苦瓜 200 克，盐 3 克，红油 10 毫升，味精 3 克，鸡精 3 克，红油 10 毫升。

【制作】 ①苦瓜洗净，切成片。②锅中放水烧开，下入苦瓜氽烫至熟后捞出控水。③将调味料放入苦瓜中，拌匀即可。

【功效】 苦瓜是夏季用来清暑去热的蔬菜，含有丰富的 B 族维生素、维生素 C 及钙、铁等，并有明显的降血糖作用，对糖尿病有一定疗效。

凉拌鱼腥草

【配方】 鱼腥草 100 克，红椒 1 个，香菜少许，辣椒适量，盐、酱油、醋、白糖、姜葱末各适量。

【制作】 ①鱼腥草洗净，切成长段；红椒切丝，香菜切碎备用。②鱼腥草、辣椒丝加盐拌匀，腌制 10 分钟。③将过程②的材料沥干水分，加入剁椒、香菜和所有调料味拌匀即可。

【功效】 鱼腥草味辛、微苦，归肺经，清热解毒的作用颇佳，非常适宜夏季食用。

西兰花笋尖

【配方】 西兰花 300 克，笋尖 100 克。蒜茸 50 克，盐、味精、鸡精适量。

【制作】①西兰花洗净，切成小朵，笋尖洗净切成块。②锅中放水，下入盐，将西兰花汆烫捞出，再下入笋尖汆烫。③西兰花摆在盘子边上，锅中放油爆香蒜茸，下入笋尖和调味料炒至入味，盛盘即可。

【功效】夏季人们吃冷食较多，病菌容易被吃进体内，此时多吃西兰花可增强肝脏解毒能力并能提高机体的免疫力，预防感冒和维生素C缺乏病的发生。

薏米绿豆汤

【配方】薏米、绿豆各50克，大米100克。

【制作】①将薏米、大米、绿豆洗净，浸泡2小时。②锅里放水煮沸，将薏米、大豆、绿豆放入锅内煮沸，用文火煮至米、豆烂熟即可。

【用法】夏季可每1–2周食用一次。面部痤疮、扁平疣患者可经常食用。阴虚之人不宜食用。

【功效】有补益元气、调和五脏、清暑利水、安神、止消渴、利肿胀、解毒等功效。

莲子银耳羹

【配方】去芯莲子30克、银耳20克、冰糖少许。

【制作】①将莲子、银耳洗净备用。②锅中放入400毫升水放入莲子、银耳用文火煮烂，放冰糖少许即可。

【用法】每日清晨食用。便秘者忌食莲子。

【功效】莲子能补脾胃虚弱、除烦热、清心火，还可养心安神；银耳能润肺神经、益气和血、健脑嫩肤，可治肺热咳嗽、久咳喉痒、咳痰带血、痰中有血丝。莲子、银耳二味合用能气阴双补。

（三）秋季凉爽宜平补

秋季，秋风细雨，气候凉爽，是“秋冬养阴”的开始，去旧更新，有利于调养生机，是人体进行食补的好季节，更是老年人和患有慢性疾病的人进行滋补食疗的大好时节。在饮食养生方面，要坚持滋阴润肺、益中补气、养胃生津、甘润温养的平补原则。

1. 秋季养生宜润肺

秋季万物成熟，是果实累累的收获季节，也是千树落叶、万花凋零的时节。人们常会出现阴虚火旺的症状，如口干舌燥、眼角干涩、皮肤发紧、咽干口渴等现象。中医认为，秋天五脏属肺，肺主气，可呼吸，以鼻腔与大气相连，以皮肤汗孔与外界相通。因此，秋季养生以肺为先，饮食应以滋阴润肺为宜。可适量喝些开水、淡茶、果汁饮料、豆浆、牛奶等流质，多吃些梨、甘蔗、荸荠、莲子、柿子、蜂蜜、百合、银耳、茭白、南瓜、红枣、核桃等食品。

另外，秋季还容易出现秋燥，导致咽干、口燥、音哑、伤肺等，出现皮肤干涩、皲裂等症状。在饮食上以滋阴润肺，不腻不燥为原则，可适当吃些百合、沙参、桑葚、银耳等食物。

2. 秋季平补多防病

根据中医春夏养阳、秋冬养阴的原理，抓住秋冬进补的最佳时期，科学进补可恢复和调节人体各脏体机能，预防多种疾病，增进人体健康。

脾胃不适是进入秋季时常见的现象，应在秋季进补前给一个调整期，可先适当吃些富含营养、易于消化的食物，如鱼、鸡蛋、山药、莲子、奶类、豆类、新鲜蔬菜和水果等，以调理脾胃。待后，再予以平补。

胃病是秋后的多发病，原有胃病患者更易复发，因此，秋季要养护好胃，注意胃病的保暖，适时增添衣服，睡觉谨防受凉。饮食上，首先要吃好早餐，温热适当，不宜过热过凉，应喝些热的稀饭、燕麦片、豆浆、芝麻糊等，吃些馒头、面包、鸡蛋、豆制品、花生、瘦肉、蔬菜和水果等；其次，饮食以温软淡素为宜，做到少吃多餐，定时定量；再次，进食时细嚼慢咽，以利消化吸收，减轻胃肠负担。

呼吸道疾病容易在秋季发作，感冒、支气管病和哮喘病等都是此时的高发病。这时的养生重点是加强身体锻炼，注意早晚不要受凉，保持口腔清洁，饮食上应以清润、温润为主，多食芝麻、核桃、糯米、蜂蜜、乳品、雪梨、甘蔗等食物，还要多喝开水、淡茶、牛奶、豆浆、果汁饮料等。老年胃弱的人，可在早晨喝些粥，如百合莲子粥、银耳冰糖糯米粥、杏仁川贝糯米粥、黑芝麻粥等。有过敏体质的患者，平时要少吃或不吃鱼虾海鲜、生冷炙烩腌菜和辛辣酸咸甘肥的食物。

3. 秋季进补讲方法

秋季进补不是一成不变，而是有先有后，讲究方法。科学的滋补方法是先排毒，再养胃，最后进补。

排毒主要是对三个主要器官的毒素进行清理：一是肝脏排毒，可多吃些胡萝卜、大蒜、葡萄、无花果等食物；二是肾脏排毒，饮食上可多吃些黄瓜、樱桃等有助于肾脏排毒的蔬菜水果；三是润肠排毒，在日常生活中多吃些魔芋、海带、黑木耳、猪血、苹果、蜂蜜、糙米等。

养胃是排毒后，先补充一些富含营养且又易于消化的食物，如鱼、瘦肉、鸡蛋、牛奶、山药、莲子、蜂蜜等，以调理脾胃功能，为进补做好准备。

进补是秋季养生的关键环节，应以平补为宜，选用温寒之性不明显的平性滋补品，要甘润温养，调养肺脏，多吃水果，如梨、葡萄、大枣、柑橘、甘蔗、柿子等。

4. 秋季饮食知宜忌

秋季进补应遵循科学，不可乱补。在饮食调养上应注意宜忌：一是宜甘润温养，忌虚实不分；二是宜调理脾胃，忌无病乱补；三是宜循序渐进，忌恒补不变；四是宜荤素搭配，忌凡补必肉。

5. 秋季调理药膳

(1) 青红萝卜煲瘦肉

【配方】 青、红萝卜个 400 克，瘦肉 150 克，原条筒骨 250 克，茅根 6 克。盐少许。

【制作】 ①青、红萝卜去皮切段，原条筒骨洗净，用刀背敲裂即可。②萝卜、筒骨连同洗净的茅根、瘦肉放入煲内加上清水，大火煲 25 分钟，改小火煲 3 小时加盐调味即可。

【功效】 有润燥清肺、利气和胃之功效，是秋季预防燥咳、清虚火、开胃健脾的常用之品。

(2) 秘制野兔

【配方】 兔子半只，葱 1 根，姜、蒜少许。盐 5 克，味精 3 克，生粉、芝麻、油各适量。

【制作】 ①将兔子肉洗净，切成块，用盐、味精、生粉裹匀，腌制；葱洗净，切段。②锅中下油烧至五成热，将兔子肉下入锅中滑油，再捞出沥油。③锅中留少许底油，爆香姜、蒜，将兔子肉下入锅中，加少许水，焖干，盛入煲中，再撒上葱段、焙香的芝麻即可。

【功效】 兔肉性凉味甘，素有“保健肉”、“荤中之素”、“美容肉”、“百味肉”之称。每年深秋味道更佳，是肥胖者和心血管病人的理想肉食。

(3) 炒玉米

【配方】 玉米粒 200 克，胡萝卜 50 克。熟猪油 30 毫升，盐 5 克，味精 3 克，生抽、醋各 8 毫升。

【制作】 ①玉米粒洗净；胡萝卜洗净，切成小丁。②炒锅置旺火上，下入熟猪油，烧至四成热时，将玉米粒、胡萝卜丁下入锅中大火快炒 3 分钟，再下盐、味精、生抽、醋调味，翻拌均匀即可装盘。

【功效】 玉米性平味甘，入肝、肾、膀胱经，有利尿消肿、健脾渗湿、调中开胃、益肺宁心、清湿热等功能，立秋时令食用不但能祛秋燥，还有助于延缓衰老。

(4) 香菇烧牛肉

【配方】 牛肉 500 克，鲜香菇 150 克，姜块、蒜瓣、葱段、豆瓣酱、山柰、大料、桂皮、花椒、盐、白糖、酱油、胡椒粉、料酒、鲜汤、水淀粉、植物油各适量。

【制作】 ①将牛肉切小块，入沸水中焯至变色，捞出，冲洗干净；香菇洗净，去蒂，切块。②锅中倒入植物油烧热，放入花椒、豆瓣酱炒香，倒入鲜汤，煮沸后去渣。③转入高压锅，放入牛肉块，加香菇块、姜块、蒜瓣、葱段、山柰、大料、桂皮、胡椒粉、酱油、料酒、白糖，上火压约20分钟至熟软后，加盐调味，将牛肉块连汤汁倒入炒锅内。④用水淀粉勾芡，起锅装盘即可。

【用法】 早晚随量服。老年、幼儿及消化功能弱的人不宜服；患皮肤病、肝病、肾病的人应慎食。

【功效】 本品补中益气、滋养脾胃、强健筋骨，秋季常食，能强健体魄，提高人体免疫力。

(5) 贝母秋梨

【配方】 雪花梨1个（约250克）、川贝母6克，百合（干）10克，冰糖15克。

【制作】 ①将雪花梨洗净，靠柄部横断切开，去核。②将川贝母及百合洗净，研碎成末，放入梨中，把梨上部拼对好，用牙签插紧；把梨放入碗中，加入冰糖、少许水，将碗放入锅内蒸40分钟，直至梨肉软烂。③揭开盖，将药与梨肉混匀，吃梨喝汤。

【用法】 发病时，可每日服用。脾胃虚寒、咳痰白稀者不宜食用。

【功效】 具有润肺止咳的功效。川贝母善治肺部燥热、咳嗽痰黏；百合清热、养阴、润肺、清心安神；梨味甘、微酸、性凉，归肺、胃经，有润肺消痰、清热生津之功效。

(四) 冬季寒冷宜温补

冬季，气候寒冷，寒风刺骨，是饮食进补的最佳时机。冬季进补应顺应自然，注意养阴，以滋补为主。在饮食调养上应坚持滋阴潜阳、补肾温阳、培本固元、强身健体的原则。

(1) 冬季养阴重温补：冬季寒风彻骨，滴水成冰，万物敛藏，养生应该顺应自然，收藏阴精，注重温补。在饮食中多吃些温性、热性的食物，以提高人体抗寒能力。一要多补充富含碳水化合物、脂肪、蛋白质的热源食物，增加热能的供给，以提高身体对低温的耐受能力，如多吃些瘦猪肉、羊肉、狗肉、鸡鸭肉、鸡蛋、鱼、虾、牛奶、豆制品等食物；二要多补充含蛋氨酸和无机盐丰富的食物，以提高机体的防寒能力，如多摄入芝麻、葵花子、核桃仁、大枣、龙眼肉、山药、酵母、乳制品、莲子、百合、栗子、胡萝卜、大白菜等食物。

(2) 冬季食补宜养肾：冬季，天寒地冻，万物守藏，是肾最易受到伤害的季节，也是补肾的最好时机。肾是人体的根本所在，是人体生命活动的源泉。饮食调养宜以温补类食物为主，注重补肾温阳。如可以鹿肉、狗肉、羊肉、麻雀、韭菜、虾仁、栗子、胡桃仁来温补肾阳；以海参、龟肉、芝麻、黑豆等来填精补髓。同时，要适当的减少咸味，多吃辛辣味。冬季进补还需分清体质。偏于阳虚者食补以羊肉、狗肉、鸡肉、韭菜等温热品为宜；偏于阴虚者以食鸭肉、鹅肉为好；气虚者常用人参、山药、大枣、鹿肉等食物；血虚者常食木耳、甲鱼、羊肝等食物。

(3) 冬季滋补防疾病：冬季是高血压、冠心病、脑出血、脑梗死、慢性支气管炎、尿多症、冻疮等疾病的高发季节。俗话说，“三九补一冬，来年无病痛”，“冬季进补，三春打虎”。冬季进补能调节体内物质代谢，提供机体物质能量，提高机体免疫能力，增进身体健康。

预防心脑血管疾病，应该从小开始，不抽烟、少喝酒、合理营养、规律饮食、适量运动。在冬季预防中，要放松心情、愉快生活，不要搬动重物，过量饮酒、过度疲劳，应避免精神紧张和压力过大。在饮食上，适当多摄入碳水化合物、脂肪，特别是蛋白质含量高的食物，但脂肪摄入不宜过多，关键是控制热能总量，坚持“七八分饱”的原则，以防高血脂和肥胖病等慢性病的发生。在体内适当贮当一些能量，可为来年的“春生夏长”做好准备，对预防感冒、哮喘、气管炎等疾病及旧病复发具有一定作用。

多吃些富含维生素 B_2、维生素 A、维生素 C 的食物，可防口角炎、唇炎、舌炎、皮肤干燥、皲裂等疾病的发生。富含维生素 B_2 的食物有动物肝脏、鸡蛋、牛奶、豆类等；富含维生素 A 的食物如动物肝脏、胡萝卜、南瓜、红心红薯等；富含维生素 C 的食物主要是新鲜蔬菜和水果。

怕冷与缺乏钙和铁有关。因此，补充富含钙和铁的食物可提高御寒能力。如牛奶、豆制品、海带、紫菜、鱼虾、贝类等食物含有较丰富的钙；动物血、蛋黄、猪肝、黄豆、芝麻、黑木耳和红枣等富含铁。

冬枣含有丰富的维生素 C、维生素 A、维生素 E、钾、钠、铁、铜等多种维生素和微量元素，有“百果之王”和“活维生素丸”的美誉。冬季多吃冬枣，除了可促进新陈代谢，增强抵抗力，预防感冒外，还可软化血管，是预防高血压、冠心病和动脉硬化的理想水果。

(4) 冬季饮食知宜忌：冬季养生要注重饮食进补，既要补充足够营养，又要保护人体阳气，要坚持中医“春夏养阳，秋冬养阴”的原则，不可胡补乱补，应注意饮食宜忌，做到六宜六忌：一宜持续进补、适量适度，忌恒补不变、多多益善；二宜平衡进补，忌凡补必肉；三宜温补肾阳，忌盲目进补；四宜对症下药，忌虚实不分；五宜药食兼补，忌以药代食；六宜实用价廉，忌越贵越补。

5. 冬季调理药膳

白菜炒木耳

【配方】 木耳 50 克，大白菜 300 克。盐 5 克，味精 3 克，蚝油 10 克，油少许。

【制作】 ①木耳泡发，大白菜洗净，切成片。②大白菜入沸水中汆烫后捞出控水，木耳择洗干净。③锅中放少许油，下入大白菜、木耳、调味料炒至入味即可。

【功效】 冬季是心血管病的高发季节，发生率约为夏季的两倍。常吃黑木耳能减少心脑血管病的发生几率。

脆萝卜皮

【配方】 白萝卜皮500克，剁椒20克。盐5克，味精3克，糖少许，香油3毫升。

【制作】 ①将白萝卜皮洗净，切片。②将白萝卜皮用盐、剁椒腌制半小时。③拌入其他调味料即可。

【功效】 俗话说“冬季萝卜赛人参”，萝卜的营养成分有很大一部分存在于萝卜皮当中。这道菜专吃萝卜皮，营养价值不菲，是冬季的一道开胃小菜。

狗肉火锅

【配方】 狗肉750克，干辣椒100克，大蒜10克，姜50克，香葱20克。八角、桂皮、料酒、豆瓣酱、味精、汤各适量。

【制作】 ①将狗肉洗净，剁成3厘米见方的块，入沸水中汆烫后捞出。②干辣椒、大蒜、八角、桂皮洗净，姜切片，葱切段。③锅中放油，爆香葱、姜、蒜，下入狗肉加料酒炒干水分，加八角、桂皮、干辣椒、豆瓣酱、高汤焖煮2小时，下味精调味，装入准备好的火锅内即可。

【功效】 狗肉味甘咸性温，有补脾胃、填精髓、益血脉、壮腰膝的功效。冬季正是吃狗肉的黄金时节。

杞枣黑豆煲猪骨汤

【配方】 猪排或羊骨100克，枸杞子10克，黑豆50克，红枣20克，盐适量。

【制作】 ①取猪排或羊骨洗净，放入砂锅，加水适量煮沸，撇去浮沫，放入黑豆、红枣炖煮。②煎炖1~2小时后去骨，放入枸杞子煮沸，加盐调味即可。

【用法】 饮汤吃肉，吃枸杞子、黑豆、红枣，隔日1剂。

【功效】 本膳具有补血生精的作用。枸杞子性味甘、平，有滋肾润肺、补肝明目等作用；红枣和中健脾、解药毒、保护肝脏，用于大便稀薄、小儿腹泻等症的辅助治疗。

当归生姜羊肉汤

【配方】 当归30克，姜片25克，羊肉（或牛肉、牛骨）250克，盐适量。

【制作】 ①将姜片和羊肉分别洗净。②羊肉切块，和当归、姜片一起放入砂锅中，加适量水，武火煮沸，转文火炖熟。③加适量盐调味即可。

【用法】 饮汤吃肉，冬季可常食。但内热明显的人，应少食用。

【功效】 俗话说“秋冬羊肉赛金丹”。羊肉具有暖中祛寒、温补气血、壮阳肾、增精血的功效，每到冬季，就成为滋补佳品，备受青睐。当归补血活血。

二、脏腑调养

脏腑是人体内脏的总称，古人把内脏分为五脏和六腑两大类：五脏是心、肝、脾、肺、肾；六腑是胆、胃、大肠、小肠、膀胱和三焦。此外还有一个心包络，它是心的外卫，在功能和病态上，都与心脏相互一致，因此，它也是属于脏。

五脏的作用是储藏精气津液，六腑是主出纳转输。但是脏腑的功能，并不是各自为政，而是在相互依存、互相制约的情况下，各负其责，构成一个完整的机体：不但在人体内部脏与腑、腑与脏之间相互联系、脏腑之间互为表里，而且与外界自然环境的变化、四时气候的转移、精神活动等方面，都是息息相关，互为影响。

脏腑学说，除了一般从形态上指出它的实质外，更重要的是从动态上去认识它的功能活动，而联系到病理变化。并且无论在功能和病态上所指的。并不是单纯一个脏器本身，而是代表着某一系统的活动情况

五脏藏而不泻，属阴属里，在生理和病理上都较六腑更为重要。这里重点介绍五脏。

（一）养心调理药膳

1. 洋葱炒辣椒

【配方】 红甜椒150克，黄甜椒150克，洋葱100克。盐5克，味精少许，油少许。

【制作】 ①红、黄甜椒、洋葱洗净后切长粗条。②以油一匙起油锅，放入洋葱炒至变软，加入红、黄甜椒，再放入调味料即可。

【功效】 甜椒含丰富的维生素C、β-胡萝卜素和番茄红素，这些都市能保护身体细胞不受自由基伤害，延迟老化的重要成分。甜椒还有强化指甲、滋养发根、促使皮肤光滑细嫩的功效，因其味甘性平，任何体质均可食用。另外，洋葱的类黄酮可以预防动脉硬化，寡糖与纤维可以促进排便，葱蒜辣素可以杀菌，香味可以安定神经，与甜椒一同烹调更能提升营养价值。

2. 党参大枣猪心汤

【配方】 桂枝5克，党参10克，大枣6枚，猪心半个。盐5克。

【制作】 ①猪心挤去血水，放入沸水氽烫，捞起，冲净，切片。②桂枝、党参、大枣盛入锅中，加3碗水以大火煮开，转小火续煮20分钟。③再转中火让汤汁滚沸，放入猪心片，待水一滚，加盐调味即可。

【功效】 猪心，性味甘、咸、平，有安神定惊、养心补血之功效。猪心作为营养

与药用菜肴，已有悠久的历史了。民间素有“以心补心”之说，这也是有道理的。另外，党参的主要功效是补气，能安精神、止惊悸，配伍猪心煲汤，安神宁心效果更佳。但虚火旺，有出血，如鼻血、牙龈出血、便血、尿血者不宜饮此汤。

3. 银杏冬瓜汤

【配方】 银杏 50 克，冬瓜、猪棒子骨各 500 克，料酒、姜片、葱段、盐、味精、胡椒粉各适量。

【制作】 ①银杏去壳、芯，洗净；猪棒子骨洗净，敲破；冬瓜洗净，连皮切块。② 炖锅内放入银杏、猪棒子骨、冬瓜、料酒、姜片、葱段，加 2500 毫升水，大火烧沸，改用小火煮 35 分钟，加入盐、味精、胡椒粉调味即可。

【用法】 每2~3 日 1 次

【功效】 补血养心，补中养神，健脑益智。

4. 桂圆红枣粥

【配方】 桂圆 6 个，红枣 6 颗，大米 60 克。

【制作】 ①桂圆去壳、核，洗净；红枣洗净；大米淘净。②锅中放入红枣、大米、桂圆肉，加适量水，小火煮至粥成即可。

【用法】 温热服食。每 3~5 日 1 次。

【功效】 养心安神，健脾补血。适用于心血不足的心悸、神经衰弱、自汗盗汗等症。

（二）养肝调理药膳

1. 红枣菊花粥

【配方】 红枣 50 克，菊花 15 克，大米 100 克，红糖适量。

【制作】 ①大米淘净；红枣洗净，用清水泡软；菊花洗净。② 砂锅中放入红枣、大米、菊花，加适量清水熬煮，待粥稠时，放入红糖搅匀即可。

【用法】 每晚食用。

【功效】 健脾补血，清肝明目。

2. 沙参枸杞粥

【配方】 枸杞子 15 克，沙参 12 克，玫瑰花瓣 3 克，大米 100 克，白砂糖适量。

【制作】 ①枸杞子、沙参、玫瑰花瓣分别洗净。②锅内放入沙参，加适量水，小火煎成浓汁，去渣取汁，待用。③ 锅内放入沙参汁、大米、枸杞子，加适量水，大火烧沸，改用小火煮至粥熟，下入玫瑰花稍煮片刻，调入白砂糖即可。

【用法】 每日 1~2 次。

【功效】 补肾益精，养阴柔肝，疏肝解郁。适用于气滞血淤型慢性肝炎。

（三）养脾调理药膳

1. 黄豆薯仔煲排骨

【配方】 黄豆100克，薯仔500克，排骨250克，瘦肉100克。盐4克。

【制作】 ①薯仔刮皮切件，洗净；排骨斩成块洗净，入沸水中氽去血污。②将洗净的黄豆、瘦肉连同薯仔、排骨放入煲内加上清水，大火煲25分钟，转小火煲2.5小时加盐即可。

【功效】 黄豆调中下气、利水解毒；薯仔健脾益气、和胃调中；排骨解毒；瘦肉滋阴，故而本汤对脾胃有保健作用，可用于治疗湿毒内注的皮肤湿疹，对小儿尤佳。

2. 淮山土茯苓炖金钱肚

【配方】 淮山10克，土茯苓15克，花生肉5克，黑枣2枚，金钱肚1个，牛腱肉10克。盐5克。

【制作】 ①金钱肚反转肚衣，去尽秽物，洗净；鲜茯苓切片，黑枣去核。②将所有原材料放入炖盅内注入清水，加盖隔水大火炖20分钟，转小火炖3小时，加盐调味即可。

【功效】 淮山能益脾气、养脾阴、止泻，土茯苓能健脾渗湿，花生、黑枣能补血和胃，金钱肚能补脾健胃。此汤对健脾养胃、胃纳呆滞、体虚乏力等症有较好的疗效。

3. 山莲葡萄粥

【配方】 葡萄干50克，山药、莲子各40克，白砂糖适量。

【制作】 ①葡萄干洗净；山药去皮，洗净，切成薄片；莲子洗净，去芯。②锅内放入葡萄干、山药、莲子，加适量水，大火烧沸，改用小火熬煮至熟，加入白砂糖，拌匀即成。

【用法】 早晚食用。

【功效】 补脾益心。适用于面色黄白、乏力倦怠、形体瘦弱、腹胀便溏、骨质疏松等症。

4. 黄芪牛肉粥

【配方】 黄芪10克，牛肉、大米各100克，胡椒粉、味精、盐、姜末、葱末各适量。

【制作】 ①牛肉洗净，去筋膜，剁末；大米淘净，用清水浸泡半小时；黄芪装入纱布袋做成的药包。②取一盆，加入胡椒粉、盐、味精、姜末，放入牛肉末，拌匀。③锅内放入大米、1000毫升清水，大火烧沸，加入药袋，改用小火熬煮至牛肉熟软，加入葱末，搅匀即可。

【用法】 佐餐食用。

【功效】 补中益气，滋养脾胃，强健筋骨，化痰息风，延年益寿。

（四）养肺调理药膳

1. 罗汉果川贝炖鹌鹑

【配方】 罗汉果 30 克，川贝 20 克，枸杞 20 克，鹌鹑 2 只。盐 5 克

【制作】 ①将罗汉果、川贝、枸杞冲洗干净；将鹌鹑宰杀，去毛、内脏，入沸水中氽去血渍。②罗汉果、川贝、枸杞、鹌鹑一起下入炖盅中，加适量水，隔水用文火炖 2 小时。③炖至鹌鹑熟烂，再下盐调味即可。

【功效】 中医药学认为，罗汉果甘、酸、性凉，有清热凉血、生津止渴、润肺化痰等功效。川贝味苦、甘、微寒，归心、肺经，有润肺化痰、清热散结的功效。此汤对呼吸系统有一定的食疗效果，但脾胃虚寒及寒痰、湿痰者慎用。

2. 白果青鱼丸

【配方】 青鱼 500 克，白果 50 克，青菜 100 克，红椒 1 个。食盐 5 克，味精 2 克，生粉 5 克。

【制作】 ①青鱼杀洗干净后取肉，剁成鱼茸，再做成鱼丸备用。②青菜取梗，和白果一起氽水。③起锅，将青鱼丸、青菜、白果一起入锅，放盐、味精，打生粉芡汁出锅，装盘，再放红椒片装饰即可。

【功效】 白果又名银杏，性平，味甘苦，能敛肺润肺、止咳平喘。青鱼营养丰富，所含的硒元素有预防化学致癌物诱发肿瘤的功能，其所含的核酸对呼吸系统肿瘤也有抑制作用，搭配能化痰定喘的白果，食疗效果更佳明显。

3. 桔梗酿雪梨

【配方】 桔梗 6 克，糯米 30 克，雪梨 1 个，蜜饯冬瓜 6 克，冰糖适量。

【制作】 ①桔梗洗净，研成粉；糯米淘净；梨去皮，从上端 1/3 处切下为盖，用小勺挖出梨核，剩余部分即为梨盘；蜜饯冬瓜切小条。②锅内放入糯米，上笼蒸熟。③ 梨盘内放入桔梗、冬瓜条、冰糖、熟糯米，盖上梨盖。④ 蒸碗内放入梨，加水没过梨面，大火蒸 1 小时即可。

【用法】 每日 2 次，适量食用。

【功效】 化痰利咽，润肺止咳。

4. 白术百合粥

【配方】 白术 15 克，百合 20 克，大米 60 克。

【制作】 ①百合洗净，用清水浸泡 6 小时；白术洗净，用清水浸泡 1 夜，切丁；大米淘净。② 锅中放入大米、百合、白术，加入适量清水，大米烧沸，改用小火煮 55 分钟即可。

【用法】 作主食或佐餐食用。

【功效】 润肺、健脾、减肥。

（五）养肾调理药膳

1. 韭菜炒虾仁

【配方】 韭菜 200 克，虾仁 50 克，姜片、葱段、盐、植物油各适量。

【制作】 ①韭菜洗净，切段；虾仁洗净。② 炒锅放植物油烧至六成热，下入姜片、葱段爆香，放入虾仁、韭菜、盐，炒熟即成。

【用法】 佐餐食用。

【功效】 补气血，暖肾，降血压。适用于高血压病肾阳虚型患者食用。

2. 香酥山药

【配方】 山药 500 克，白砂糖、水淀粉、植物油、醋、味精、香油各适量。

【制作】 ①山药洗净，蒸熟，去皮，捣烂；红枣洗净，煮熟，去皮、核；茯苓研为细粉。② 取一蒸碗，放入茯苓粉、枣肉、山药揉匀，制成糕，上笼蒸熟后淋上蜂蜜即可。

【用法】 代主食吃

【功效】 适用于皮损色暗、水疱不多但滋水浸淫之湿疹。

3. 苁蓉羊肉粥

【配方】 羊肉、大米各 60 克，肉苁蓉 15 克，盐、鸡精各适量。

【制作】 ①羊肉、肉苁蓉分别洗净，切碎。② 砂锅中放入肉苁蓉，适量水，小火煎汁，拣去药渣，放入羊肉、大米同煮。③ 待粥成，加入盐、鸡精调匀即可。

【用法】 适宜于冬季服食，5~7 日为 1 个疗程。

【功效】 补肾助阳，健脾养胃。适用于肾阳虚衰所致的女子不孕、腰膝冷痛、小便频数等症。

三、补脑益智

大脑中有亿万个神经细胞不停地进行着繁重的活动，饮食在维持大脑正常运转中发挥着十分重要的作用。供给大脑高能量的食物，他就能流畅、高效地工作，这是提高学习、工作能力的起始步之一。饮食上要多吃易于消化又富含营养的食物，保证足够的蛋白质，辅助的吃一些富含 B 族维生素、维生素 C 的食物，以及富含胆碱的食物如杏、香蕉、葡萄、橙、鱼、菜等也有一定的益处。

1. 鲜菇豆腐鱼头汤

【配方】 草菇 100 克，豆腐 2 块，鳙鱼头 1 只（重约 400 克）。盐 5 克，姜 2 片，花生油 15 毫升。

【制作】①草菇洗净，焯水。②豆腐洗净，放入冰柜急冻30分钟。③鳙鱼头开边，去腮，洗净。烧锅下花生油、姜片，将鱼头两面煎至金黄色，加入沸水1000毫升，滚20分钟，加入草菇、豆腐，滚至草菇、豆腐熟，加盐调味即可。

【功效】此汤可健脑益智、化痰理气，用于学习疲劳，或用脑过度伴有胃口欠佳、咳嗽有痰者。

2. 核桃粥

【配方】核桃仁30克，白米250克白糖30克，食用油少许。

【制作】①将核桃仁用水略冲洗。②白米用水淘洗干净，放入锅内，加少许食用油，再加适量水和洗净的核桃仁，大火煮沸后转用小火煮30分钟成粥，加白糖搅拌均匀。

【功效】核桃含有大量的不饱和脂肪酸，能强化脑血管弹力和促进神经细胞的活力，提高大脑的生理功能。而且，核桃含磷脂较高，可维护细胞正常代谢，增强细胞活力，防止脑细胞衰退。

3. 鸡蛋木耳粥

【配方】水发木耳30克，粳米100克，鸡蛋2个，菠菜20克，黄豆芽15克，海米10克，姜末、盐、味精、高汤各适量。

【制作】①粳米淘净；木耳、菠菜、黄豆芽分别洗净；鸡蛋磕入碗中打散。②锅内放入植物油烧热，倒入鸡蛋液，煎成蛋皮后，盛出，切丝。③锅内放入粳米、适量清水，大火烧沸，改用小火慢煮成稀粥，盛出。④锅中加入高汤，大火烧沸，下入盐、味精、姜末、稀粥、蛋皮丝、木耳、黄豆芽、海米、菠菜，煮沸即可。

【用法】佐餐适量食用。

【功效】保护肝脏，补脑益智，滋阴润燥，养血安神。

4. 当归核桃羊肉羹

【配方】当归、黄芪、党参各25克，核桃仁30克，羊肉500克，葱段、姜片、料酒、盐、味精各适量。

【制作】①羊肉洗净，切块；当归、核桃仁、黄芪、党参装入纱布袋内，扎好口。②砂锅内加入羊肉、药袋、葱段、姜片、盐、料酒和适量清水，大火烧沸，改用小火炖至羊肉熟烂，加入味精，搅匀即成。

【用法】佐餐食用。

【功效】补气血，益智慧，润肠通便。适用于血虚及病后气血不及和各种贫血、便秘、智力低下等症。

四、强筋壮骨

人体的骨骼、肌肉和筋腱，是维持运动、劳作及力量的主要发源处。骨骼的成长和更新是生命现象的反应，骨细胞也是一种活的、不断成长的组织，存在着新陈代谢的过程。骨骼不断成长，骨组织变得越来越密集、强壮。一个人的骨骼，一生中所能达到的最大骨密度，称为“骨量峰值”。一旦骨密度降低，骨质疏松就会出现，除了会引起骨折外，最明显的表现就是不耐劳动，经常出现腰膝酸痛、疲软等现象。所以人们如果想有力量，就要保持筋骨强壮。

1. 牛奶大米粥

【配方】 白米1杯，水8杯，牛奶3杯。盐、糖少许。

【制作】 ①白米洗净，泡软，沥干，把白米和水放在果汁机中打成米浆后，用网过滤。②过滤后的米浆放入1杯水，搅拌均匀，煮滚。③熬煮一阵之后，转小火一点一点倒入牛奶。注意不要有结块的情形，小心搅拌。④趁热装盘，加放糖、盐一起端上桌。

【功效】 牛奶营养非常丰富，具有润泽肌肤、延缓老化、促进发育的功效，还能提高免疫力、预防骨质疏松。这道粥一般人都适宜食用，特别适合成长期的孩子。

2. 冬菇枸杞鸡爪汤

【配方】 冬菇50克，枸杞30克，鸡爪9只。盐适量。

【制作】 ①将冬菇浸软，去蒂，洗净；枸杞洗净。②将鸡爪去趾，洗净，氽水。③将所有材料放入炖盅内，加水适量，文火炖2小时，加盐调味即可。

【功效】 冬菇性平，味甘，具有益气开胃之功效。枸杞性平，味甘，具有补肝肾、生精血、益精明目等功效。鸡爪性平，味甘、咸，鸡爪中富含的胶原蛋白对皮肤有润泽美白作用，另外鸡爪还具有舒筋强骨之功效。冬菇、鸡爪加枸杞合而为汤，能益阴、生津、祛色斑。

3. 花生猪骨粥

【配方】 大米、花生米各100克，猪骨300克，香菜段、猪油、胡椒粉、香油、盐各适量。

【制作】 ①大米淘净，用清水浸泡30分钟，捞出沥干；猪骨洗净，剁小块。②取一碗，倒入开水，放入花生米，浸泡20分钟，捞出沥干，去皮。③锅中放入猪骨、猪油，加适量水，大火煮1小时左右，至汤色变白，捞出猪骨，下入大米、花生米烧沸，改用小火熬45分钟，淋入香油，撒上盐、胡椒粉、香菜段，搅匀即可。

【用法】 每日1次。

【功效】 补钙壮骨，增进骨质韧性，防止骨折发生。

增强体质的调养

4. 魔芋粥

【配方】 魔芋干片200克，大米100克。

【制作】 ①大米淘净。②锅内放入大米、魔芋干片，加适量清水，大米烧沸，改用小火熬至粥熟即可。

【用法】 每日1次。

【功效】 健脾益胃，强体补虚，提高机体抗病能力。体虚者宜常服。

五、增强体质

人体的免疫力大多取决于遗传基因，但是环境的影响也很大，其中饮食具有决定性的影响力。科学研究得出，人体免疫系统活力的保持主要靠食物。有些事物的成分能协助刺激免疫系统，增加免疫能力。缺乏相关营养素，会严重影响身体的免疫系统机能。因此，良好的营养会为您的免疫力提供支持。

1. 山药炖牛肉

【配方】 牛肉300克，山药400克，干香菇4朵，红枣5枚，银杏10粒，松子1大匙，鸡蛋1个，肉汤适量，色拉油适量葱花2大匙，蒜泥1大匙，酱油4大匙，梨泥4大匙，糖半大匙，麻油1大匙，胡椒粉少许。

【制作】 ①牛肉放进冷水浸泡，去除血渍后，放在滚水里，煮1小时，捞出，切成块状，肉汤备用。②山药削皮，切成块状放在平底锅里，煎成金黄色。③干香菇放在水里泡软，去蒂；红枣去核；银杏热炒去皮。④把牛肉、香菇、红枣放进锅中，加入2/3的炖肉调味酱料，再淋上肉汤后，用中火慢慢炖煮，然后加入山药，倒入剩余的调味酱，转小火继续炖。⑤鸡蛋分为蛋黄、蛋白，各自打散，煎成黄白蛋皮，切成菱形。⑥炖肉汤汁几乎要收干的时候，放入银杏混合后淋上色拉油，装盘，上面撒上黄白蛋皮、松子装饰。

【功效】 山药味甘、性平，可以补气益肾、补脾胃、清虚热，具有改善肠胃功能不佳及提高免疫力等功效。这道菜一般人都可食用，但体质极端燥热、便秘严重的人要尽量少吃。

牛肉是高蛋白食品，人类必需的氨基酸含量高，B族维生素及钙、磷、铁、锌的成分很多，有较强的补血作用。从中医角度说，牛肉性味甘、平有补气血，健脾胃，强胫骨效果。牛肉含酪蛋白、白蛋白、球蛋白较多，对提高机体免疫力也有益。

2. 白切羊肉

【配方】 羊后腿肉650克，羊汤1000毫升，生抽10毫克，味精2克，蒜茸5克，香菜末适量。

【制作】 ①羊后腿肉洗净，入羊汤中煮熟后取出。②将煮熟的羊腿肉切成片状，撒上香菜末。③调味料拌均匀，与羊肉片蘸食即可。

【功效】 羊肉性温，味甘，入心、脾、肾三经，羊肉味甘而不腻，性温而不燥，具有补肾壮阳、温补气血等功效。冬天吃羊肉，既能抵御风寒，又可强壮身体。

六、养气补血

气血是人体内气和血的统称。中医学认为气与血各有其不同作用而又相互依存，以营养脏器组织，维持生命活动。气可以携带效能到达各脏器，因此气充足是人体造血器官正常工作的前提条件。中医上称“气能生血”，也就是说如果血虚则先应补气。如果血亏损或者运行失常，就会导致各种不适，比如失眠、健忘、烦躁、惊悸、昏迷等等。长此以往必将导致更严重的疾病。平时应多吃富含优质蛋白质、微量元素（铁、铜等）、叶酸和维生素B_{12}的营养食物。常用的补血中药有当归、川芎、红花、熟地、桃仁、党参、黄芪、何首乌、枸杞子、山药、阿胶、丹参、玫瑰花等天然中药，用这些中药和补血的食物一起做成可口的药膳，均有很好的调节内分泌、养血效果。

1. 羊肾红枣汤

【配方】 羊肾20克，党参、当归、枸杞、红枣各适量。盐5克，味精8克，生抽、陈醋各10毫升，香油少许。

【制作】 ①将羊肾洗净，切块，入沸水中汆烫；党参、当归、枸杞、红枣分别洗净备用。②锅烧热，下入羊肾、党参、当归、枸杞、红枣及适量水。③用武火将汤煲开，再转文火煮12分钟，下调味料调味即可。

【功效】 红枣营养丰富，即含蛋白质、脂肪、粗纤维、糖类、有机酸、黏液质和钙、磷、铁等，又含有丰富的多种维生素，有“天然维生素丸”之美称，补血功效明显，对妇女月经不调及贫血有帮助。

2. 参芪枸杞猪肝汤

【配方】 党参10克，黄芪15克，枸杞5克，猪肝300克。盐10克。。

【制作】 ①猪肝洗净，切片。②党参、黄芪放入煮锅，加6碗水以大火煮开，转小火熬高汤。③熬约20分钟，转中火，加入枸杞煮约3分钟，放入肝片，待水一滚，加入盐调味即成。

【功效】 此汤能益气补血，改善气虚血衰、体弱乏力，对贫血、缺铁性贫血、血压过低有效。也可为久病气虚血少、体质虚弱、或手术失血过多之辅助补养品。血压低，曾大量失血者，宜加强进食；气血虚弱者亦适宜经常食用，经血量大于月经期后亦适合食用。

3. 归参羊肉羹

【配方】 羊肉 500 克，当归、党参、黄芪各 25 克，葱段、姜片、盐、料酒各适量。

【制作】 ①羊肉洗净；当归、党参、黄芪将入纱布袋中，即成药包。② 锅内放入羊肉、药包、葱段、姜片、盐、料酒，加适量水，大火煮沸，改用小火慢炖至羊肉烂熟即可。

【用法】 吃肉喝汤。可分 2~3 次食用，每日 1~2 次，连服 2~3 周。

【功效】 当归味甘性温，可润泽皮肤、养肤生血、强筋壮骨。羊肉味甘性温，能补中益气。适合骨折恢复期肝肾亏损患者食用。

4. 兔肉补虚汤

【配方】 兔肉 120 克，党参、山药片、红枣各 30 克，枸杞子 15 克，盐适量。

【制作】 ①将兔肉洗净，切块。②兔肉入砂锅中，加入诸药，加适量水，煮至肉熟透，加入盐即可。

【用法】 佐餐用。饮汤食肉。兔肉不宜与芥菜同食。

【功效】 本品补气养血。兔肉滋阴凉血、益智健脑；党参补中益气、生津；山药补脾止渴、补肾收摄；红枣为健脾益气、养血安神的佳品。

5. 四物鸡汤

【配方】 当归、炒白芍各 10 克，熟地 50 克，川芎 25 克，鸡肉 450 克，盐适量。

【制作】 ①将鸡肉切块，焯烫，捞起冲净后放入锅中，加入 5 碗水。②将所有药材放入锅内，武火煮沸，转文火慢炖 30 分钟，加盐调味即可。

【用法】 阳衰虚寒者不宜单独应用白芍。熟地宜于健脾胃药如陈皮、砂仁等同用，熟地可用于止血。

【功效】 当归补血活血；熟地滋阴补血；川芎活血行气；炒白芍养血柔肝。诸味合用共奏补血行气、疏肝理气之效。

6. 红枣花生粥

【配方】 红枣 20 克、生花生仁 45 克（不除红衣）、山药 30 克、大米 100 克、冰糖汁适量。

【制作】 ①分别将花生仁及山药片捣碎，红枣去核，大米淘洗干净，同放入锅内。②锅内加适量的水，先用武火煮沸，转文火上煎熬至熟烂成粥。③再注入冰糖汁，搅拌均匀即可。

【用法】 供早、晚餐服食。痰湿较重的肥胖者忌食。不宜与黄瓜、萝卜、维生素K、动物肝脏同食。

【功效】 此粥养血止血、滋阴润肺、安胎。适用于脾胃虚弱、贫血、血小板减少、过敏性紫癜、营养不良、病后体虚、食少便溏、瘦羸衰弱、血虚诸症以及产后乳汁不足者。

七、滋阴壮阳

现实生活中随着生活压力的增大，饮食的无规律，造成了性生活质量的下降。性生活不协调的问题，日益突出。人们经常感受到力不从心，男人会受到阳痿、早泄、不射精、前列腺炎等问题的困扰，女人也会出现经常性冷淡、月经不调、痛经等问题。正确运用饮食调养，可帮助提高“性”致，改善性生活，消除性心理障碍，让性爱更加美满。

1. 黑豆烧排骨

【配方】 黑豆 100 克，小排软骨 300 克，海带结 50 克。酱油 1/2 杯，冰糖 3 大匙，水 2 杯。

【制作】 ①黑豆洗净，泡水至胀大约 2 倍。②小排软骨切块，先汆烫去血渍。③将调料味倒入锅中煮开后，放入黑豆和排骨，以小火烂煮。④在汤汁快收干时再放入海带结，略煮后即可。

【功效】 中医认为，黑豆性味甘平，是一种清凉性滋养强壮的药，有补肾阴的功效。自古以来，中国历代医学家多用黑豆来治疗肾虚阴亏、肾气不足等症，也用于补虚损、生肌肉和消水肿，对于糖尿病、小便频数、头晕目眩、视力模糊，或须发早白、脚气水肿、腰痛、贫血等病症，适量食用黑豆，均有很好的疗效。

2. 苁蓉黄精骶骨汤

【配方】 肉苁蓉 15 克，黄精 15 克，猪尾骶骨 1 副，白果 1 大匙，胡萝卜 1 根。盐 1 小匙。

【制作】 ①猪尾骶骨放入沸水汆烫，捞起，冲净后盛入锅中。②胡萝卜削皮，冲净，切块，和肉苁蓉、黄精一道放入煮锅，加水至盖过材料。③以大火煮开后转小火续煮 30 分钟，加入白果再煮 5 分钟，加盐调味即可。

【功效】 肉苁蓉味甘咸、性温，能调补肾阳不足，调治肾虚阳痿、遗精、早泄、腰膝冷痛、筋骨酸痛等症，改善不孕、产后血虚，是温和补阳益阴的药物。黄精味甘、性平，具有养阴生津、补中益气的功效。搭配骶骨炖食，可提高性欲和性敏感度，增进体能与活力。这道汤男女皆宜，特别适合腰经常发冷麻痹酸痛的人。

3. 羊腰滋补汤

【配方】 羊腰 1 个，蜜枣 50 克，韭黄 30 克。盐 5 克，香油 6 毫升，鸡精 3 克，醋适量。

【制作】 ①羊腰洗净，切片，入沸水中氽去臊味；蜜枣、韭黄洗净。②锅中下入高汤烧热，下入羊腰片、蜜枣、韭黄，大火烧开。③烧开后转小火，再加入盐、鸡精、醋拌匀，盛入碗中，再淋上香油即可。

【功效】 羊腰为补肾益精养生食品，日常食之可补肾益精、益气壮阳、强健腰膝，适合于蜜月夫妇，肾虚体质、房事过度、腰膝无力、体虚易汗者，无病者食可增强体质。

4. 枸杞肉苁蓉鸡肉猪腱

【配方】 小公鸡 1 只（约 500 克），猪腱肉 150 克，枸杞 10 克，肉苁蓉 10 克，火腿肉料 10 克。生姜 2 片，绍酒 20 毫升，上汤适量，盐 5 克。

【制作】 ①小公鸡宰杀，去内脏，取尽毛，洗净斩成大块，备用。②枸杞和肉苁蓉浸透洗净，猪腱肉洗净后切成大块。③将洗净的所有材料全部放入盅中，加上汤、生姜片或水和绍酒，加盖隔水猛火炖 30 分钟，改慢火炖 3 小时，去肉苁蓉加盐饮汤食用。

【功效】 枸杞滋肾润肺、补肝明目；肉苁蓉补肾益精、润燥滑肠；公鸡能温中益气、补精添髓。以上几味共煮，有补肾益精、润燥滑肠之功，对女子不孕、腰膝冷痛、盗汗、大便燥结等均有一定的补益作用。

八、养颜美容

我们都希望自己的皮肤滋润、细嫩、柔嫩、富有弹性，然而，有些人的皮肤则不尽如人意，显得黑暗粗糙。分析其原因，除部分是遗传因素及疾病影响外，在许多情况下，还与后天不善于保养有密切的关系。皮肤保养主要注意以下两方面的内容：少食肉类食品和多吃新鲜的蔬菜。

1. 参芪玉米排骨汤

【配方】 党参 10 克，黄芪 10 克，玉米 2 根，排骨 250 克。姜 10 克，盐 3 克。·

【制作】 ①排骨氽汤，备用；玉米洗净、切块。②将所有材料放入锅中，加水盖过食材，文火炖 1 小时。③加入盐和切好的姜丝调味即可。

【功效】 黄芪味甘、性微温，能补中益气、增加抵抗力、预防感冒，对于气血凝滞不通者有很好的疗效。党参具有补中益气、健脾益肺的功效。玉米含有维生素 E、葡萄糖、有机酸，有助于青春期第二性征的发育和增强抵抗力。这道汤可以丰胸美体，极适合女性食用。

2. 阿胶龙眼芝麻糊

【配方】 阿胶 10 克，核桃仁 30 克，红枣、龙眼肉适量，芝麻粉 20 克，砂糖适量。

【制作】 ①将所有原材料与适量水一起熬煮成糊状。②放入砂糖调味即可。

【功效】 阿胶味甘、性平，有补血止血、滋阴补燥的作用。核桃味甘、性温，能补益气血、调燥化痰、润肺，还能抵抗衰老。龙眼味甘、性温，有养血安神、营养滋润、消除疲劳的作用，妇女产后气血不足，可利用龙眼调养身体。这道甜点适合女性食用。

3. 绍酒话梅炖猪脚

【配方】 猪脚 1 对，话梅 50 克，花雕酒 1 小杯，陈皮 1/4 个。盐、上汤适量。

【制作】 ①猪脚开边斩成块，陈皮浸透去瓤。②将猪脚、话梅、陈皮放入盅内，加入花雕酒、上汤，加盖隔水猛火炖 30 分钟，改慢火炖 4 小时放盐即可。

【功效】 花雕酒甘温，可活血补血，陈皮、话梅生津化痰，猪脚能健脾、通乳。现代研究表明，猪脚含丰富的胶原蛋白，是构成人体皮肤、筋腱、牙齿、骨骼等组织的重要成分，多食猪脚可保持皮肤柔软、光泽。

4. 红枣炖兔肉

【配方】 红枣 9 枚，兔肉 300 克，姜 2 块，精盐、葱、绍酒、味精各适量。

【制作】 ①将红枣洗净，葱、姜切丝。②将兔肉洗净，切成长 2 厘米、宽 1 厘米的块，入沸水中烫煮一下。③将兔肉块、红枣放入炒锅内，加入葱丝、姜丝、精盐、绍酒及清水适量，旺火炖 1 小时，肉烂后调入味精即可。

【功效】 中医认为，兔肉气味辛、平、无毒，有补中益气、解热止渴、健脾养胃之功效。兔肉是高蛋白、低脂肪、低胆固醇的食品，还富含卵磷脂，而结缔组织少，肉质细嫩，易于消化，所以，心血管病、肝脏病、糖尿病患者以及其他新陈代谢有障碍的人常吃兔肉，即可满足营养需求，又可祛病健身。红枣含有维生素 E，常吃可促进皮肤血液循环，使皮肤光润健美。

5. 香菇猪皮羹

【配方】 天冬 50 克，水发香菇 20 克，干猪皮 100 克，丝瓜 15 克，枸杞子 10 克，蛋清 1 个，姜片、植物油、高汤、盐、味精、白砂糖、水淀粉各适量。

【制作】 ①天冬洗净；干猪皮用冷水浸透，切成丁，焯水；香菇去蒂，洗净，切小丁，焯水；丝瓜洗净，去皮，切丁；枸杞子洗净，用温水浸泡回软。②炒锅放植物油烧热，放入姜片爆香，注入高汤，加入猪皮、天冬、香菇、丝瓜、枸杞子，调入盐、味精、白砂糖，用中火煮透，下水淀粉勾芡，倒入蛋清，搅匀即可。

【用法】 佐餐食用。

【功效】 补肾健脾，滋润肌肤，减皱抗衰。

6. 木瓜鲜奶

【配方】 熟木瓜500克、鲜牛奶200毫升、莲子50克、红枣20克、冰糖适量。

【制作】 ①熟木瓜去皮、去核，切成粒状，用清水洗净；莲子和红枣均洗净，莲子去心，红枣去核。②将木瓜粒、莲子、红枣放入炖盅，加入牛奶和冰糖，隔水炖熟即可。

【用法】 可经常食用。

【功效】 本品润肤养颜，能使肌肤润泽，皮肤嫩滑，面色红润，容光焕发，防止过早衰老。

7. 黄花菜炖猪蹄

【配方】 黄花菜30克，猪蹄1只（约400克），料酒、盐、鸡精、姜片、葱段各适量。

【制作】 ①将黄花菜放入清水中泡发，去老梗，洗净备用。②猪蹄去毛洗净，制成四块，下沸水锅中焯去血水。③锅中放入清水、猪蹄、料酒、姜片、葱段，武火烧沸，再改用文火炖至肉熟，放入黄花菜炖至肉熟烂入味，加适量盐、鸡精调味即可。

【功效】 黄花菜具有滋润皮肤、增强皮肤韧性和弹性、保护表皮与真皮细胞等功能，可使皮肤润滑柔嫩、皱纹减少、色斑减退。

8. 樱桃香菇养颜汤

【配方】 水发香菇80克，鲜樱桃60克，莴笋100克，料酒、味精、盐、酱油、白糖、姜汁、水淀粉、植物油、香油各适量。

【制作】 ①水发香菇洗净，切片；莴笋洗净，切片；樱桃洗净。②锅中倒入植物油烧热，放入香菇煸炒，加入适量姜汁、料酒、酱油、白糖、盐、清水煮沸，放入莲子，转文火炖10分钟。③将莴笋片放入锅中，加味精调味，用水淀粉勾芡，最后放入樱桃稍煮，淋上香油调味即可。

【用法】 不宜长期食用。特别是素体阴虚之人，更不能过多食用。

【功用】 樱桃为“调中，益脾气，令人好颜色”的佳果；莴笋中含有丰富的维生素C、维生素E，可滋泽皮肤，促进皮肤白嫩；莲子养心补脾。几味相合，经常食用，可使皮肤光洁、细嫩、白嫩。

9. 八珍美容露

【配方】 水发银耳20克，灌装莲子、桂圆肉各50克，冰糖25克，蜂蜜、杏仁各10克，桂花、菊花各2克。

【制作】①水发银耳洗净，去蒂，撕成小朵，与莲子、杏仁、桂圆肉同置锅中，加入适量水。②锅置火上，加入冰糖，武火烧沸，文火慢炖1小时，撒桂花、菊花搅匀，放至温热加入蜂蜜调味即可。

【用法】佐餐食用，每周1~2次，连服5周效果佳。

【功效】适用于皮肤粗糙、面色萎黄、精神疲乏、血虚的女性。

九、白发脱发

白发是指头发部分或全部变白，有老年性白发和少白发之分。头发早白与遗传、精神创伤、情绪激动、悲观抑郁、营养不良等因素密切相关。脱发是一种很正常的生理现象，因为头发也有一个生长周期。一般而言，每天要脱发50~75根。如果头发异常或过度的脱落，则是一种病症。疾病因素、营养不足、饮食不合理、化学污染等都会导致脱发。中医讲“肾藏精、主生殖、其华在发”，说的是脱发的病因主要在于肾，肾气不足，则血液循环疲软，营养无法到达头顶，毛囊得不到滋润，就会脱落。

1. 茯苓核桃粥

【配方】茯苓15克，核桃仁、黑芝麻各20克，黑豆30克，大米150克，红糖、蜂蜜各适量。

【制作】①茯苓、核桃仁分别洗净；黑芝麻、黑豆、大米分别淘净。② 锅内加适量清水，放入以上5种材料，大火烧沸，改用小火炖煮35分钟，加入红糖、蜂蜜，搅匀即可。

【用法】每日1次，每次吃粥150克。

【功效】补肝肾，生发，乌发。对脱发、白发有疗效。

2. 首乌黄豆烩猪肝

【配方】新鲜猪肝250克，水发黄豆100克，何首乌15克，葱、姜、盐、白糖、鸡精、植物油各适量。

【制作】①首乌放入沙锅中，加水煮沸20分钟，取药汁备用。②姜洗净切片；葱洗净切段。③炒锅置火上，放入少量植物油烧热，下黄豆煸炒至出香味，倒入首乌汁，煮沸后下猪肝、姜片、葱段，武火烧沸后转用文火焖煮至豆酥，加盐、鸡精、白糖调味，起锅食用即可。

【用法】佐餐服食。

【功用】首乌与黄豆、猪肝同烩能补肝肾、益精血、乌须发、强筋骨，用于血虚萎黄、眩晕耳鸣、毛发干燥、须发早白、脱发、腰膝酸软、肢体麻木、崩漏带下、久病体虚等。

3. 桑葚百合粥

【配方】 鲜桑葚15克，糯米100克，鲜百合、冰糖各30克。

【制作】 ①桑葚洗净，用清水浸泡2小时；将百合去尘，洗净，用清水浸泡2小时。②糯米淘洗干净，用清水浸泡1小时后放入砂锅内，加入桑葚、百合及其浸泡桑葚、百合的水。③火煮沸后，转文火煨成粥，粥成时加入冰糖，煮至冰糖融化即可。

【用法】 每日1次，可分餐食用，脾胃虚寒而泄泻者不宜服用此粥。

【功效】 此粥补肾益精、滋肝明目，安神养心、丰肌泽发、乌发固齿。

4. 双黑粥

【配方】 黑芝麻、黑米各1000克，红糖适量。

【制作】 ①黑芝麻淘洗干净，晾干，用火炒熟后研磨成粉；黑米淘洗净后，用清水浸泡40分钟左右。②砂锅之火上，加入适量清水，放入泡好的黑米，武火烧沸后，转文火煮成粥，关火撒上黑芝麻粉，加入红糖搅拌均匀，盛入碗中即可。

【用法】 趁热随量服用。

【功效】 黑芝麻连皮一起食用不易消化，从摄取营养的角度来说，去皮黑芝麻比带皮黑芝麻的营养价值高，将芝麻磨碎后食用，可提高人体对营养成分的吸收。适用于肾精不足引起的脱发、伴有精神不振的症状。

5. 桑葚乌发润肤粥

【配方】 桑葚、黑芝麻各60克，大米100克，白糖20克。

【制作】 ①大米淘洗干净，用清水浸泡半小时。②桑葚洗净；芝麻研磨成细粉。③大米放在砂锅内，加入桑葚、芝麻粉，加清水，武火煮沸转文火煨成粥，加入白糖调味即可热。

【用法】 每日1次，分3天服完。脾胃虚寒而泄泻者不宜服用此粥。

【功用】 本粥滋阴养血、乌发泽肤、补气益肺、延年益寿。

6. 栗子红枣粥

【配方】 栗子粉200克、红枣50克、桂圆肉10克、蜂蜜20毫升。

【制作】 ①红枣洗净去核；将红枣和桂圆肉一起放入砂锅中，加适量水，煮沸30分钟。②放入栗子粉再煮10分钟，加适量蜂蜜调味即可。

【用法】 每日2次，是鸡肉，饮汤。

【功效】 此粥容颜、润肤、乌发、用之可使面色红润，头发油黑，皮肤洁白，尤其栗子中所含的丰富的不饱和脂肪酸和维生素、矿物质，是抗衰老、延年益寿的滋补佳品。

7. 乌发粥

【配方】 黑米50克，黑豆25克，黑芝麻粉20克，芡实15克，红枣10颗、红糖适量。

【制作】 ①将黑米、黑豆、红枣、芡实洗净备用。②锅内放入适量清水，放入黑米、黑豆、红枣、芡实、同煮至软烂，再加入黑芝麻粉，搅拌均匀，继续煮2分钟，加红糖搅拌均匀即可。

【用法】 本品为补肾益精之品，性温味甘，脾胃功能弱、久泻不愈者不宜久服、

【功效】 黑米、黑芝麻、黑豆、红枣均为天然绿色食品，均含有自然界的植物体与光合作用而形成的色素，直接，间接地调节体内代谢，使头发变黑。

8. 首乌黑豆粥

【配方】 制首乌、黑豆、红枣、黑芝麻、冰糖各30克，红枣6颗，大米10克。

【制作】 ①制首乌、黑豆、红枣、黑芝麻、大米淘洗干净，去泥沙；冰糖捣碎。②将除冰糖之外的原料放入锅内，加适量水，至武火上烧沸，再加文火煮45分钟，加入冰糖搅匀即可。

【用法】 每日早或晚1次，每次喝粥150–200毫升。

【功效】 中医认为，黑色入肾，黑豆、黑芝麻、均为黑色食品，有补肾壮阳的作用。因为肾主毛发，所以这些食物均为补肾、乌发护理的佳品。

9. 枸杞黑芝麻煲甲鱼

【配方】 枸杞50克，黑芝麻50克，鸡爪50克，甲鱼1只（约750克），陈皮1/4个。盐5克

【制作】 ①黑芝麻预先放入锅焙出香味，陈皮浸透去瓤。②甲鱼放血，用80℃水浸透至死，去衣开肚去内脏。③洗净鸡爪，连同其他原材料放入煲内，加上清水，猛火煲至水滚，转慢火细熬3小时加盐即可。

【功效】 枸杞能滋阴润肺、补肝明目，黑芝麻能补肝肾、润五脏，鸡爪能健脾养筋，甲鱼能滋阴凉血作用。此汤能滋补肝肾、润五脏，对久病伤阴而致阴血不足者有一定补益，特别适用于化疗或放疗所造成的头发脱落。

下篇

疾病篇

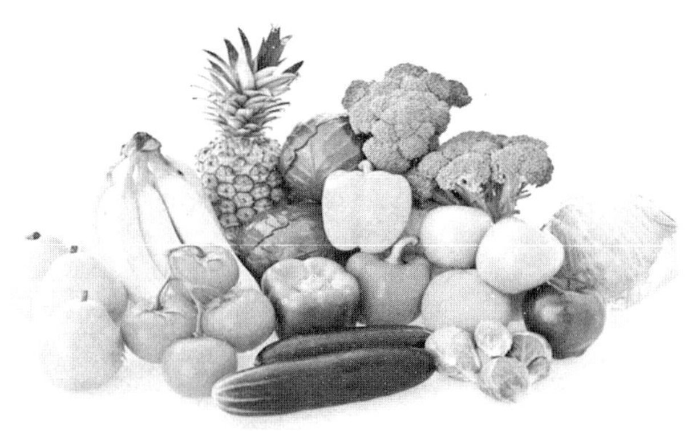

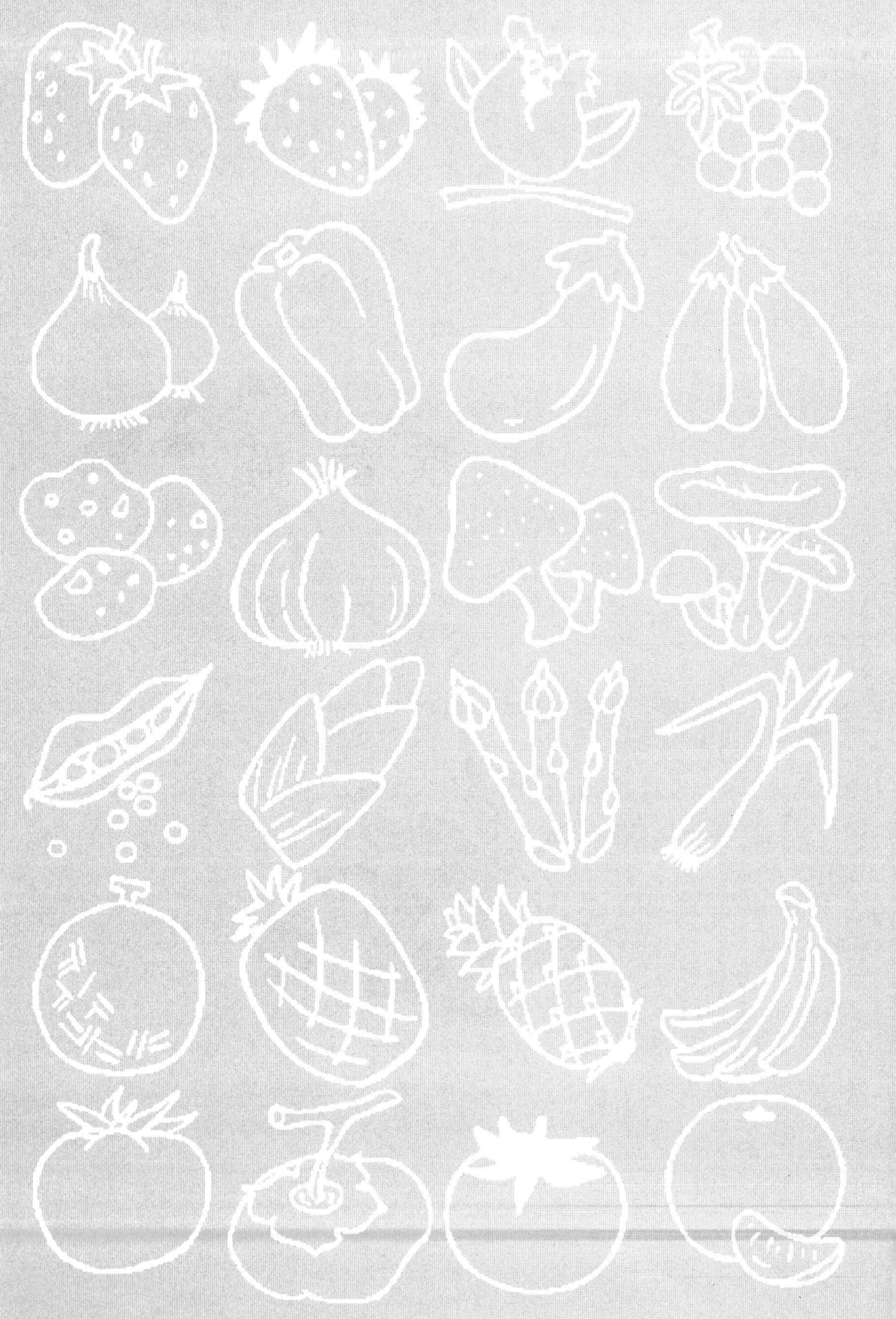

第六章　疾病营养

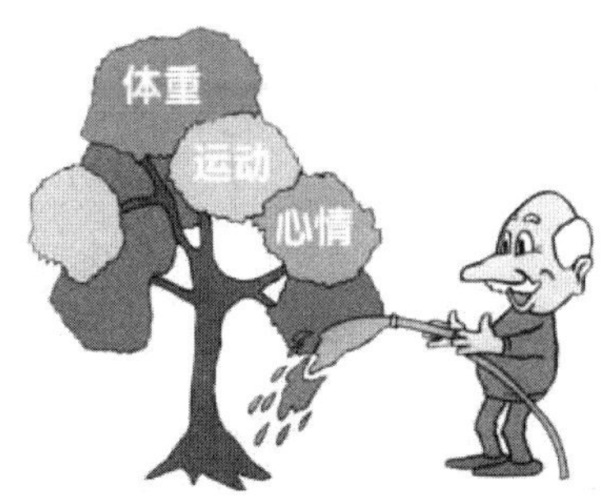

疾病营养也称临床营养，是研究用营养的手段进行疾病的预防、治疗和康复的一门学问。营养与疾病密切相关，营养素的缺乏可引起营养缺乏病，营养素的过多也可招致病患；人体在患病时，必然会引起代谢异常、机体消耗、抵抗力减弱等。现已证实，人类约有70%的疾病的发生与发展与饮食有关。调整和补充相应营养素的供给量，对于改善疾病的代谢、促进疾病的康复，必将起着重要的营养支持和辅助治疗作用。

祖国医学认为，药食同源。食物也是药物，用之得当，也可以治病。早在3000多年前的西周时期，就将医学分为食医、疾医、疡医和兽医四大类；秦汉时的《黄帝内经》，就很重视饮食对人体健康的作用，提出“五谷为养，五果为助，五畜为益，五菜为充”的饮食原则；唐代名医孙思邈在《千金方》中说：“凡欲治病，先以食疗；既食疗不愈，后乃药尔”；清代医学家王孟英指出：食疗“药极简易，性最平和，味不恶劣，易办易服”。今天，现代医学的发展为饮食营养防病治病提供了科学理论基础，更因为饮食治疗来源容易、价格低廉、无副作用、制作简便、疗效可靠，而且可以长期服用调养，特别是在对老年病、妇幼病和慢性病防治方面的明显优势，引起人们的广泛关注和应用，具有良好的发展前景。因此，饮食营养在疾病防治中具有非常重要的作用和意义。

一、蛋白质能量营养不良

蛋白质能量营养不良是指由于能量和蛋白质摄入不足而引起的营养缺乏病。通常也有维生素和矿物质缺乏，病人常伴有感染。据估计，全世界约有5.5亿蛋白质能量营养不良的儿童，约有500多万儿童死于蛋白质营养不良。

（一）发病原因

常见的原因有：食物短缺、低蛋白质和低能量膳食、胃肠道疾病、体重严重丧失、高代谢状态、营养素丢失增加、慢性消耗性疾病、药物和治疗等。

（二）临床表现

蛋白质能量营养不良分水肿型、消瘦型、混合型、营养性侏儒和低体重五种类型，不同的类型，其临床表现不同，通常主要表现为生长缓慢、贫血、虚弱、腹泻、胃肠功能紊乱、神情冷漠、疲乏无力、头发稀疏、易感染传染病等。

（三）预防

（1）掌握营养饮食知识：以中国居民膳食指南为重点，正确应用平衡膳食宝塔，提高母乳喂养率，合理使用断奶期食品，注意卫生知识，掌握合理营养膳食原则。

（2）补充能量和蛋白质：每天都应补足能量和蛋白质，并注意充分发挥蛋白质的互补作用，可将多种植物性食物或植物性食物与动物性食物混合食用，以提高膳食蛋白质的生物价。

（3）早诊早治减少感染：营养不良和感染有相互作用的结果。有腹泻等症状的儿童应早诊断，早治疗，及时给予适宜的食品，以预防营养不良的发生；有营养不良的人，要注意防止呼吸道和消化道感染。

（4）提供社会营养措施：蛋白质能量营养不良受经济和社会等多方面因素的影响，因此还要做好普及营养知识、培养良好饮食生活习惯、改善环境卫生条件、维护家庭稳定、提高生活水平等多方面的工作。

（四）治疗

（1）提供充足的蛋白质和能量：患者摄入的蛋白质和能量应高于正常人，一般每天每千克体重应供给优质蛋白质 2~2.5 克、能量 120~150 千卡，并遵循逐步增加、蛋白质和能量同时补充的原则，对母乳喂养的孩子尽量保证母乳喂养。

（2）选择合适的营养补充途径：胃肠道功能好者尽量选择口服补充的方法，食物应易于消化吸收，要少食多餐；若不能正常进食，可选择管饲营养；如果小肠吸收严重不足、肠梗阻或不适宜长期留置输食管的病人，可用静脉营养治疗，选用平衡的氨基酸混合液。

（3）补充维生素和矿物质：除了补充蛋白质和能量外，还应补充适量的维生素和矿物质，特别是维生素 A、钾、磷、锌、铁等。可提供由牛奶或酸奶、蔗糖、食油和适量维生素构成的强化饮料和混合矿物质。

（4）及时纠正并发症：蛋白质能量营养不良严重者，往往出现失水、电解质紊乱、重度贫血、感染、低血糖症和心力衰竭等并发症，因此，一旦发现有并发症的出现，就要高度重视，及时对症处理，予以纠正。

(5) 适时提供强化食品：根据营养素缺乏状况，可适时提供强化食品，以保证蛋白质、维生素和矿物质的供给。

(6) 及时增加活动量：随着体力的恢复，要及时逐渐增加活动量，以促进病人早日恢复健康。

二、维生素 A 缺乏病

维生素 A 缺乏病是一种由于体内缺乏维生素 A 而引起的，以眼、皮肤改变为主的全身性疾病，是世界卫生组织确认的世界四大营养缺乏病之一。多见于婴幼儿，且主要分布在贫困地区。据估计，全世界每年因维生素 A 缺乏而造成 100 万~250 万人死亡。

(一) 发病原因

维生素 A 缺乏的主要原因有摄入不足、吸收不良、消耗过多、运送障碍、贮存障碍、营养素的影响、酗酒和药物等因素。

(二) 临床表现

维生素 A 缺乏病，其病变可累及视网膜、上皮、骨骼等组织和免疫、生殖功能等。具体表现为暗适应障碍、夜盲、干眼症、角膜软化，皮肤干燥、脱屑、粗糙、“蟾皮症”，骨组织生长发育迟缓、容易发生龋齿，机体细胞免疫功能降低，生殖功能受到影响，胚胎发育不良、出现畸形，婴儿缺乏时可出现面神经麻痹。维生素 A 缺乏严重时可导致失明、皮肤状如鱼鳞等。

(三) 预防

(1) 多吃富含维生素 A 的食物：如动物肝脏、肉类、禽类、鱼类、蛋类、奶类等动物性食品，深绿色蔬菜、胡萝卜、西红柿、红薯等食物。提供足够的维生素 A，但也不能过量。

(2) 养成不偏食、不挑食的习惯：什么都吃，但不过量，做到平衡膳食，合理营养。

(3) 加强对易感人群的干预：婴幼儿、儿童、孕妇和乳母是维生素 A 缺乏的易感人群，对这些人群可采取口服补充维生素 A 的预防措施。

(4) 适时选用维生素 A 强化食品：在必要时可适时选用膳食补充剂和维生素 A 强化食品，以提高维生素 A 的摄入量。

(四) 治疗

(1) 提供充足的富含维生素 A 的食物：每天应摄入含维生素 A 丰富的肝脏、肉类、禽类、鱼类、蛋类和奶类等动物性食品及深绿色蔬菜、胡萝卜、西红柿、红薯等食物。

(2) 适当补充维生素 A：对于单纯因摄取量不足而致维生素 A 缺乏者，可按缺乏程度给予适当补充；对于患麻疹、肺炎、腹泻的病儿，且维生素 A 缺乏者，可口服或肌注维生素 A 制剂。

(3) 积极治疗原发疾病：对因痢疾、慢性腹泻、胆囊炎、肠寄生虫感染等引起的维生素 A 缺乏病要尽快寻找原发原因，给予治疗，如伴有蛋白质能量营养不良者，除补充维生素 A 之外，必须及时纠正蛋白质能量营养不良。

(4) 注重眼部病变治疗：对于眼病患者可双眼滴消毒的鱼肝油和消炎眼药水防止继发感染；对角膜溃疡者必须经眼科及时治疗，进行全身营养治疗。

(5) 补充维生素 E：在给予维生素 A 治疗时，适量补充维生素 E，可提高治疗效果。

三、维生素 D 缺乏病

维生素 D 缺乏病是由于膳食中缺乏维生素 D 或缺乏日光照射而使体内合成维生素 D 的量减少，从而引起钙、磷代谢异常，骨骼的无机化受阻，使骨骼软化、变形的营养缺乏病，其发生于婴幼儿时期则导致佝偻病，发生于成人阶段则形成骨软化症。维生素 D 缺乏病主要发生在气温偏低、日照不足、并缺乏食物维生素 D 来源的人群中，特别是在婴幼儿、家庭妇女和老年人中更为多见。

(一) 发病原因

维生素 D 缺乏的主要原因有日光照射不足、膳食中维生素 D 摄入不足、钙和磷摄入不足、肠道吸收障碍、肝肾疾病等。

(二) 临床表现

佝偻病的临床表现主要是神经精神症状和骨骼的变化。具体表现为多汗、夜惊、好哭、毛发稀疏、枕秃、神情呆滞、颅骨软化、囟门闭合迟、头颅畸形、出牙晚、站立迟、肋骨串珠、胸廓畸形、“手镯”、“足镯”、“O”型腿、“X”型腿、脊柱弯曲等。骨软化症主要表现为骨质疏松、腰痛、腿痛、易骨折、身高变矮、驼背等。

(三) 预防

维生素 D 缺乏病的预防要坚持：“系统管理、综合防治、因地制宜、早防早治”的原则，从胎儿期就应抓起，提前做好预防。

(1) 多晒太阳：孕妇从妊娠后期（7~9 个月）开始，就要多晒太阳；新生儿要尽早开始晒太阳，但要注意防护；婴幼儿要多做户外活动，尽量保证在 1 小时以上；其他人群也要经常到户外活动，以利日光照射下皮肤内维生素 D 的合成。

(2) 提倡母乳喂养：因为母乳中含有大量的维生素 D、钙等营养素，基本上可以满足小儿对各种营养素的需求。

(3) 多吃富含维生素 D、钙、磷和蛋白质的食物：孕妇、儿童、青少年和成人都要多吃含维生素 D、钙、磷和蛋白质丰富的食品，膳食中的维生素 D 与钙、磷、蛋白质有互相促进的作用。

(4) 积极治疗孕妇原发病：对有低钙血症和骨软化症的孕妇应积极治疗，以利胎儿的正常生长发育。

(5) 适量口服或肌注维生素 D：对冬春季妊娠或体弱多病的孕妇、早产儿、多胎儿、人工喂养儿、冬季出生儿，可给予适量口服或肌注维生素 D；对体弱或冬季出生的小儿，可于冬季一次性给予口服或肌注维生素 D，在高发区可给予二次。

(6) 必要时补充钙剂：对于冬春季妊娠或体弱多病的孕妇、有钙抽搐史或以淀粉为主食者，应补给适量的钙剂。

(四) 治疗

佝偻病治疗应贯彻“关键在早，重点在小，综合治疗”的原则。治疗目的在于控制活动期，防止畸形和复发。

(1) 多做户外活动，多晒太阳：充分利用阳光这一天然无价的资源，多晒太阳，使皮肤接收日光紫外线，以合成更多的维生素 D。

(2) 多吃含维生素 D 丰富的食物：膳食中多摄入鳕鱼、鱼肝油、蛋类、牛奶等富含维生素 D 的食物。

(3) 常吃富含钙、磷和蛋白质的食物：膳食中丰富的钙、磷和蛋白质，有利于促进维生素 D 的吸收。

(4) 供给维生素 D 制剂：根据病情的轻重和进展情况，口服一定量的维生素 D，疗程一月；不能口服者可一次性肌注维生素 D，少数需要者一个月后可再注射一次。

(5) 适当补充钙剂和维生素 A、维生素 B、维生素 C 等营养素：补充这些营养素有利于肌体对维生素 D 的吸收利用，改善缺乏病状况。

(6) 加强体育锻炼：采取主动或被动方法对骨骼畸形者进行矫正。胸部畸形可做俯卧抬头展胸运动；下肢畸形可做肌肉按摩，增加肌张力以矫正畸形。

四、维生素 B_1 缺乏病

维生素 B_1 缺乏病也叫脚气病，是由于缺乏维生素 B_1 引起的全身疾患，以多发性神经炎、肌肉萎缩、组织水肿、心脏扩大、循环失调及胃肠道症状为主要特征。该病一般多发生在以白米为主食的地区，在我国南方发病率较高。

（一）发病原因

维生素 B_1 缺乏的主要原因有膳食摄入不足、米面加工过精、烹调方法不当、机体吸收不良、机体利用障碍、身体消耗过多或需要量增加、抗硫胺素因子破坏、慢性酒精中毒等。

（二）临床表现

维生素 B_1 缺乏病的临床表现可因发病原因及受累系统不同而异，一般可分为亚临床型、神经型和心血管型。亚临床型常表现为疲乏无力、烦躁不安、容易激动、头痛、食欲不振、下肢倦怠酸痛。神经型常表现为感觉减退、跟腱及膝反射异常、下肢无力、有针刺或灼烧样感觉、肌肉酸痛、腓肠肌抽搐、肢体麻痹、肌肉萎缩等，还可出现呕吐、眼球震颤、跨越步态、共济失调、精神萎退以至异常等。心血管型常表现为心悸、气促、心前区胀闷、心脏杂音、舒张压降低、脉压差增大、心脏扩大、呼吸困难、烦躁不安、心率加快、全身水肿、心包积液等。婴儿脚气病多表现为食欲不振、呕吐、兴奋、腹痛、便秘、水肿、心跳加快、呼吸急促、喉头水肿等。

（三）预防

（1）多吃富含维生素 B_1 的食物：如瘦肉、动物内脏、豆类、种子、坚果类、酵母制品等都是维生素 B_1 的良好来源。

（2）常吃粗杂粮：粗杂粮含有较多的维生素 B_1，应经常食用，少吃加工过于精细的粮食。

（3）注意烹调方法：淘米次数不宜过多，煮饭不要丢弃米汤，烹调食物不要加碱，尽量避免维生素 B_1 的损失破坏。

（4）注重食物多样：食物来源不能单一，应多样化，用新鲜食物，少用或不用腌制食物。

（5）适当使用强化食品：在维生素 B_1 容易缺乏的地区要推广使用维生素 B1 强化的米面、面包等食品。

（四）治疗

（1）多吃含维生素 B_1 丰富的食物：选择瘦肉、动物内脏、全麦片、酵母制品等富含维生素 B_1 的食物，以改善机体营养状况，供给足够维生素 B_1。

（2）口服或肌注维生素 B_1：对一般患者，除注意饮食营养外，应口服维生素 B_1，每天 3 次，每次 10 毫克；对急重患者应尽快给予大剂量维生素 B_1，在 7~14 天内可每天肌肉或静脉注射 50~100 毫升，以后减量，改为口服，每天 1~3 次，每次 10 毫克。

（3）适当加用酵母片：酵母片含有大量的 B 族维生素，对改善维生素 B_1 缺乏具有较好效果。

(4) 治疗原发疾病或诱因：对于因消化道疾病、糖尿病、甲状腺功能亢进等所致维生素 B_1 缺乏症，可先治疗这些原发疾病或诱因。

(5) 婴儿脚气病的治疗：可每天肌肉注射维生素 $B_1$10 毫克，连续 5 天后改为口服，每天服用 2~3 次，每次 10 毫克。

五、维生素 B_2 缺乏病

维生素 B_2 缺乏病是由于长期摄入维生素 B_2 不足而引起的以口腔生殖症状群为主要特征的营养缺乏病。一般发病率农村高于城市，冬季高于其他季节。

(一) 发病原因

维生素 B_2 缺乏的主要原因有膳食摄入不足、烹调方法不当、吸收功能障碍、机体消耗量过多、人体需要量增加、遗传缺陷、药物影响等因素。

(二) 临床表现

维生素 B_2 缺乏病的临床症状主要表现为口角炎、唇炎、舌炎、鼻及脸部的脂溢性皮炎、阴囊炎、阴唇炎、视力模糊、视觉疲劳、角膜血管增生、贫血等。

(三) 预防

(1) 多吃富含维生素 B_2 的食物：牛奶、鸡蛋、动物内脏、肉类、绿色蔬菜、豆类、野菜等含有丰富的维生素 B_2，多吃这些食物是预防维生素 B_2 缺乏的根本途径。

(2) 改进烹调方法：掌握营养知识，提高烹调技术，合理调配膳食，减少烹调过程中维生素的损失。

(3) 关注贫困地区人群膳食：改善农村偏种、养殖不良的习惯，充分利用当地资源，多种食物互补，多途径进行营养干预。

(4) 注重孕妇、乳母和学龄前儿童的特殊饮食：对这类特殊人群的饮食，应适当增加动物性食品，注意主副食的多样化搭配和烹调方法的科学化，尽量增加维生素 B_2 营养素的摄入。

(5) 补充维生素制剂：边防战士、野外工作者等很难经常吃到新鲜食物的人员，可利用供给维生素制剂来补充维生素 B_2 的不足。

(四) 治疗

(1) 增加维生素 B_2 的膳食摄入量：多吃含维生素 B_2 丰富的肝、肾、肉类、奶类、豆类和绿色蔬菜等食物，以提高维生素 B_2 的摄入量。

(2) 合理调配膳食：选择食物要多样化，烹调方法要科学化，食物搭配要合理化，做到荤素搭配、粗细搭配。

（3）服用维生素制剂：用核黄素片治疗效果显著，可每天 10 毫克，分 2 次口服，同时也可服用酵母片或复合维生素 B 片，直至症状消失。不能口服者可肌注，每日 5~10 毫克。

（4）药物对症治疗：如有干燥者可涂以保护性软膏，渗液糜烂者用 1%硼酸溶液湿敷，感染化脓者给予抗生素治疗。

六、维生素 C 缺乏病

维生素 C 缺乏病是因缺乏维生素 C 而引起的以牙龈肿胀、出血、皮肤淤点、淤斑以及全身广泛出血为典型特征的营养缺乏病。在婴幼儿和老年人中发病率较高。

（一）发病原因

维生素 C 缺乏病的原因主要是以下五个方面：膳食摄入不足、食品加工不当、吸收障碍、消耗量增加、需要量增大等。

（二）临床表现

维生素 C 缺乏病的主要临床表现是面色苍白、倦怠无力、食欲减退、精神抑郁、齿龈肿胀出血、毛发卷曲变脆、牙齿松动脱落、皮肤黏膜出血、患肢疼痛、假性瘫痪、坏血病患珠、细胞性贫血、分泌功能减退、精神异常。

（三）预防

（1）供给富含维生素 C 的食物：多吃含维生素 C 丰富的猕猴桃、刺梨、青椒、西红柿、大枣等新鲜蔬果。

（2）注意饮食加工：蔬菜先洗后切，不宜浸泡过久、切菜不能过碎、尽量不要挤压腌制，以减少维生素 C 的破坏损失。

（3）改善不良饮食习惯：应养成不挑食、不偏食的饮食习惯，改变不良嗜好。

（4）注意易感人群饮食：孕妇和乳母应多吃含维生素 C 丰富的食物，如新鲜蔬菜水果；对婴儿提倡母乳喂养，适时添加维生素 C 丰富的食物。

（5）必要时补充维生素 C，以防缺乏。

（四）治疗

（1）多吃富含维生素 C 的食物：如新鲜的蔬菜水果等。

（2）口服维生素 C 片剂：儿童每天可口服维生素 C 200 毫克，成人可每天服用 3~5 次，每次 100 毫克，一般坚持一周。

（3）静脉滴注维生素 C：病情严重者，每天可静滴维生素 C 1 克，经 10~12 天可治愈。

七、碘缺乏病

碘缺乏病是因缺碘而导致的一系列障碍的营养缺乏病，过去传统上称为地方性甲状腺肿和地方性克汀病。据世界卫生组织统计，全球有130个国家，22亿人受碘缺乏病的威胁，我国约7.2亿人生活在缺碘地区。

（一）发病原因

碘缺乏病的主要发病原因有外环境碘缺乏、洪水泛滥、生态环境恶化，此外，还与致甲肿物质、营养因素、环境污染等有关。

（二）临床表现

碘缺乏病的临床表现主要有：流产、死产、先天畸形、甲状腺肿大、智力发育障碍、体格发育障碍、聋哑、斜视、碘性甲亢、表情呆滞、精神萎靡等。。

（三）预防

（1）坚持长期性、生活化、全民性的原则：只有坚持碘缺乏病区世世代代补碘，采取生活化措施，实行全民补碘，才能取得良好效果。

（2）食用碘盐：我国从20世纪60年代开始供应碘盐，1995年开始实行全民食用加碘盐，约每千克盐中含碘30毫克，取得了很好效果。

（3）多吃富含碘的食物：如海带、紫菜、海鱼、龙虾等海产品。

（4）提供碘油：碘油分口服胶囊和注射针剂两种，多用口服胶囊，主要用于严重缺碘，交通不便等地区的补碘。

（5）供给碘化水或碘化食品：主要用于特定人群、特定地区的补碘。

（6）药物预防：可服用卢戈氏碘液、碘化钾或碘酸钾制剂。

（四）治疗

（1）膳食补碘：多吃海带、紫菜、海虾等含碘丰富的食物，完全使用碘盐，提供碘化水或碘化食品。

（2）提供碘油：可用口服或注射用碘油。

（3）用甲状腺素替代治疗：对甲状腺萎缩或有现症甲减者可用甲状腺素替代治疗。

（4）手术治疗：对巨大甲状腺肿或伴有并发症的可采取手术治疗。

（5）加强训练：对智力落后的克汀病人，加强训练可增进生活自理或简单劳动的能力。

八、锌缺乏病

锌缺乏病是由于机体锌缺乏而导致的以生长发育障碍为主要特征的营养缺乏病。据估计全世界人口中约有一半人处于锌缺乏的危险中。我国锌缺乏的发生率孕妇约为30%，儿童约为50%。

（一）发病原因

锌缺乏的主要原因有膳食摄入量不足、生物利用率低下、生理需要量增加、肠道吸收障碍、丢失量增加和病理性需要量增大等。

（二）临床表现

锌缺乏病的主要临床表现为出生体重低下、生长发育迟缓、矮小瘦弱、性发育不良、性功能低下、味觉和嗅觉迟钝或异常、食欲缺乏、偏食或厌食、异食癖、伤口愈合不良、神经精神障碍、免疫功能减退、面色苍白、贫血面貌、匙状甲、皮肤角化、头发无光、变脆脱落、口腔溃疡等。

（三）预防

（1）摄入充分的膳食锌：选择含锌丰富的红肉、动物内脏、贝壳类海产品、干果、燕麦、花生等食物。

（2）注意锌的补充：针对孕妇等高危人群，采取干预措施，给予锌的补充。

（3）适时提供锌强化食品：根据人群锌摄入状况，可适时给予锌强化食品，以提高锌摄入量。

（四）治疗

（1）多吃富含锌的食物：如动物内脏、虾贝类、红肉、花生、麦胚芽、燕麦等，特别是动物性食物。

（2）口服锌制剂：通常可口服硫酸锌、醋酸锌、枸橼酸锌和葡萄糖酸锌，一般每天为锌元素15~20毫克。

（3）外用锌剂：对于有烫伤、慢性溃疡、开放性伤口的治疗可用外用锌剂。

九、肥胖病

肥胖病是能量摄入超过能量消耗，导致体内脂肪积聚过多而危害健康的一种多因素引起的慢性代谢性疾病。一般分为单纯性肥胖和继发性肥胖两类，前者占99%，后者占1%。通常标准体重(千克)=身高(厘米)-100，若体重在标准体重的10%以内为正常，大于10%为超重，超过20%为肥胖。目前，肥胖的患病率越来越高，有的大城市已高达30%。

（一）发病原因

肥胖的原因很多，主要有遗传因素、心理因素、能量摄入过多、饮食结构不良、体力活动过少、饮食行为不好、神经内分泌疾病、传统观念的影响等。

（二）临床表现

肥胖病一般表现为气喘、疲劳和乏力、睡眠困难、关节疼痛、焦虑和抑郁，内分泌代谢紊乱等，还可出现脂肪肝、肥胖性心肺功能不全综合征，严重者导致睡眠呼吸暂停综合征、高血压、高血脂、冠心病、脑卒中、糖尿病、胆囊病、痛风病等并发症和合并症。

（三）预防

（1）注重早期预防：从胎儿时期开始就应注意肥胖病的预防。从孕妇入手，加强营养教育，做到合理营养，适当运动，保持体重适度增长。婴幼儿提倡母乳喂养，4个月后适当添加辅食。儿童期要培养不偏食、不挑食、不暴食、爱活动等良好生活习惯。

（2）适当控制食物摄入量：对于进食量大、体重已经超重者，要适当控制膳食摄入量。在中年后，每天的进食量也要有所控制，要随着年龄的增加而递减，一般40~49岁要减5%、50~59岁减10%、60~69岁减20%，70岁以上则减少30%。

（3）少吃高糖类和高脂肪饮食：膳食上要多吃糙米杂粮，少吃精米细面，多吃蔬菜水果，少吃高糖高脂食物，尽量减少高能量食物的摄入比例，以降低能量摄入量。

（4）经常进行运动锻炼：坚持经常性的体育锻炼和体力活动，能有效增加能量消耗，预防肥胖发生。最好做到每天运动30分钟以上，每周达到5次以上。

（四）治疗

（1）控制能量供给：能量摄入大于消耗是肥胖的根本原因，因此对肥胖病的营养措施首先是控制总能量的摄入。对能量的控制，一定要根据具体情况，循序渐进，逐步降低。对轻度肥胖者，在正常供给量基础上每天可少供给能量125~250千卡，每月可减肥0.5~1.0千克；中度以上肥胖者，每天少供给550~1100千卡能量，可每周减少体重0.5~1.0千克；对儿童和青少年，要在保证生长发育的基础上，适当予以限制。

（2）调整产热营养素的供给比例：饮食上将蛋白质、脂肪和碳水化合物三种产热营养素的供给比例给予适当调整，以分别占总能量的20%~30%、25%~30%和40%~55%为宜。蛋白质的供给量每天约50~75克，应选用牛奶、鸡蛋、鱼、鸡肉、瘦肉等高生物效价的蛋白。脂肪以每天50~60克为宜，可选用不饱和脂肪酸丰富的橄榄油、胡麻油、葵花子油、玉米油、豆油等植物油。限制碳水化合物的摄入量，应多选择玉米、荞麦、燕麦、莜麦等粗杂粮，严格限制糖、巧克力、含糖饮料及零食。

(3) 保证维生素、矿物质和膳食纤维的供给：新鲜的蔬菜、水果和粗粮含有丰富的水溶性维生素、矿物质和膳食纤维，且含能量很低，是理想的减肥食物。因此应多选择这些食物，每天的膳食纤维以不低于12克为宜。

(4) 合理分配三餐，注意烹调方法：肥胖者的三餐比例要稍作调整，以早餐占27%、午餐占49%、晚餐占24%左右为宜，把动物性蛋白和脂肪含量多的食品安排在早、中餐，晚餐以清淡为宜。在烹调上宜采用蒸、煮、烧、氽等，忌用煎、炸的方法，少用油、盐，以油每天控制在25克左右，食盐3~6克为宜。

(5) 养成良好的饮食生活行为和习惯：①饮食规律，定时定量；②进食细嚼慢咽，避免速度过快；③不偏食挑食，不暴饮暴食，不吃甜食和零食；④食物体积要适中，避免过大或过小；⑤不要边吃东西边做事或边看电视；⑥多吃蔬果，少吃荤菜；⑦避免经常喝酒和在外进餐。⑧不饮浓茶、咖啡；⑨循序渐进，贵在坚持。

(6) 加强运动锻炼：只有加强体育运动或体力劳动，才能进一步消耗脂肪，且能使肌肉增强，体魄强健。一般每天中等强度的运动1小时左右。

(五) 经典药膳

1. 薏米扁豆煮冬瓜

【配方】 薏米20克，冬瓜300克，白扁豆30克，姜片、葱段、盐、味精各适量。

【制作】 ①薏米、白扁豆分别淘净；冬瓜洗净，去皮、瓤，切片。②炖锅内放入薏米、冬瓜、白扁豆、姜片、葱段，加1200毫升水，大火烧沸，改用小火灾炖煮35分钟，加盐、味精调味即可。

【用法】 佐餐食用。

【功效】 薏米与冬瓜配合进行食疗，有利水、消肿、降糖、减肥的功效。

2. 红豆燕麦粥

【配方】 燕麦片100克，红豆50克。

【制作】 ①红豆淘净。②锅内放入红豆，加水适量，小火煮至红豆熟烂，下入燕麦片搅匀即成。

【用法】 早晚分食。

【功效】 健脾利水，降糖减肥。适合体重超重者食用，对兼有糖尿病、高脂血症、高血压病、脂肪肝患者尤为适宜。

3. 山药豆腐粥

【配方】 山药20克，豆腐50克，大米100克。

【制作】 ①山药洗净，去皮，切片；豆腐切丁。②锅内放山药、豆腐、大米，倒适量水，大米烧沸，改用小火煮35分钟即成。

【用法】 佐餐食用。

【功效】 豆腐和山药都是高营养、低脂肪的食物，二者合用不但能减肥瘦身，同时也兼具健脾、利尿的功效。

4. 山药冬瓜粥

【配方】 冬瓜、大米各100克，山药20克，竹笋30克。

【制作】 ①山药去皮，洗净，用清水浸泡一夜，切片；冬瓜洗净，去皮、切片；竹笋洗净，切片；大米淘净。②锅内放入大米、山药、冬瓜、竹笋，加800毫升水，大火烧沸，改用小火炖熬35分钟即成。

【用法】 每2~3日1次。

【功效】 健脾，消炎，镇静，减肥。

5. 银耳绿豆粥

【配方】 水发银耳15克，绿豆100克，西瓜半个，蜜桃1个，冰糖适量。

【制作】 ①绿豆淘净；银耳洗净，撕成小朵；西瓜取瓤，切块；蜜桃去皮、核，切瓣。②砂锅中放入绿豆，加适量冷水，大火烧开，改小火煮40分钟，下银耳、冰糖搅匀，煮20分钟，加西瓜块、蜜桃瓣稍煮，关火。③粥自然冷却后，盛入碗中，用保鲜膜密封，放入冰箱，冷冻20分钟即成。

【用法】 每日1次。

【功效】 促进胃肠蠕动，减少脂肪吸收，防止肥胖。

十、糖尿病

糖尿病是一组由于胰岛素分泌和作用缺陷所导致的慢性、全身性、终身性、代谢性疾病。其基本特点是三大产热营养素代谢紊乱。它主要分为1型（原称胰岛素依赖型）和2型（非胰岛素依赖型）两型。1型多发于小儿及青少年，约占15%；2型多发于中老年，约占85%。2012年，我国18岁及以上成人糖尿病患病率高达9.7%。

（一）发病原因

糖尿病发病的主要原因是胰岛素分泌不足和胰岛素抵抗。胰岛素抵抗主要由遗传因素、激素紊乱、药物影响、应激、高脂高糖高能量饮食、精神过度紧张等引起。此外，糖尿病的发病还与肥胖、缺乏体力活动等有关。

（二）临床表现

糖尿病的典型症状为多饮、多食、多尿、体重下降即“三多一少”症状。还有的表现为疲乏、皮肤瘙痒、视力下降、手足麻木等。糖尿病可能出现感染、糖尿病酮症酸中毒、低血糖、心血管病变、糖尿病肾病、糖尿病眼病、昏迷等并发症。

（三）预防

1. 1 型糖尿病的预防

（1）提倡母乳喂养：婴儿坚持母乳喂养，尽量避免早期添加牛奶。

（2）少吃含亚硝胺的食品：熏制品、腌制品、泡菜、咸菜等食品，含亚硝胺较多，有致糖尿病的作用，应少吃。

（3）避免摄入对胰岛 β 细胞有毒性的药物和化学物质：如噻嗪类利尿剂、四氧嘧啶、双咪及链脲唑菌素，它们可破坏 β 细胞，会抑制胰岛素的合成与分泌。

2. 2 型糖尿病的预防

（1）少吃高脂、高糖、高能量食物：制定合理的平衡膳食，尽量少吃高糖、高脂、高能量膳食。

（2）防治肥胖：对正常人要保持合理的膳食结构，维持正常体重，预防肥胖发生。对于已肥胖者，要调整饮食结构，合理营养，加强体育锻炼，积极治疗肥胖，纠正已经发生的代谢紊乱，尽量减轻胰岛 β 细胞的负担。

（3）加强运动锻炼：坚持经常性的体育运动和体力活动，对预防糖尿病有良好效果。

（4）适量饮酒：近年的研究表明，适量饮酒有助于糖尿病的预防，但常常不易掌握和控制。

（5）对葡萄糖耐量减低者进行干预：葡萄糖耐量减低是糖尿病的前期表现，是预防 2 型糖尿病的最后关口。因此，对葡萄糖耐量减低者必须采取饮食干预、运动锻炼、药物治疗等干预措施。

（四）治疗

（1）健康教育：糖尿病的健康教育是现代综合疗法中的一个重要组成环节，要让患者了解和掌握糖尿病防治的基本知识、正确态度和健康行为，养成良好的生活习惯方法。

（2）营养治疗

① 控制每日膳食摄入的总能量：根据体重和身高计算出理想体重，再与实际体重比较，判断出胖瘦，最后计算出所需总能量，若消瘦就要适当增加能量摄入，若肥胖则相应减少能量。

② 平衡膳食：应使食物多样化，合理营养，做到主副搭配、粗细搭配、荤素搭配。

③ 合理分配和选择食物：食物要多样化，三种产能营养素的分配比例要合理。一般碳水化合物的供给量每人每天占总能量的 55%~65%，减少或避免单糖及双糖的

食物。蛋白质的供给量以每千克体重 1 克为宜，约占总能量的 15%，其中动物性蛋白质应占 40%~50%，多选择瘦肉、鸡蛋、牛奶、鱼、豆制品等优质蛋白。脂肪的供给量以每千克体重 0.6~1.0 克为宜，占总能量的 20%~25%，其中植物性脂肪应占到 40% 以上，脂肪的摄入要加以限制，胆固醇应低于每天 300 毫克。

④ 供给充足的维生素、矿物质和膳食纤维：饮食上应提供具有抗氧化作用的维生素 C、维生素 E 和 β–胡萝卜素等维生素，一般每天供给量可分别增加到 100~500 毫克、100~200 毫克、15~25 毫克，另外维生素 B_1、维生素 B_2、维生素 B_6 和维生素 B_{12} 也具有一定的辅助治疗作用。多吃富含锌、铬、钒、硒等微量元素的食物，如含锌丰富的淮山药、白术、太子参等，富含铬的海带、莲子、绿豆等，富含硒的海带、紫菜、海产品等，富含钒的芝麻、苋菜、黑木耳等。锌、铬、硒的每日摄入量可分别达到 15 毫克、200 微克、150~200 微克。膳食纤维的摄入量以每天 30 克左右为宜，应适当多吃富含可溶性膳食纤维的豆类、水果、海带等食物。

⑤ 合理分配三餐：一般早、中、晚三餐的能量应分别占全天能量的 25%、40% 和 35%。

⑥ 注意饮食宜忌：要坚持定时定量，少量多餐的原则，多喝水，少吃盐，限饮酒。一般每天在保证三餐的基础上可增加为 4~5 餐，每天应饮水 6~8 杯，约 1500~2000 毫升，食盐 3~6 克，饮酒不超过 25 毫升。

(3) 运动治疗：坚持每天运动锻炼，控制体重在适宜范围内。

(4) 药物治疗：要在医生的指导下服用糖尿病药物或注射胰岛素，控制血糖。

(5) 病情监测：要在医生的指导下做好经常性的血糖测量，以适时调整用药量，有效控制血糖水平。

（五）经典药膳

1. 芦荟黄瓜粥

【配方】 芦荟 50 克，黄瓜 30 克，大米 150 克。

【制作】 ①芦荟洗净，去皮，切成小块；黄瓜去皮、瓤，洗净，切成小块；大米掏净。②锅内放入芦荟、大米、黄瓜，加 500 毫升清水，大火烧沸，改用小火煮 35 分钟即成。

【用法】 佐餐食用。

【功效】 黄瓜所含的葫芦巴碱能促进胰岛素分泌，防止糖尿病和肾炎；所含的铬等微量元素，能调节人糖代谢，降低血糖。此药膳不但是糖尿病人及肥胖者的上佳之选，更能泻热通便，清热利尿，预防大小便不畅、四肢浮肿、高血压、黄疸等症。

2. 猴头玉米粥

【配方】 水发猴头菇150克，玉米粒200克。

【制作】 ①猴头菇洗净，切块；玉米粒洗净。②锅内放入玉米粒、适量清水，大火浇沸，改用小火煮至将熟，放入猴头菇，煮熟即成。

【用法】 温热服食，每日1次。

【功效】 健脾和中，生津止渴。适合糖尿病患者食用。

3. 莲子薏米粥

【配方】 大米60克，莲子、薏米各15克，白萝卜、胡萝卜各50克，盐适量。

【制作】 ①莲子洗净；白萝卜、胡萝卜分别洗净，去皮，切丁；薏米淘净，温水浸泡3小时；大米淘净，冷水浸泡30分钟。②将所有材料放入砂锅内，加适量水，大火烧沸，改用小火熬煮。③煮至粥成黏糊状，加盐调味即可。

【用法】 每日1次。

【功效】 除湿健脾，降糖止渴，可促进胰岛腺分泌胰岛素，从而降低血糖。

4. 葛根百合粥

【配方】 百合12克，葛根10克，大米150克。

【制作】 ①百合洗净，掰瓣；葛根洗净，切片；大米淘净。②锅内放入葛根，倒入500毫升清水，小火煎煮30分钟，拣出葛根，放入大米、百合，大火烧沸，改用小火煮30分钟即可。

【用法】 每日1次，每次50克，分3次食用。

【功效】 补肺清热，止渴，促进胰岛素分泌。

5. 枸杞子煲苦瓜

【配方】 苦瓜100克，枸杞子12克，猪瘦肉50克，鸡汤、葱段、姜丝、盐、酱油、味精、植物油各适量。

【制作】 ①枸杞子洗净；苦瓜去瓤，切块；猪瘦肉洗净，切块。②锅内加入植物油烧至六成热，下猪肉炒至变色，下入苦瓜、枸杞子、葱段、姜丝、盐、酱油、鸡汤，小火煲至汤稠，加入味精，拌匀即成。

【用法】 每日1次，佐餐食用，每次吃猪肉30~50克。

【功效】 补肺肾，降血糖，止消渴。适合上下消型糖尿病患者食用。

6. 蒜蓉苦瓜

【配方】 蒜20克，苦瓜300克，红柿子椒半个，白砂糖、盐、味精、植物油各适量。

【制作】 ①蒜去皮，切末；苦瓜去瓤，洗净，切片；红柿子椒去蒂、子，洗净，切块。②炒锅放植物油烧热，下入苦瓜、红柿子椒翻炒片刻，放入白砂糖、盐、味精，炒至苦瓜变软后关火，放入蒜末，炒匀即成。

【用法】 佐餐食用。

【功效】 蒜蓉苦瓜一方面能促进胰岛素合成，一方面可以控制血糖来源，可谓是双管齐下改善糖尿病。

十一、高血压

高血压是一种以动脉压持续升高为主要表现的心血管疾病。当收缩压≥140毫米汞柱和（或）舒张压≥90毫米汞柱时，即可诊断为高血压。它分为原发性高血压和继发性高血压，前者占90%以上，后者占5%~10%。2012年，我国18岁及以上成人高血压平均患病率高达25.2%。

（一）发病原因

高血压的主要发病原因有遗传、营养、吸烟、精神和心理因素等，其中营养因素主要有饮食过咸、大量饮酒、动物脂肪摄入过高、肥胖等。

（二）发病特点

我国高血压的发病率具有以下8个特点：（1）脑力劳动者高于体力劳动者；（2）北方地区高于南方地区；（3）城市高于农村；（4）有高血压家族史者高于无家族史者；（5）高盐饮食者高于低盐饮食者；（6）有烟酒嗜好者高于无烟酒嗜好者；（7）身体超重者高于正常体重者；（8）长期从事紧张工作者高于其他工作者。

（三）临床表现

高血压主要表现为头痛、头晕、耳鸣、心悸、眼花、健忘、易怒、疲乏、手脚麻木等临床症状。到后期，可伴有脑、心、肾等靶器官受损的并发症。

（四）防治

高血压的饮食预防与饮食治疗实际上并没有太大区别，只是后者应该更为严格一点，归纳起来，其防治措施有：

（1）控制体重：研究表明，有20%~30%的高血压是由体重过重引起。而控制体重主要从控制饮食和体育锻炼两方面着手。避免肥胖和过重者减轻体重是防治高血压的关键策略。

（2）合理膳食：

① 减少食盐：正常情况下，每人每天以食盐量不超过6克为宜；高血压患者以不超过5克为宜。

② 限制膳食脂肪，补充优质蛋白：减少猪肉，提倡鸡、鱼、兔、牛肉，尽量使膳食脂肪控制在占总能量的25%以下，动物性和大豆蛋白质占到总能量的15%以上。

③ 补钾补钙：麸皮、赤豆、杏干、蚕豆、扁豆、冬菇、竹笋、紫菜等含有丰富的钾；奶和奶制品含有丰富的钙，多吃这些食物，有利于补充钾、钙，对防治高血压具有良好效果。

④ 多吃蔬果：蔬菜和水果含有较丰富的钾和膳食纤维，含脂肪很低，能有效降低血压。如芹菜、胡萝卜、西红柿、荸荠、黄瓜、冬瓜、木耳、海带、洋葱、苹果等。

⑤ 注意烹调：多用煮、蒸、炖、焖、熘的烹调方法，少用煎、炸、烤、熏的烹调方式。

(3) 适当运动：有规律的有氧运动可防治高血压。一般每周运动 3~5 次，每次 20~60 分钟，可选择步行、慢跑、太极拳、门球、气功、舞蹈等项目。

(4) 戒烟限酒：吸烟可使高血压发病率明显增高，过量饮酒也会升高血压。因此，应戒烟限酒，每天的饮酒量以 25 克酒精（50 毫升白酒）以下为宜。

(5) 情绪乐观：一切忧愁、悲伤、焦虑、烦躁、紧张等不良情绪刺激，都可使血压升高。因此，要注意控制情绪、排除杂念、减轻精神压力、保持心情舒畅和心理平衡。

(6) 药物治疗：在医生的指导下，服用高血压药物。

（五）经典药膳

1. 丹参芹菜粥

【配方】 丹参 15 克，芹菜 250 克，大米 150 克，葱花、盐、鸡精各适量。

【制作】 ①丹参润透，切薄片；芹菜去叶，洗净，切段；大米淘净。②锅内放入大米、丹参、芹菜、葱花，加 800 毫升水，大火烧沸，用小火煮 35 分钟，加入盐、鸡精，搅匀即可。

【用法】 每日 1 次，佐餐食用。

【功效】 祛淤血，降血压。适用于高血压、高脂血症、脑血管硬化、脑血栓等症。

2. 菊花胡萝卜汤

【配方】 胡萝卜 100 克，鲜菊花 10 克，葱花、盐、味精、香油、高汤各适量。

【制作】 ①胡萝卜洗净，切片。②锅中倒入高汤，放入菊花、盐、胡萝卜煮熟，加入葱花、香油、味精，搅匀即成。

【用法】 每日 1 次。

【功效】 菊花含有多种黄酮类化合物，可以有效降低心脑血管疾病的发病率。食用胡萝卜时佐以菊花，可降低血压、预防冠心病。

3. 桂圆山楂茶

【配方】 桂圆肉 30 克，山楂 20 克。

【制作】 ①桂圆肉洗净；山楂 洗净，去核，切片。②炖锅内放入桂圆肉、山楂片，加 250 毫升清水，大火烧沸，改用小火煮 15 分钟即成。

【用法】 每日 1 次。

【功效】 宁心安神，降脂降压。适合高血压阳虚水逆型患者饮用。

4. 芹菜拌海带

【配方】 芹菜 100 克，水发海带 50 克，香油、醋、盐、味精各适量。

【制作】 ①芹菜洗净，切段，焯熟；海带洗净，切丝，焯熟。②取一盆，放入芹菜、海带丝，加入香油、醋、盐、味精，拌匀即可。

【用法】 每日 1 次。

【功效】 平肝清热，降血压。常服对早期高血压有很好的作用。

5. 菊花山楂茶

【配方】 菊花 10 克，山楂 6 克，白砂糖适量。

【制作】 ①菊花去杂质，洗净；山楂洗净，去核，切片。②砂锅中放入菊花、山楂、白砂糖、适量清水，大火烧沸，改小火煎 10 分钟即成。

【用法】 代茶饮用。

【功效】 清热解毒，降低血压。适合肝阳上亢型高血压症患者饮用。

十二、高脂血症

高脂血症是指血浆胆固醇和（或）甘油三酯浓度增高的表现，是脂蛋白紊乱的标志。它可分为高胆固醇血症、高甘油三酯血症和混合型高脂血症三种类型。目前我国约有 9000 万人患有高脂血症，且以每年平均 1500 万人持续增长。

（一）发病原因

高脂血症的发病原因一般认为与膳食脂肪摄入过高、饱和脂肪酸过量、反式脂肪酸过多、胆固醇过量、进食大量糖类、遗传等因素有关，另外，还可因患糖尿病、冠心病等疾病引起。

（二）临床症状及其危害

高脂血症对身体的损害是隐匿的、渐进的和全身性的。初期多无自觉症状，易被忽略。其直接损害是加速全身动脉粥样硬化，导致人体重要脏器供血不足、缺氧，甚至血管堵塞，引发冠心病、高血压、脑中风、脂肪肝、肝硬化、糖尿病、胆结石、胰腺炎、肥胖、抵抗力下降等。

（三）饮食防治

(1) 控制体重：总热量限制在标准量以内，使体重维持在理想水平。超重和肥胖者应积极减肥。

(2) 限制脂肪和胆固醇的摄入：脂肪的摄入量应不超过总能量的30%，其中饱和脂肪应控制在占总能量的10%以内；胆固醇的摄入量每天应不超过300毫克，已有高胆固醇血症的病人则不宜超过200毫克。多吃鱼、禽、蛋、瘦肉，少吃肥肉和荤油。

(3) 食物多样，以谷类为主：食物要多样化，以谷类为主，粗细搭配，可适量增加玉米、莜面、燕麦等粗杂粮，少食单糖、蔗糖和甜食。

(4) 多吃蔬果和薯类：多吃新鲜蔬菜、水果和薯类，可提供充足的维生素、矿物质和膳食纤维。要注意选择大蒜、洋葱、海藻、海带、黑木耳、蘑菇、山楂、茄子、韭菜、苹果、甘薯等对防治高脂血症具有良好效果的食物。

(5) 常吃奶类、豆类及其制品：奶类是优质蛋白质、钙和维生素的极好来源，豆类及其制品含有丰富的蛋白质、钙和B族维生素，它们都有降胆固醇的作用。

(6) 注意烹调方式：膳食可用蒸、煮、拌等少油的烹调方法，少用煎、炸、烤等方法。

(7) 注意饮食行为：吃清淡少盐的膳食，饮绿茶或硬水，戒烟限酒，不喝烈性酒。

(8) 加强体育运动：增加运动量，坚持每周5次以上的锻炼，每次保持30分钟以上。

（四）经典药膳

1. 玉米山药粥

【配方】 玉米粉100克，山药50克，冰糖适量。

【制作】 ①玉米粉放入碗中，加入开水，调成厚糊；山药洗净，上笼蒸熟，剥去外皮，切成小丁。②锅内加入约1000毫升清水，大火烧沸，用筷子缓缓拨入玉米糊，改用小火熬煮10分钟，下入山药，煮至粥熟，加入冰糖调味即可。

【用法】 佐餐食用。

【功效】 山药所含的胆碱和黏蛋白具有止脂肪沉积，保持血管弹性的能力。玉米与山药同食，可降血脂、补肝肾、益精血、抗骨折。适用于虚羸、消渴、动脉硬化、骨质疏松等症。

2. 姜韭生菜汁

【配方】 姜20克，韭菜、生菜各50克。

【制作】 ①姜、韭菜、生菜分别洗净，切碎。②榨汁机中放入姜、韭菜、生菜，榨取汁液，去渣即可。

【用法】 每日2次，7日为了疗程。

【功效】 韭菜所含的挥发性成分和硫化物与生菜所含的莴苣素都有助于降低血脂。把姜与韭菜、生菜配合起来进行食疗，可调降血脂，也可调治妊娠呕吐。

3. 山楂降脂茶

【配方】 山楂30克，益母草10克，茶叶5克。

【制作】 ①山楂、益母草、茶叶分别洗净。②取一壶，放入山楂、益母草、茶叶，注入沸水，冲泡成茶饮。

【用法】 可回冲数次至味道渐淡，坚持长时间饮用。

【功效】 降压，降脂。

4. 凉拌芹菜海带

【配方】 芹菜梗200克，海带100克，黑木耳50克，盐4克，香油10毫升。

【制作】 ①将黑木耳泡发洗净，切成碎末；海带洗净后切成海带丝；②将切好的黑木耳和海带丝一起放入沸水中氽至熟。③将芹菜梗洗净，切成段，如沸水中煮至熟，捞出沥水。④带所有原材料冷却，用盐拌匀，淋上少许香油即可。

【用法】 此菜特别适合高血压、高血脂患者在夏季食用。

【功效】 海带中含有丰富的钙、磷以及维生素，有去脂降压的作用；芹菜有降压的功效。

5. 木耳山楂粥

【配方】 木耳5克（黑木耳、银耳均可）、山楂30克、大米50克。

【制作】 ①木耳泡发，洗净后撕成小朵备用。②大米洗净，浸泡1小时备用。③将木耳与山楂、大米放入沙锅中，加500毫升清水，煮成粥即可。

【用法】 每日晨起，空腹随量顿服。

【功效】 黑木耳具有阻止血液中的胆固醇在血管壁上沉积和凝结的作用。经常食用黑木耳，可预防冠心病的发生和发作，对身体健康有益。

6. 南瓜糯米燕麦粥

【配方】 燕麦片60克，南瓜100克，糯米50克，红糖适量。

【制作】 ①糯米淘净，用清水浸泡2小时，捞出沥水；南瓜洗净，去皮、瓤、子，切成小块。②砂锅中倒入清水，放入糯米，大火煮沸，改用小火煮30分钟，下入南瓜块，煮10分钟，倒入燕麦片再煮10分钟，撒入红糖搅匀即可。

【用法】 可作主食，适量食用。

【功效】 南瓜与燕麦同食，既能够保护血管，又能够降低胆固醇，还能促进血液循环，可谓一举数得。

7. 红枣香菇汤

【配方】 红枣 3 颗，香菇 250 克，姜片、植物油、料酒、盐、味精各适量。

【制作】 ①香菇去蒂，洗净；红枣洗净，去核。②取一带盖蒸碗，放入香菇、红枣、姜片、盐、味精、料酒、植物油，倒入适量清水，盖上盖，入笼蒸 60~90 分钟即可。

【用法】 每日 1 次。

【功效】 补中益气，降低胆固醇，调节血脂浓度，预防血栓形成。

8. 醋拌芹菜叶

【配方】 鲜芹菜叶 100 克，醋、白砂糖、香油各适量。

【制作】 ①芹菜叶洗净，放入开水中烫 2 分钟。②取一盘，放入芹菜叶、醋、白砂糖，淋上香油，拌匀即可。

【用法】 佐餐食用。每日 1~2 次。

【功效】 降低胆固醇，软化血管，降低血压。

十三、冠心病

冠心病是指由于冠状动脉硬化使管腔狭窄或阻塞导致心肌缺血、缺氧而引起的心脏病。其主要分为心绞痛、心肌梗死、原发性心脏骤停、心律失常、心力衰竭等五种类型。它的发病率男性高于女性，城市高于农村，北方高于南方，脑力劳动者高于体力劳动者，还逐渐呈上升趋势。

（一）发病原因

冠心病的发病原因是多因素、综合性的，主要有年龄、性别、职业、吸烟、酗酒、吃肥肉、高血压、糖尿病、肥胖、久坐少动的生活方式、精神压力、遗传等。

（二）临床表现

最初病人可无任何症状。病变进一步发展，常表现为头晕目眩、心悸心慌、胸闷气短、心前区及胸骨后刺痛、心律不齐、出虚汗、心绞痛、呼吸困难、面色苍白，甚至意识丧失等。

（三）饮食防治

(1) 食物多样，谷类为主：多选用复合碳水化合物，多吃粗杂粮，粗细要搭配，少吃单糖、蔗糖和甜食。限制含单糖和双糖高的食品，如甜点心、各种糖果、冰淇淋、巧克力等。

(2) 多吃蔬果和薯类：蔬菜、水果和薯类含有大量的维生素、矿物质和膳食纤维等营养素，特别是富含叶酸、维生素 B_6、维生素 B_{12} 和钾等，这些都有助于降低冠心病、高血压、脑卒中的危险。每人每天应摄入400~500克新鲜蔬菜水果。

（3）常吃奶类、豆类及其制品：奶类除含丰富的优质蛋白质和维生素外，含钙量较高，有利于冠心病的防治。大豆及其制品含有丰富的异黄酮、精氨酸等，具有降低血清胆固醇和抗动脉粥样硬化的作用，可降低心血管疾病的危险性。

（4）控制脂肪和胆固醇的摄入：膳食中总脂肪的摄入量不超过总能量的30%，其中饱和脂肪酸不超过总能量的10%，摄入充足的不饱和脂肪酸。应经常吃适量的蛋、禽、瘦肉，少吃或不吃肥肉，尽量减少反式脂肪酸摄入量。

（5）注意烹调方式：烹调菜肴时，尽量少用猪油、黄油等动物油，最好用胡麻油、芝麻油、豆油等植物油。烹调多用蒸、煮、拌的方法，少用煎、炸、烤的方法。减少食盐，以每人每天不超过4克为宜。

（6）加强运动，控制体重：运动是最有效的健康手段。要加强体育运动，经常参加步行、慢跑、骑自行车、游泳等有氧运动，每周应至少5次，每次30分钟以上。做到吃动两平衡，防治超重和肥胖。

（7）改变不良行为：饮食要规律，不暴饮暴食；不吸烟，不嗜酒，适量饮酒，调节好情绪，不易激怒、过于激动。

（8）其他治疗：病情严重时，要在正规医院，在医生的指导下，选择药物治疗、介入性治疗、手术治疗等。

（四）经典药膳

1. 香蕉糯米粥

【配方】 糯米60克，香蕉3根，冰糖适量。

【制作】 ①糯米淘净；香蕉去皮，切块。②锅内放入糯米，加清水适量，大火烧沸，改用小火煮至糯米熟透，加入香蕉、冰糖，烧沸即成。

【用法】 每日1次。

【功效】 适合冠心病患者食用。

2. 山楂橙子露

【配方】 橙子2个，山楂肉30克。荸荠粉、白砂糖适量。

【制作】 ①橙子去皮，放入榨汁机中榨取橙汁；荸荠粉加适量水，调成芡汁。②砂锅内放入山楂肉，加适量水，小火煎煮10分钟，去渣取汁。③锅内放入橙汁、山楂汁，大火煮沸，加入白砂糖，待溶化后，倒入荸荠粉汁，勾成糊状即可。

【用法】 饭后适量饮用，代茶饮。

【功效】 适用于高脂血症、冠心病等症。

3. 参须枸杞炖白鳝

【配方】 白鳝1尾，参须40克，枸杞20克，姜3片，绍兴酒2匙，盐适量。

【制作】 ①将白鳝切片，汆烫；参须泡水 10 分钟，枸杞泡水 5 分钟，备用。②将上述材料和姜片一起放入炖盅内，加热水及绍兴酒，以大火炖 20 分钟，再转中火炖煮 1.5 小时，起锅前加盐调味即可。

【用法】 为预防冠心病、脑血栓之药膳。

【功效】 白鳝味甘、性平，含有丰富的蛋白质和脂肪，脂肪含多种不饱和脂肪酸，并有大量的 EPA，可以清肠胃，降低血糖。参须味甘、性平，有增强免疫力、兴奋中枢神经和利尿的作用。

4. 滋补当归兔

【配方】 兔肉 500 克，当归 50 克，党参 30 克，红枣 10 克，枸杞 10 克。盐适量。

【制作】 ①将兔肉洗净，切成块；当归、党参、红枣、枸杞洗净备用。②将兔肉和当归、党参、红枣、枸杞一起放入锅内，大火煮开，改用小火 3 小时，加盐调味即可。

【用法】 常为冠心病之药膳。

【功效】 兔肉营养丰富，当归尾补血活血之药，制成药膳适合用于贫血及体质虚弱、头晕、面色萎黄者，兔肉含蛋白质高于牛、羊、猪肉，未完善蛋白质食品，且肉质细嫩，易于吸收。多食不会使人发胖，是肥胖者、糖尿病、冠心病患者最理想的肉类食品。

十四、脑卒中

脑卒中俗称脑中风，又称脑血管意外，是由于脑血管阻塞或破裂而引起的脑血流循环障碍和脑组织功能或结构损害的疾病。其可分为缺血性脑卒中和出血性脑卒中，前者约占脑卒中的 60%~70%，主要包括脑血栓形成和脑栓塞；后者占脑卒中的 30%~40%，可分为脑出血和蛛网膜下腔出血。目前，我国脑卒中的平均发病率在 200/10 万左右，平均死亡率为 130/10 万，在城市，已成疾病第一死因。

（一）发病原因

脑卒中的发病原因有很多，其主要危害因素有高血压、心脑病、糖尿病、血脂异常、吸烟、酗酒、血小板聚集性增高、肥胖、遗传、食盐过多等，其根本原因是动脉粥样硬化。

（二）临床表现

脑卒中的主要临床表现为局部脑组织坏死、短暂性脑缺血、脑出血、蛛网膜下腔出血，常出现偏瘫、失语、昏迷、甚至猝死等症状。

（三）饮食防治

（1）食物多样化，以谷类为主：膳食应包含各类食物，多选用谷类食物，多吃粗粮，粗细搭配，少吃单糖、蔗糖和甜食。

（2）多吃蔬菜、水果和薯类：特别是多吃富含钾的龙须菜、豌豆苗、莴笋、芹菜、丝瓜、茄子、绿叶蔬菜、大豆、马铃薯、蜂蜜、核桃、香蕉、海带、紫菜等食物，具有降低血压和预防心律失常、脑卒中的作用。

（3）常吃奶类、豆类及其制品：奶类含有蛋白质、维生素和钙。豆类及其制品富含蛋白质、不饱和脂肪酸、钙、维生素 B_1、维生素 B_2、烟酸等。这些营养素可降低血压和减少脑卒中的发生。

（4）保证供给优质蛋白质，限制膳食脂肪摄入：经常吃适量的鱼、禽、蛋和瘦肉，少吃肥肉和动物油，以提供足够的动物蛋白质，限制总脂肪，减少饱和脂肪酸，增加不饱和脂肪酸，从而有利于减少高血压、动脉粥样硬化和脑卒中的发病率。一般每人每天以蛋白质的摄入量占总能量的15%，脂肪占总能量的25%左右为宜。

（5）吃动两平衡，体重要适宜：平衡膳食，养成良好饮食习惯，坚持适量运动是长期保持理想体重的有效方法，而肥胖是导致高血压、高血脂、脑卒中等心血管疾病的原因之一。因此要保持膳食能量摄入和运动能量消耗平衡，使体重保持在适宜范围内。

（6）保持良好的生活习惯：膳食要合理，吃清淡少盐的膳食；饮酒要适量，限制饮烈性酒，不酗酒；抽烟要戒掉，不吸烟，也远离被动吸烟；情绪要乐观，保持健康乐观稳定的心态；治疗要规范，一旦患病，就要合理用药，规律治疗。

十五、慢性胃炎

慢性胃炎是指胃黏膜的慢性炎症，通常分为浅表性胃炎、萎缩性胃炎和肥厚性胃炎三类。

（一）发病原因

慢性胃炎的发病原因尚未完全明确，一般认为是由于急性胃炎、细菌毒素感染、药物刺激、鼻咽口腔的慢性病灶、胃酸缺乏、长期不良饮食的刺激、不合理饮食习惯、营养缺乏等因素引起。

（一）临床表现

慢性胃炎的临床表现多无明显规律性，常见有上腹不适、饱胀、食欲不振、爱打饱嗝、恶心、呕吐、反酸、贫血、无力、体重减轻等。

（二）饮食防治

(1) 注意食物选择：可选用清淡、少油、无刺激、易消化的食物；增加水果、果汁及新鲜少渣的蔬菜；伴有缺铁性贫血者，可适量选用鸡蛋、瘦肉、猪肝等食物。少食或不食粗粮、杂豆、粗纤维食物、肥肉、奶油、油炸或油煎食物、蔗糖、牛奶、豆奶及相关产品；对胃酸分泌过多者，禁用浓肉汤、刺激性调味品，如辣椒、洋葱、芥末、浓茶等。

(2) 细嚼慢咽，尽量减少胃的负担：细嚼慢咽，充分发挥唾液的功能，帮助消化，阻止病菌繁殖，防止降低胃酸浓度。

(3) 膳食温和，尽量减少不良刺激：食物要做得细、碎、软、烂，多用蒸、煮、炖、烩和煨等烹调方法，使食物温和，避免不良刺激。

(4) 少食多餐，尽量保护胃的健康：在保证能量摄入充足的前提下，少食多餐，干稀搭配，减轻胃部负担，保护胃的健康。

(5) 增加营养，改善健康：注意多给病人优质的蛋白质和含维生素丰富的食物，伴有贫血者多给含铁较多的动物内脏、蛋类、新鲜带色蔬菜和水果，如西红柿、茄子、红枣、绿叶蔬菜等。

(6) 注意酸碱平衡：浅表性胃炎胃酸分泌过多时，可多用牛奶、豆浆、涂黄油的烤面包或带碱的馒头干以中和胃酸；萎缩性胃炎胃酸少时，可多用浓缩肉汤、鸡汤、带酸味的水果或果汁，带香味的调味品，以刺激胃液的分泌；当伴有呕吐和腹泻等急性症状时，应大量补给液体，让胃充分休息；当并发肠炎时，不用产气和含粗纤维较多的食物。

（四）经典药膳

1. 山楂驴肉干

【配方】 山楂 100 克，驴肉 1000 克，植物油、料酒、香油、姜片、葱段、花椒粉、白砂糖适量。

【制作】 ①驴肉去皮筋；山楂去核拍破。②锅内放一半山楂，加水大火烧沸，放驴肉，改小火煮至六成熟，捞出驴肉切条。③盆中加植物油、姜片、葱段、料酒、花椒粉，放驴肉拌匀腌 1 小时。④锅放油烧热，放驴肉翻炒，小火焙干，加香油、白砂糖炒匀即成。

【用法】 每日 1 次，可佐餐也可单独食用。

【功效】 滋阴润燥，化食消积。适合慢性胃炎患者食用。

2. 归参全鸡

【配方】 当归 10 克，丹参 15 克，白条鸡 500 克，姜片、葱段、盐、料酒、味精、胡椒粉各适量。

【制作】①鸡洗净，剁块；当归、丹参分别洗净，切段。②炖锅内放入鸡、当归、丹参、姜片、葱段、料酒，加适量水，大火烧沸，改用小火炖煮40分钟，加入盐、味精、胡椒粉，搅匀即可。

【用法】每日1次，每次吃鸡肉50克，喝汤，既可佐餐，也可单食。

【功效】补气血，通血脉，止疼痛。对慢性胃炎、脘腹疼痛尤佳。

3. 竹笋红枣煲鲤鱼

【配方】鲜竹笋500克，西瓜皮250克，红枣4粒，鲤鱼1条（约750克），眉豆50克，生姜6片，盐5克。

【制作】①鲤鱼去内脏、鳞，洗净下锅，如生姜煎熬；鲜竹笋去壳，去老肉横切，用水滚透再用清水冲洗1小时。②洗净的红枣去核，西瓜皮、眉豆连同其他材料放入已煲滚的水里，用大火煲20分钟，转入小火煲2小时放盐即可。

【用法】为慢性胃炎之药膳。

【功效】竹笋清肺化痰利水；西瓜皮清署利尿；眉豆健脾利水、益胃生津。此汤可用于四肢水肿、妊娠水肿、慢性胃炎、十二直肠溃疡等症。

4. 姜韭牛奶羹

【配方】韭菜250克，生姜25克、牛奶250毫升或奶粉2汤匙。

【制作】①韭菜、生姜洗衣净，切碎，捣碎，以洁净纱布绞取姜汁，放入锅内。②姜汁中再加牛奶或奶粉，加适量水，加热煮沸即可。

【用法】趁热顿饮。凡属阴虚火旺之人忌食韭菜；胃虚有热、溃疡病、眼疾之人、疮毒肿痛者忌食，以免令痛痒增加。

【功效】生姜味辛性温，有发散风寒、化痰止咳的作用，又能温中止呕、解毒，常用于治疗胃寒哎逆等症。韭菜有散淤活血、行气导滞的作用，适用于反胃、肠炎的食疗。此方适于胃寒型胃溃疡、慢性胃炎、胃脘疼痛、呕吐、恶心等症。

十六、急性胃炎

急性胃炎是一种胃黏膜急性炎症，可分为急性单纯性胃炎、急性糜烂性胃炎、急性腐蚀性胃炎和急性化脓性胃炎四大类型，临床上以急性单纯性胃炎最为常见，而急性化脓性胃炎已罕见。

（一）发病原因

急性胃炎的发病原因主要有化学刺激、物理刺激、细菌或其他毒素三大因素。化学刺激主要有饮用烈酒、浓茶、香料、药物等；物理刺激主要有食入过冷、过热或过于粗糙的食物及暴饮暴食等。

（二）临床表现

急性胃炎临床表现主要有上腹部不适、疼痛、肠绞痛、食欲减退、恶心、呕吐等，甚至出现中毒症状，如发热、胃寒、头痛、脱水、酸中毒、肌肉痉挛和休克等。

（三）饮食防治

(1) 注意预防：讲究饮食卫生，不食不洁食物；禁止暴饮暴食，避免胃肠负担；饮食要有规律，做到定时定餐。

(2) 病情较轻者，可采用清流食或流食，持续 1~3 天，每天 5~7 餐，每餐量约有 200~250 毫升，每天总量约 1200~1800 毫升。

(3) 杜绝任何致病因素对胃黏膜的刺激，注意防止脱水和酸中毒。

(4) 腹痛明显或持续性呕吐者，应禁食，卧床休息，可由静脉输液补充水分和电解质。

(5) 病人急性期后，可选择清淡少渣半流食，并逐步过渡到软食和普通食物。

(6) 注意食物选择：可选用米汤、藕粉、果汁、清汤和蛋汤等食物；禁用粗粮、杂豆、粗纤维食物、蔗糖、牛奶（伴肠炎腹泻者）、豆奶及相关产品（伴肠炎腹泻者）、刺激性调味品、浓茶、浓咖啡等。

十七、消化性溃疡

消化性溃疡是指发生于胃和十二指肠的慢性溃疡，是一种全球性多发病、常见病，其发病率约为 10%，以 20~50 岁之间最为常见，男性多于女性，冬春季多发。

（一）发病原因

消化性溃疡的主要发病原因有胃酸分泌过多、幽门螺旋杆菌感染和胃黏膜保护作用减弱，另外还与吸烟、胃排空延缓、胆汁反流、遗传、药物、饮食、环境、精神等因素有关。

（二）临床表现

消化性溃疡的主要症状是上腹部呈节律性和周期性疼痛，有钝痛、胀痛、绞痛、灼热样痛和饥饿样痛等。胃溃疡多在进食后半至 2 小时内发生疼痛，持续 1~2 小时后逐渐缓解；十二指肠多在进食后 3~4 小时后开始疼痛，直至进食后缓解。另外，还可伴有打嗝、反酸、恶心、呕吐、便秘等症状，可发生大量出血、幽门梗阻和急性穿孔等并发症。

（三）饮食治疗

(1) 选择易消化、能量适宜、蛋白质和维生素丰富的食物：如稀饭、细面条、牛奶、软米饭、豆浆、鸡蛋、瘦肉等，可促进溃疡愈合。

（2）避免食用刺激性大的食物：如肉汤、生葱、生蒜、浓茶、浓缩果汁、浓咖啡、烈性酒、粗粮、韭菜、芹菜及过咸、过酸、过辣食物。

（3）注意烹调方法：宜选用蒸、煮、炖、烩的烹调方法，少用或不用熏、炸、腌、拌的方式。

（4）注意进食事项：进食应定时定量，少量多餐，避免过饥过饱；吃饭要细嚼慢咽，保持思想放松。

（5）急性溃疡病的初期，可用牛奶治疗，逐渐过渡到增加浓米汤、豆浆、蛋类及发酵的主食。

（6）不同阶段的营养供给：在急性发作出血期，应禁食，采用静脉补充适宜的能量和营养素；在出血停止后，用冷流食，选择冷豆浆、冷蛋羹、冷酸奶、冷藕粉等；在病性平稳期，用流食，再过渡到少渣半流食、少渣软饭。

（四）经典药膳

1. 川芎当归粥

【配方】 川芎、当归、人参、茯苓、白术、白芍、桂枝各5克，小米50克。

【制作】 ①将前7味药材洗净；小米淘净。②锅内放入7味药材料，加适量清水，小火煎煮25分钟，去渣取汁。③砂锅内放入小米、药汁，倒入适量清水，大火烧沸，改用小火煮30分钟即成。

【用法】 佐餐食用。

【功效】 这道药膳除了辅助治疗身体虚弱、诸火上攻引起的头晕外，还能改善气血不足、肠胃功能不佳的症状。适合经常拉肚子的人食用，对各种消化道溃疡也有一定的疗效。

2. 山药莲子猪肚汤

【配方】 山药25克，茯苓25克，薏仁50克，芡实50克，莲子150克，猪肚1个，盐6克。

【制作】 ①猪肚剔去肥油，氽烫后洗净，切片；其他材料用水略冲洗。②肚片与所有材料一起盛入锅中，加8碗水以大火煮开，转小火续煮40 分钟。③将肚片捞起，将药材、汤汁倒入果汁机打碎。④将搅打好的汁与肚片入锅再煮沸一次，熄火前加盐调味即可。

【功效】 山药性平、味甘，能补脾养胃、生津益肺；茯苓味甘、淡、性平，归心、肺、脾、肾经，用于脾虚食少、便溏泄泻。此汤可以健胃整肠、促进消化、改善营养吸收状况，并治脾胃虚弱、胃肠溃疡，对养护脾胃、防治溃疡炎症等有效果，但孕妇不宜食用。

3. 红花炖羊肚

【配方】 红花10克，羊肚1只，料酒15毫升，姜、葱各10克，盐4克，胡椒粉3克。

【制作】 ①将羊肚洗净，红花洗净，姜切片，葱切段。②把红花、姜片、葱段、胡椒粉入羊肚内，扎紧口，放入炖锅内。③炖锅内加水适量，再加入料酒，置武火上烧沸，再用文火烧煮1小时。④将羊肚捞出，切成条，再入炖锅，加入盐调味，再次烧沸即可。

【用法】 每日1次，每次吃羊肚50克，喝汤。佐餐食用。

【功效】 红花味辛、性温，归心，肝经，有香行散，活血通络、祛淤止痛的功效。羊肚性味甘温，可补虚健胃、帮助消化，治虚劳不足、手足烦热、尿频多汗等症。此方适于胃及十二指肠溃疡、胃部刺痛拒按者，也可用于健康人的日常养胃。

十八、腹泻

腹泻俗称“拉肚子”，是指粪便稀薄，排便次数增多的一种病症。腹泻可分为急性腹泻和慢性腹泻。急性腹泻是指起病急、排便频繁、病程较短的腹泻，一般在2个月内可治愈；慢性腹泻是指反复发作或持续2个月以上的腹泻。腹泻一般夏秋季多发。

（一）发病原因

急性腹泻一般由急性痢疾、病毒感染、肠炎和食物中毒等引起。慢性腹泻原因较多，可由肠源性疾病、胃源性疾病、肝胆源性疾病、胰源性疾病、消化道激素瘤、全身性疾病等导致。

（二）临床表现

急性腹泻一般有腹痛、腹泻、疲倦、口渴、肠鸣、脓血便、水样便等症状，可出现脱水、酸中毒、休克等并发症。慢性腹泻主要表现为便意频繁和里急后重，因病因不同，常伴有腹痛、发热、消瘦、腹部肿块或消化性溃疡等现象，一般不会出现急性并发症。

（三）饮食治疗

1. 急性腹泻的营养治疗

(1) 在急性期应暂时禁食：急性水泻期，排便频繁，呕吐严重者可暂时禁食，使肠道完全休息，采取静脉输液以补充水和电解质。

(2) 清淡流质饮食：呕吐停止，不需禁食者，可食清淡止泻流质，如稀藕粉、淡红茶水、胡萝卜汤、浓果汁、面汤等。

(3) 少渣、低脂半流质饮食：排便次数减少，症状缓减后可改变饮食，逐渐给以清淡、少油、少渣的半流质饭食或软饭，如大米粥、藕粉、烂面条等。

(4) 供给软食品：腹泻如完全停止，就可增加蛋羹、碎嫩瘦肉、菜泥、软饭等软食品。

(5) 供给富含维生素 C 的饮料：每天可喝一些鲜柔橘汁、菜水、西红柿汁等富含维生素 C 丰富的饮料。

(6) 禁食刺激性食物：如酒类、咖啡、肥肉、冷茶、汽水及多纤维的蔬菜水果。

2. 慢性腹泻的营养治疗

(1) 选择易于消化、质软少渣的膳食：饮食上应以细软少油、质细少渣为主，如细挂面、馄饨皮、面片、稀粥等。

(2) 避免刺激性食物：如蜂蜜、生葱、生蒜、芹菜、韭菜、豆芽菜等。

(3) 提供充分的营养素：用循序渐进的方式逐步提高营养素的摄入，多摄入易于消化的鱼肉、蛋、鸡肉、瘦肉等，提供充分的能量和蛋白质，足够的维生素和矿物质。

(4) 适当控制脂肪的摄入：膳食中不用多油食品及油炸食品，烹调可用蒸、煮、焖、氽等方法。

(5) 对乳麋泻者，应给无麸质饮食：应严格禁止一切含有麦类及其制品的食物。

（四）经典药膳

1. 松仁枸杞炒饭

【配方】 白米 150 克，黄豆、松子、芋头、干香菇、四季豆各 30 克，萝卜干、枸杞各 20 克，酱油 15 毫升，白胡椒、味精各 3 克，油适量。

【制作】 ①黄豆放入容器中，加入热水淹没黄豆，浸泡 2 小时至软，沥干，加入洗净的白米搅拌均匀，放入电锅蒸熟。②芋头削皮、洗净、切丁；干香菇泡热水至软，捞出、取缔切丁；四季豆、萝卜干洗净，切丁备用。③锅中倒入一大匙油烧热，放入松子、芋头丁、香菇丁、四季豆、萝卜干炒香，加入调味料拌炒均匀，最后加入煮好的黄豆饭，拌炒至入味，熄火，趁热加入枸杞拌匀，即可盛出。

【功效】 芋头中有一种天然的多糖类高分子植物胶体，有很好的止泻作用，并能增强人体的免疫功能。

2. 山药鸡丝粥

【配方】 山药 200 克，鸡胸肉一条，青菜一颗，白饭一碗，盐 5 克。

【制作】 ①山药削皮，洗净，切小条。②鸡胸肉洗净，切丝；青菜洗净，切段。③煮锅加 4 碗水煮开，加入白饭、山药条，以大火煮沸后转小火煮至饭粒软透成粥状。④加入鸡肉丝、青菜煮熟，熄火起锅前加盐调味即可。

【用法】 适用于经常腹泻，吸收不良，营养失调者。

【功效】 此粥补虚暖胃，益气健脾，能调理肠胃消化吸收状况，调整脾虚腹泻，久痢，并能防治呼吸道炎症，改善体虚体弱，病后衰弱。

十九、便秘

便秘俗称大便干燥，是指粪便干结、难于排出、便次太少，一般排便间隔超过48小时。便秘可分为神经性、机械性和饮食性便秘三类。便秘困扰着很多人，尤其是老年糖尿病人。

（一）发病原因

便秘可由单一因素或综合因素引起，主要导致便秘的因素有精神长期紧张、膳食过于精细、长期服用药物、肠道患有疾病、全身性疾病（如糖尿病、尿毒症、甲亢等)、排便无力等。

（二）临床表现

便秘常表现为大便秘结、排出困难、经常三五天，甚至七八天才排1次。便秘日久，常可引起腹部胀满、甚至腹痛、食欲不振、头晕、头痛、睡眠不安，还可引起痔疮、便血、肛裂等。

（三）饮食防治

便秘的防治要根据引起便秘的原因区别对待，对引起便秘的原发病要积极有效地治疗。如对神经性或机械性便秘，须先解除肠道梗阻，在饮食上采用低纤维的少渣饮食；对糖尿病患者，应先控制好血糖，延缓或减轻植物神经的病变等。对不存在肠道狭窄等器质性病变的便秘者，可采取以下防治办法：

(1) 增加膳食纤维的摄入：膳食纤维能使粪便膨胀、刺激结肠动力，利于排便。它多含于粗粮和一些蔬果中。可多吃糙米、玉米面、燕麦面、魔芋、芹菜、韭菜、白菜、油菜、菠菜、笋类、海藻类、苹果、梨等含膳食纤维高的食物。

(2) 适当选择产气和富含B族维生素的食物：如豆类、红薯、土豆、汽水等。

(3) 多喝水：清晨空腹喝一杯淡盐温开水、或牛奶、酸奶、蜂蜜、淡盐汤、菜汤、豆浆、果汁等，平常增加饮水量。

(4) 适当增加运动：可根据身体状况，加强运动锻炼，以增加腹肌力量，同于改善植物神经对肠道的调节功能。

(5) 不吃刺激性大的食物：如辣椒、姜、羊肉、酒等。

(6) 适量增加烹调用油量：如芝麻油、豆油、胡麻油、花生油等，作为肠道润滑剂，以利通便。但对肥胖症、高脂血症、冠心病的患者应慎用。

(7) 采用其他通便措施：如用通便灵、开塞露等通便药物，但不能过量和过频。

(8) 养成定时排便的习惯：一般早晨睡醒后肠道运动增强，应鼓励晨起排便，如不行，还可在晚餐后再次解便。不论能否排便，都应定时如厕，以利形成规律排便的习惯。

(9) 排便时要思想集中：排便时不能边排便边看书报，也不要想其他一些事情，要集中注意力，引导全身各系统协调排便。

（四）经典药膳

1. 蜂蜜麻仁大米粥

【配方】 火麻仁10克，大米100克，葱丝、蜂蜜各适量。

【制作】 ①火麻仁研成细末； 大米淘净。②锅内放入火麻仁粉、大米、适量清水，大火烧沸，改小火熬煮30分钟，加入葱丝、蜂蜜，拌匀即成。

【用法】 每日早、晚各1次。

【功效】 火麻仁可润燥滑肠，通淋活血。蜂蜜能润燥清肠，适宜肠燥便秘者食用。大米可以提供人体所需的营养、热量，能够补中益气，健脾和胃，滋阴补肾。本道药膳可润肠通便。适用于体虚肠燥、大便秘结等症。

2. 火麻仁土豆粥

【配方】 火麻仁10克，土豆50克，大米100克。

【制作】 ①火麻仁去壳，研成粉；大米淘净；土豆去皮，洗净，切块。②锅内放入大米、土豆、火麻仁粉，加500毫升水，大火烧沸，改用小火煮35分钟即可。

【用法】 佐餐食用。

【功效】 润肠通便。适用于便秘、十二指肠溃疡疼痛等症。

3. 蜂蜜红薯羹

【配方】 红薯80克，蜂蜜30毫升。

【制作】 ①红薯洗净，去皮，切块。②蒸锅内放入红薯蒸熟，取出捣泥，加入蜂蜜，拌匀即成。

【用法】 单独食用或饭后食用。

【功效】 补中缓急，润肺止咳，排毒通便。适用于脾胃虚弱、倦怠食少、脘腹胀痛、肠燥便秘等症。

4. 决明子蜂蜜饮

【配方】 决明子10~15克、蜂蜜20毫升。

【制作】 ①将决明子入炒锅，文火炒至略发黄。②将决明子捣碎加适量清水煎煮10分钟左右，拌入蜂蜜搅匀后饮用。

【用法】 每日1剂，早晚服。大便稀溏、易于腹泻者不宜服用。

【功效】 决明子润肠缓泻，用于治疗肠燥便秘。蜂蜜补肾健脾、润肺，利于润肠通便。

5. 紫菜芝麻饭

【配方】 紫菜 100 克，黑芝麻 150 克，白芝麻 120 克。

【制作】 ①将紫菜 100 克，除去泥沙并剪成细丝；将黑芝麻、白芝麻用擀面杖擀碎备用。②把上述这 3 种原料拌在一起，搅拌均匀，储存在干燥的瓶子里，每餐舀一两勺和米饭拌在一起吃。

【用法】 多食腹胀。脾胃虚寒滑泄者慎用。同时忌食生冷辛辣油腻的食物。佐餐服食。

【功效】 本品具有润肠通便、促进肠胃运动、缓解便秘的功效。芝麻中含有丰富的维生素 E，能防止过氧化脂质对皮肤的危害，抵消或中和细胞内有害物质游离基的积聚，可使皮肤白皙润泽，起到美容作用。

二十、病毒性肝炎

病毒性肝炎也就是通常说的肝炎，是指由肝炎病毒引起的、以累及肝脏损害为主的一种全身性传染病，以肝细胞变性、炎性反应及肝细胞坏死为主要改变。其主要分为甲、乙、丙、丁、戊 5 种类型。我国是乙型肝炎病毒感染的高发区，其表面抗原检出率约为 9.75%，全国乙肝病毒携带者约有 13000 万人，现患乙肝病人约 3000 万人。其他病毒性肝炎也都高发。

（一）发病原因

病毒性肝炎发病的主要原因是肝炎病毒经过胃肠道、血液等途径感染，引起急性肝细胞损伤，肝脏实质发生弥漫性炎症。

（二）临床表现

病毒性肝炎的临床表现因类型不同而有所区别。但主要症状有发热、食欲不振、恶心、呕吐、胃肠胀气、厌油，还可伴有全身乏力、盗汗、皮肤及眼结膜发黄、尿黄、水肿、肝肿大、肝功能异常等。

（三）饮食治疗

病毒性肝炎营养治疗总的目的是减轻肝脏的负担与伤害，促进肝脏组织的再生与修复，防止肝脏发生永久性、弥漫性病变，促进肝功能的恢复。饮食中应注意以下几个方面：

（1）提供适当的能量：适当的能量有利于肝组织修复及肝功能恢复。过高的能量则容易引起肥胖，并引发脂肪肝。一般成人每天以每千克体重 25~30 千卡为宜，全天约2000~2500千卡。

(2) 增加蛋白质的摄入：蛋白质是肝细胞再生所需要的主要原料。肝炎病人蛋白质的供给应适当高于健康人，按每天每千克体重1.2~1.5克提供，达到总能量的15%。蛋白质应选用优质蛋白质，并达到总蛋白质的50%以上。

(3) 供给适量高的碳水化合物：适量的碳水化合物能保护肝脏，但过多服用葡萄糖、果糖、蔗糖不但无益反而有害，会影响食欲，诱发肥胖。一般碳水化合物应占总能量的60%~70%比较合适。

(4) 脂肪的摄入要适宜：脂肪的供给量可占全天总能量的20%~25%，每天约50~60克。应适量选用富含必需脂肪酸的豆油、胡麻油、花生油等植物油。

(5) 摄入充足的维生素：供给丰富的多种维生素，可选用新鲜的蔬菜和水果，如菠菜、番茄、苹果、香蕉、橘子等。

(6) 改变饮食行为：注意烹调方法，以增进食欲，保证食物易于消化；实行少食多餐，严禁暴饮暴食；避免进食豆类等引起腹胀的食物；禁食油炸、刺激性、霉变食物；慎用或少用药物，禁止饮酒。

(四) 经典药膳

1. 蔬菜腐皮卷

【配方】 豆腐皮3张，白菜300克，豆腐干80克，水发香菇50克，盐、香油、味精各适量。

【制作】 ①将白菜洗净后在沸水锅中烫一下，沥干水分后切碎；豆腐皮切去边角后，再每张切成四等分；水发香菇和豆腐干也在沸水锅里焯一下捞出，然后切成丝。②将白菜、香菇和豆腐干放入大碗内，入盐、香油和味精拌匀作馅料。③将豆腐干摊开，每张豆腐皮分别放入适量的蔬菜馅料，然后逐条卷起来放入盘中，上笼用武火蒸5分钟取出可食。

【用法】 可长期适量食用。

【功效】 适用于肝炎的日常调养。

2. 泥鳅粉

【配方】 活泥鳅2000克。

【制作】 活泥鳅放清水中，养1天，使其排净肠内废物，次日，把泥鳅放在干燥箱内烘干或焙干研末装瓶。

【用法】 每日3次，每次10克，温开水送服。15天为一疗程，最长服用四个疗程。

【功效】 解毒，益气。也适用于肝硬化。

3. 花生红枣汤

【配方】 花生、红枣、冰糖各 30 克。

【制作】 花生置锅中，加适量水煎煮，然后加入红枣、冰糖，煎至糖化即可。

【用法】 每日 1 剂，吃花生、红枣，喝汤。30 天为 1 疗程。

【功效】 养肝，降转氨酶。适用于急慢性肝炎、血清转氨酶高。

4. 茵陈粥

【配料】 茵陈 50 克，大米 80 克，白糖适量。

【制作】 茵陈洗净，煎汁，去渣留汁，加入大米，粥将熟时，加适量白糖，稍煮至沸即可。

【用法】 温服，每日 2~3 次，7~10 天为一疗程。

【功效】 清利湿热，退黄疸。适用于急性传染性黄疸型肝炎。

5. 栀子粥

【配料】 栀子仁 3~5 克，大米 50~100 克。

【制作】 栀子仁研成细末，同时大米煮为稀粥，粥将熟时，调入栀子末稍煮即成。

【用法】 每日 2 次，2~3 天为一疗程。不宜多食久服，大便稀薄者忌用。

【功效】 清热泻火。适用于黄疸性肝炎，也可辅治胆囊炎、目赤肿痛、急性结膜炎。

二十一、脂肪肝

脂肪肝是一种多病因引起肝细胞内脂质蓄积过多的病理状态，一般脂肪变性累及 1/3 以上的肝细胞，或肝内蓄积脂肪含量超过肝湿重的 5%~10%。脂肪肝的发病以中年肥胖女性、糖尿病和高脂血症者最为常见。

（一）发病原因

脂肪肝的发病原因是多方面的，可由肥胖、糖尿病、高脂血症、肝炎、快速减肥、酒精、中年女性、遗传、肿瘤、妊娠、药物、营养等因素造成。

（二）临床表现

脂肪肝的临床表现不一，一般有食欲不振、恶心、疲乏无力、食后饱胀、腹痛、肝脏肿大等症状，严重者可有浮肿、腹水等。

（三）饮食治疗

脂肪肝患者饮食治疗的基本原则是：控制总热量，限制脂肪，减轻体重，促使体内积存脂肪的动用转化。在饮食上应注意以下几个方面：

(1) 严格控制能量：脂肪肝的膳食原则是以控制体重为前提的，因此，应严格控制总能量的摄入，一般以每天每千克体重 25~30 千卡为宜，肥胖或超重者可控制在每天 20~25 千卡之内。

(2) 增加蛋白质的摄入量：蛋白质具有增强免疫力、保护肝细胞的功能。每天的摄入量应高于健康人，达到每千克体重 1.2~1.5 克，约占总能量的 12%~15%，应以鱼类、瘦肉、牛奶、鸡蛋清等动物性蛋白质为主。

(3) 限制脂肪和胆固醇的摄入：患者应以低脂饮食为宜，每天每千克体重脂肪摄入量应不超过 0.6 克，控制在总能量的 20%左右，其中以植物性脂肪为主。胆固醇的摄入量应限制在每天 300 毫克以内，高胆固醇血症者则在每天 150 毫克以内。

(4) 供给适宜的碳水化合物：患者应供给低碳水化合物饮食，禁食富含单糖和双糖的食品。在安排好蛋白质和脂肪的供给量后，再以碳水化合物为补充，一般碳水化合物的摄入量以占总能量的 50%~60%为宜。

(5) 提高膳食纤维和维生素的摄入量：膳食纤维的摄入量可增至每天 40~60 克，多吃富含膳食纤维的玉米麸、粗麦粉、糙米、豆类、香菇、海带、木耳、鸭梨、魔芋等食物。同时，要多吃新鲜的蔬菜和水果，以增加维生素的摄入。

(6) 注意饮食习惯：不吃或少吃煎炸食品和甜食品，忌食刺激性食品和辛辣食品，不饮酒。

(7) 坚持运动锻炼：根据身体状况，增强体力活动和运动锻炼，保持理想的体重。

(四) 经典药膳

1. 枸杞冬葵子赤豆汤

【配方】 枸杞子 10 克、玉米须 60 克、冬葵子 15 克、红小豆 100 克、白糖适量。

【制作】 ①将红小豆清洗干净，放入锅内备用。②将玉米须、冬葵子、枸杞子用清水洗净，加水煎取汁备用。③将煎好的药汁倒入装有红小豆的锅内煮成汤，加白糖调味，盛出即可。

【用法】 分 2 次饮服，吃豆，饮汤。脾胃虚弱便溏者与孕妇慎用。同时忌食生冷辛辣油腻的食物。

【功效】 枸杞子滋补肝肾；玉米须利水消肿、利湿退黄。诸品合用可清热利水、降脂降压，还可减轻肥胖症、高血压、高血糖症状。

2. 菊杞乌龙茶

【配方】 决明子 20 克、杭白菊 3 克、枸杞子 10 克、乌龙茶叶 2 克。

【制作】 将决明子、杭白菊、枸杞子、乌龙茶叶连同水一起放入水锅中武火煎沸，转文火煎 30 分钟，取汁温服。

【用法】 每日2次代茶温服。

【功效】 决明子有清热明目、润肠通便、降血压、降血脂的作用；枸杞子有轻度抑制脂肪在肝细胞内沉积的作用，能预防脂肪肝；杭菊花有降低血脂的效能。

3. 山楂荷叶粥

【配方】 山楂、陈皮各5克，荷叶2克，竹茹3克，小米50克。

【制作】 ①将山楂、荷叶、竹茹、陈皮加水煎煮后，取汁。②锅置火上加热，将汁注入，加小米煮成粥即可。

【功效】 山楂入脾胃、肝经，可消散淤血，善消肉积；荷叶化湿祛浊；竹茹可化痰、清热、除烦；陈皮理气和水、燥湿化痰。适用于思睡乏力、形体肥胖、痰湿型的脂肪肝患者食用。

4. 山楂薏米燕麦粥

【配方】 山楂25克，薏米、红小豆各20克，燕麦片15克，大米50克。

【制作】 ①将薏米、红小豆分别洗净，用清水浸泡4小时备用。②将泡好的薏米与红小豆一块放入锅里加适量水，大约煮30分钟至七八成熟，再加入大米、山楂，先用武火煮沸，然后用文火熬煮。③待薏米、山楂、红小豆、大米熟软，加入燕麦片，再煮15分钟即可。

【用法】 每周2次，早晚温热服食。胃酸高者、胃及十二指肠球部溃疡的患者，不要在空腹时服食。

【功效】 山楂具有促进胆固醇排泄而降低血脂的功效；薏米有健脾、降脂降压和减肥作用；红小豆清热利水，消肿降压；燕麦可降胆固醇和降血脂。本品含热量低，适合脂肪肝者经常食用，可以消除体内堆积的多余脂肪。

二十二、肝硬化

肝硬化是由不同病因引起的以慢性、进行性、弥漫性肝细胞变性、坏死及纤维组织增生等为特点的一种严重肝病。我国肝硬化发病以肝炎后肝硬化为主，由病毒性肝炎引起的肝硬化占68%左右，其中以乙肝病毒为主。

（一）发病原因

肝硬化的发病原因很多，主要有病毒性肝炎、胆汁淤积、酒精中毒、药物作用、营养不良、代谢障碍、充血性心力衰竭等因素，其中以慢性乙型肝炎引起者最为多见。

（二）临床表现

肝硬化患者临床症状主要有食欲减退、恶心、呕吐、疲乏无力、腹痛、腹胀，随着病情发展可出现门脉高压、肝性脑病、继发感染、癌变等，最后可因肝功能衰竭而致死。

（三）饮食治疗

肝硬化病人的膳食总原则是高能量、高蛋白质、低脂肪、适量碳水化合物、高维生素及易消化。膳食具体要求如下：

（1）提供较高的膳食能量：患者每天每千克体重可供给能量 25~30 千卡，略高于健康人。

（2）供给高蛋白质膳食：肝硬化病人伴血浆蛋白降低或腹水时给予高蛋白膳食尤为重要，可按每天 100~120 克供给；若出现肝昏迷先兆，需降至每天 25~35 克；若发生肝昏迷可暂时停止供给。

（3）限制膳食脂肪的摄入：提供低脂饮食，忌用动物油，使用植物油，每天烹调用油应少于 25 克。

（4）摄入适量的碳水化合物：碳水化合物的供给量以每天 300~400 克为宜。除主食米面外，可适当选用葡萄糖、蜂蜜等简单糖类食物。

（5）增加维生素的摄入：多吃富含维生素的食物，如动物肝脏、鱼肝油等提供维生素 A、维生素 E 等，新鲜蔬果可提供维生素 C 和 B 族维生素等。

（6）注意饮食宜忌：膳食应清淡少盐，易于消化，忌食辛辣和刺激性食品；进食要定时定量，少食多餐，忌偏食和暴饮暴食；禁止饮酒；禁食含铜多的巧克力、贝类等食物；腹水、水肿的病人，严格限制钠和水的摄入，盐每天 1.0~2.0 克，水每天 1000 毫升左右。

二十三、胆石症和胆囊炎

胆石症和胆囊炎是胆道疾病中最常见的两种疾病，两者常同时存在，互为因果。胆石症是指胆道系统任何部位发生结石的疾病。其按结石部位分为胆总管结石、胆内管结石和胆囊结石；按结石性质分为胆固醇结石、胆色素结石、黑色色素结石和混合性结石。胆囊炎是指因胆道内寄生虫成细菌感染，胆汁滞留或胰液向胆道反流，常继发于胆石刺激和梗阻，它可分为急性和慢性胆囊炎。我国胆石症的检出率在 3%~11%之间，平均为 6.6%。

（一）发病原因

胆石症的发病原因主要由胆道蛔虫、细菌感染、胆囊发炎、胆固醇代谢失调、神经系统平衡紊乱、营养过度或缺乏、多食少动、不吃早餐等因素引起。胆囊炎发病的主要原因有结石、胆道阻塞、细菌感染等。

（二）临床表现

（1）胆石症的临床表现：胆石症可无症状或间断性右上腹闷重钝痛感，可反复发作。当结石阻塞胆囊管时疼痛向右肩放射，常伴有恶心、呕吐、发热；当结石阻塞胆总管时，还发生黄疸、疼痛、寒战和发热等。

（2）胆囊炎的临床表现：急性胆囊炎的主要症状是右上腹部持续性疼痛、阵发性酸痛、腹肌紧张、右肩放射痛，伴有恶心、呕吐，还可有寒战、高烧、黄疸等。慢性胆囊炎有的没有症状，有的则有右上腹隐痛、腹胀、嗳气和厌食等。

（三）饮食治疗

胆石症和胆囊炎在饮食治疗上大体相同，在个别要求上有所不同。

（1）急性发作期的要求：此时应采取禁食、静脉补充营养、抗炎等治疗方法。在缓解期或无症状时，应采取低脂肪、高蛋白质、高维生素的饮食治疗。

（2）供给适当的能量：供给正常或稍低于正常的能量，一般以每天 1800~2000 千卡为宜。

（3）严格限制脂肪的摄入：脂肪摄入量，一般以每天 20~40 克为宜，其中胆固醇摄入量不得超过 300 毫克，应吃植物油，忌食动物油。

（4）补充充足的蛋白质：供给高蛋白质膳食，多吃鱼、虾、瘦肉、兔肉、鸡肉、豆腐等富含蛋白质且又易于消化的食物。每天的摄入量以每千克体重 1~1.2 克为宜。

（5）摄入适量的碳水化合物：应供给以含多糖的复合碳水化合物为主的食物，每天供给量以 300~500 克为宜，以达到补充能量、增加肝糖原，保护肝细胞的目的。

（6）供给丰富的维生素和矿物质：选择富含维生素 A、B 族维生素、维生素 C、维生素 E 和钙、铁、钾等矿物质的食物，如绿叶蔬菜、水果和粗粮等。

（7）增加膳食纤维和水的摄入量：较多的膳食纤维和水可减少胆石的形成。应多选含膳食纤维高的绿叶蔬菜、水果、粗粮、香菇、木耳等。水的供给量以每天 1000~1500 毫升为宜。

（8）注意饮食行为和习惯：饮食应定时定量，少量多餐；忌用油腻、煎、炸及含脂肪多的食品，禁用辛辣和刺激性强的食品和调味品；戒烟戒酒。

（四）经典药膳

1. 鲤鱼红豆陈皮粥

【配方】 陈皮 6 克，鲤鱼 1 条（约 300 克左右），红豆 120 克。

【制作】 ①鲤鱼处理干净；红豆淘净；陈皮洗净。② 锅内放入鲤鱼、红豆、陈皮、适量清水，煮成粥状，去鱼骨即成。

【用法】 佐餐食用。

【功效】 舒肝利胆，通利小便。适用于胆结石等症。

2. 青萝卜汤

【配方】 青萝卜250克、食用油适量。

【制作】 把萝卜洗干净、切成块或丝状，放入锅子里加油炒熟后即可。如作煲汤可配瘦肉陈皮，也可加白萝卜。

【功效】 青萝卜性味辛甘、微寒，有理气降气、宽中利胆等益处。

3. 金钱草银花炖猪肉

【配方】 金钱草200克、金银花150克、瘦猪肉1000克、黄酒3匙。

【制作】 用药布包把金钱草、金银花包起来，和肉块放入锅里倒入适量水大火烧开，酌加黄酒再用小火慢炖约3小时即可。

【功效】 金钱草性味甘咸、微寒，有软坚清热的好处；金银花性味甘寒，有清热解毒的好处。

4. 玉米须清汤

【配方】 玉米须30克、白茅根30克、红枣8个。

【制作】 先把材料用冷水浸泡约1小时后，用小火煎煮约40分钟，可加猪瘦肉同煲，等熟后即可食用。

【功效】 玉米须有利水泄热、平肝利胆等益处；白茅根性味甘寒清热，有清热利尿的好处；大枣有补益中气的作用。

二十四、急性胰腺炎

急性胰腺炎是指胰腺消化酶被激活后，对自身及周围脏器产生消化作用而引起的炎症性疾病。它多见于成年人，女性多于男性。

（一）发病原因

急性胰腺炎的发病原因主要有胆道疾病、大量饮酒、暴饮暴食、胰管梗阻、感染、代谢紊乱、药物作用等。

（二）临床表现

急性胰腺炎临床主要表现为上腹部持续性和放射性痛、发热、恶心、呕吐、上腹部压痛、反跳痛和肌紧张，重者出现低血压和休克等。

（三）饮食防治

（1）饮食预防：要有规律的合理饮食，避免暴饮暴食，不酗酒。高脂血症者，提供低脂膳食，适当控制碳水化合物的摄入量，控制血脂水平在正常范围内。

（2）急性发作期应禁食：通过静脉供给营养，纠正水和电解质、酸碱平衡，保护各脏器功能。

(3) 供给无脂高碳水化合物的流质饮食：当病人腹痛明显减轻、肠鸣音恢复、血淀粉酶降至正常时，可以肠外营养过渡到肠内营养，供给不含脂肪的高碳水化合物流质饮食，如果汁、果冻、藕粉、米汤、菜汁、绿豆汤等食物。应禁食鸡汤、肉汤、鱼汤、牛奶、豆浆等含脂肪食物。

(4) 病情稳定后逐渐改为低脂半流质饮食，再过渡到低脂正常饮食。

(5) 严格限制脂肪摄入量：从发病到痊愈，禁食含脂肪的食物。病愈后一段时间内仍需控制在每天 30 克以内。

(6) 供给少量蛋白质：胰腺的修复需要蛋白质，症状缓解后，可每天供给蛋白质 25 克左右。

(7) 禁止饮酒、咖啡、浓茶、香料等。

二十五、慢性胰腺炎

慢性胰腺炎是由于不同原因导致的胰腺组织和功能的持续性损害，其特征为胰腺结构发生永久性改变，广泛纤维化。近年来，其发病率有所上升，男性高于女性。

(一) 发病原因

慢性胰腺炎的发病原因主要有胆道疾病、酗酒、高脂肪高蛋白饮食、吸烟等。

(二) 临床表现

慢性胰腺炎临床表现为腹痛、上腹部不适、恶心、呕吐、食欲不振、不耐受油腻食物、黄疸、脂肪痢、营养不良、浮肿等症状。

(三) 饮食治疗

(1) 在急性发作时，禁食，静脉提供营养。

(2) 病情缓解后，供给低脂高碳水化合物的半流质膳食：如米粥、藕粉、脱脂奶粉等。

(3) 限制脂肪摄入：每天控制在 20~30 克左右，病愈后可增加至 40~50 克。

(4) 供给优质蛋白质：可多选择含脂肪低，而含蛋白质丰富的鱼、虾、心、肾、兔肉、瘦牛肉、蛋清等。每天保证 60 克左右。

(5) 提供充足的维生素：多吃一些新鲜的蔬菜和水果，特别是富含维生素 C 的食物。

(6) 多选易于消化的碳水化合物：如蔗糖、红糖、蜂蜜、藕粉等，每天达到 300 克以上。

(7) 注意饮食宜忌：避免粗糙、干硬、胀气及刺激性食物或调味品；少食多餐，避免饱餐，严禁饮酒；烹调上多用蒸、煮、烩、炖等方法。

二十六、急性肾炎

急性肾炎是以急性起病、血尿、蛋白尿、水肿、一过性少尿和氮质血症等为主要临床表现的临床综合征，多见于儿童，男性多于女性。

（一）发病原因

急性肾炎主要由细菌、病毒、立克次体、真菌等致病微生物感染后引起，其中以链球菌感染最为常见。

（二）临床表现

急性肾炎临床表现主要为水肿、血尿、高血压、少尿、蛋白尿等。

（三）饮食治疗

(1) 限制水和钠：轻度水肿者，给予低盐饮食，每天 2~3 克钠盐，适当降低饮水量；少尿及水肿严重者，给无盐饮食，控制进水量。

(2) 供给低蛋白质饮食：蛋白的摄入量每天每千克体重以 1 克左右为宜。出现肾功能不全、氮质血症者，控制在每千克体重 0.6 克左右。多选择牛奶、鸡蛋、瘦肉、豆类等优质蛋白质。

(3) 限制富钾饮食：少尿或无尿、肾功能差时，应严格限制钾的摄入量。不吃或不吃鲜蘑菇、香菇、红枣、香蕉等含钾高的食品。

(4) 供给适量的碳水化合物和脂肪：膳食以碳水化合物和脂肪为主要热源，二者应占总能量的 90%以上。每天的总能量可按每千克体重 25~30 千卡供给。

5（供给充足的维生素：可多吃蔬菜水果。

(6) 注意事项：急性肾炎患者需要卧床休息；应限制辛辣刺激性食品。

二十七、慢性肾炎

慢行肾炎是由多种病因致病、多种病理类型组成的以蛋白质、血尿、高血压、水肿为基本临床表现的疾病。它以中青年为主，男性多见。

（一）发病原因

慢性肾炎的发病原因是多方面的，主要是由免疫复合物、细菌毒素、代谢产物、急性肾炎迁延、高血压、高脂血症等因素引起。

（二）临床表现

慢性肾炎临床表现为病程长，呈缓慢进行性病程，常出现水肿、蛋白尿、血尿、高血压、消瘦、贫血等症状。

（三）饮食治疗

(1) 供给低蛋白质饮食：根据肾功能减退程度决定蛋白质的摄入量，如患者肾功能正常，则可适当放宽，但不宜超过每天每千克体重 1 克，轻度肾功能减退者，按每天每千克体重 0.6 克供给。以优质蛋白质的供给为主。

(2) 限制盐的摄入：有高血压和水肿的患者，每天盐的摄入量以不超过 3 克为宜；水肿明显者，控制在每天 2 克以下，或给无盐饮食。

(3) 控制脂肪的摄入：慢性肾炎容易出现脂质代谢紊乱，引起高脂血症。因此，应限制脂肪摄入，尤其是饱和脂肪的摄入，可摄入一些富含多不饱和脂肪酸的食物。

(4) 供给高碳水化合物饮食：患者由于限制蛋白质和脂肪的摄入，碳水化合物成为能量的主要来源，总能量的供给以每天每千克体重 35~40 千卡为宜。应多吃淀粉类、糖类食物。

(5) 提供充足的维生素：多吃含维生素丰富的新鲜蔬菜和水果。

(6) 注意饮食宜忌：忌食辛辣刺激性及油腻、煎炸、腌制的食品；宜清淡易于消化的食物；戒烟、戒酒。

（四）经典药膳

1. 鹌鹑蛋小米羹

【配方】 小米、鸡肉各 100 克，熟鹌鹑蛋 8 个，鸡蛋 2 个，水淀粉、胡椒粉、白砂糖、香油、盐、香菜末、高汤各适量。

【制作】 ①小米淘净；熟鹌鹑蛋去壳，洗净；鸡蛋磕入碗中打散；鸡肉洗净，沥水，切丁，放入碗中，加胡椒粉、水淀粉拌匀。② 锅内倒入高汤，下入小米和鹌鹑蛋，煮滚 3 分钟后，放入鸡肉丁，煮熟，加入白砂糖、香油和盐调味，用水淀粉勾芡，倒入蛋液搅匀，撒入香菜末即成。

【用法】 可作主食。

【功效】 补肾消肿，可用于调养慢性肾炎、肾病综合征。

2. 老姜红枣炖鲫鱼

【配方】 大鲫鱼 1 条，老姜 50 克，红枣 8 克，米酒 10 毫升。盐少许。

【制作】 ①将大鲫鱼宰杀，去鳞，去内脏，去鱼，放入热油锅内煎至表面金黄色，出锅，待用。红枣去核洗净，老姜洗净连皮切片后炒至出味。②将大鲫鱼、红枣、姜片加入炖盅注入水，加盖炖 3 小时，加盐，加米酒即可。

【用法】 用于慢性肾炎者之药膳。

【功效】 老姜辛辣健脾、发汗、解毒，红枣健脾、益气养血，鲫鱼主虚羸、温中下气。此汤对脾胃虚寒者较为适用，对慢性肾炎、妇女血虚月经不调等也有一定的疗效。

二十八、肾病综合征

肾病综合征简称肾病，是由多种病因、共同病理生理改变，具有三高一低（高蛋白尿、高度水肿、高脂血症、低白蛋白血症）为特征的临床综合征。它分为原发性和继发性肾病综合征两类。

（一）发病原因

肾病综合征的发病原因多种，较为复杂，常见的有不明原因的肾小球毛细血管壁通透性增高、糖尿病肾病、系统性红斑狼疮、乙肝病毒相关性肾炎、过敏性紫癜性肾炎、多发性骨髓瘤和淀粉样变性所致的肾损害等。

（二）临床表现

肾病综合征常于感染、受凉、劳累后起病，主要临床表现为全身性水肿、尿中泡沫增加、尿量减少、大量蛋白尿、低白蛋白血症、高脂血症、食欲减退、上腹部饱胀等。

（三）饮食治疗

（1）供给适宜的蛋白质：对一般患者，蛋白质供给量每天每千克体重为 0.8~1.0 克，其中动物蛋白 2/3，植物蛋白 1/3；伴有肾功能不全者，可给予每天每千克体重 0.6~0.8 克的低蛋白饮食，或给予 0.3 克极低蛋白饮食，供给优质蛋白质；对肾病综合征极期，可给予每天每千克体重 1.2~1.5 克的蛋白质。

（2）提供适当的脂肪：脂肪的摄入量应占总能量的 30%以下，多选用鱼油。

（3）摄入足够的碳水化合物：保证有足量的碳水化合物摄入，以防止氨基酸的氧化。

（4）保证充分的能量供给：总能量的供给以每天每千克体重 35 千卡为宜，肥胖者可适当减少。

（5）其他营养素的摄入：严重水肿者，应限制钠盐摄入；用利尿剂者，应予以监测，防止低钠血症、低钾血症或脱水的发生；血钙降低，应予以适当补充。

（6）限制食盐摄入：水肿者以每天 1 克为宜。

二十九、肾功能衰竭

肾功能衰竭是由各种原因引起的肾功能损害恶化的临床综合征。它分为急性肾功能衰竭和慢性肾功能衰竭。前者是由各种原因引起的肾功能急骤恶化的临床综合征，后者是指由各种原因造成的慢性进行性肾实质损害。尿毒症是慢性肾功能衰竭最严重的一种综合征。

（一）发病原因

急性肾功能衰竭发病的主要原因是由肾脏严重缺血和缺氧、大量溶血反应、肾小球疾病、肾血管病变、肾间质炎症、肾小管坏死、急性尿路梗阻等因素导致。

慢性肾功能衰竭的发病原因主要是由急性肾功能衰竭、代谢产物潴留、代谢性酸中毒、水电解质平衡失调、内分泌功能障碍等因素引起。

（二）临床表现

急性肾功能衰竭的临床表现主要为水肿、贫血、氮质血症、水电解质紊乱、酸碱平衡失调、心力衰竭、肺水肿、软弱乏力、消瘦、肌肉萎缩等。

慢性肾功能衰竭的临床表现主要有厌食、恶心、呕吐、腹泻、乏力、头痛、失眠、嗜睡、惊厥、昏迷、抽搐、心包炎、心肌病、心力衰竭等。

（三）急性肾功能衰竭的饮食治疗

(1) 供给适宜的能量：能量供给不足，可使病人营养不良；过量，同样会引起或加重代谢紊乱。一般每天每千克体重应供给 30~45 千卡。

(2) 控制蛋白质的摄入：在少尿期，蛋白质可不给或每天每千克体重给 0.38~0.5 克；多尿期，每天限制在每千克体重 0.5~0.8 克内；恢复期，每天每千克体重以 1 克为宜。选择优质蛋白质供给。

(3) 补充一定量的维生素：可补给适量维生素 K 或多种维生素，避免补充维生素 A。

(4) 注意微量元素的摄入：在少尿期注意预防高钾血症和高磷血症，多尿期和恢复期及长期肠外营养的患者应避免低钾血症。

(5) 限制盐的摄入：无水肿者钠摄入量应与排出量一致；水肿者要限制钠摄入。严格监测血清钾、镁、钙、磷浓度。

(6) 注意几项原则：营养途径和营养成分依具体情况而定：能进食者，鼓励自动进食；胃肠功能完整而不能自动进食者，选择经鼻胃管肠内营养；肠外营养是最后的选择。

（四）尿毒症的饮食治疗

尿毒症饮食治疗的原则：首先要适当治疗原发病；其次要防治那些使肾功能恶化的因素。营养治疗的主要目的在于：一是保持机体良好的营养状况；二是阻止或延缓肾功能恶化进程；三是阻止或减少尿毒症毒素聚积。在饮食上，尿毒症病人应采取以下主要措施：

(1) 提供低蛋白质饮食：低蛋白饮食可以减少病人蛋白质分解代谢产生的毒性产物，一般供给量以每天 20~30 克为宜。

(2) 限制脂肪和胆固醇的摄入：一般脂肪的摄入量不得超过总能量的30%，其中饱和脂肪酸小于1/3，胆固醇每天应少于300毫克，以预防高脂血症。

(3) 供给高碳水化合物饮食：应鼓励病人摄入复合碳水化合物，多吃甘薯、土豆、南瓜、藕粉、粉条等食物。

(4) 供给充足的维生素：可多选用富含维生素的新鲜蔬菜、瓜类、苹果、梨、橘子等，特别是富含维生素C和B族维生素的食物，以利于肾功能恢复。

(5) 注意矿物质的适当摄入：病人可适当补充铁和钾，减少钠，避免钙磷过高。

(6) 摄入足够的水：大量饮水有利于排出尿毒。一般饮水量等于排尿量加500毫升。

(7) 提供高膳食纤维：高纤维膳食有利于降低血尿素氮。一般病人每天的摄入量为20~25克。

(8) 禁食酒类及辛辣刺激性食物：有利于改善肾功能。

(9) 根据病情用流质或半流质饮食。

三十、前列腺炎

前列腺炎是指前列腺特异性和非特异性感染所致的急慢性炎症引起的全身或局部症状。

(一) 发病原因

前列腺炎发病原因主要是由病毒感染、泌尿系结石、前列腺慢性充血等因素所致。

(二) 临床表现

前列腺炎的临床表现为可有恶寒、发热、乏力等全身症状，也有会阴或耻骨上区域有重压感，久坐或排便时加重，排尿时有灼烧感、尿急、尿频等局部症状，可伴有排尿终末血尿或尿道脓性分泌物、直肠胀满、便急和排便感、大便时尿道口可流出白色分泌物。

(三) 饮食防治

(1) 选择富含维生素、特别是维生素C的食物：如橘子、西瓜、苹果、大枣、西红柿、菜花、西兰花等。

(2) 经常摄入含维生素E和锌的食物：如贝壳类海产品、红肉、动物内脏、干果类、谷类胚芽和麦麸等含有丰富的锌；富含维生素E的食物有麦胚粉、莜麦面、黄豆粉、南瓜粉、香菜、干桑葚、核桃、芝麻、羊肝等。

(3) 注意休息：要劳逸结合，不能劳累。

(4) 每天早、晚可坐浴和清洗：一般每次 20~30 分钟。

(5) 每天快速喝两杯龙舌兰酒：要因人而异，对身体状况不适宜饮酒者不能采用此方法。

(四) 经典药膳

1. 南瓜子瘦肉汤

【配方】 山楂 15 克，南瓜子 50 克，猪瘦肉 250 克，料酒、盐、味精各适量。

【制作】 ①南瓜子洗净，捣碎；猪瘦肉洗净，切薄片；山楂洗净，去核，切片。②锅中放入南瓜子、山楂、猪瘦肉，加适量水和料酒，大火烧沸，改用小火炖煮 30 分钟，加入盐、味精调味即成。

【用法】 每日 2 次，每次吃猪肉 100 克，喝汤。

【功效】 驱血，化食，强身。适合前列腺炎患者食用。

2. 栗子炖乌鸡

【配方】 栗子仁 200 克，乌鸡 1 只，海马 5 只。

【制作】 将乌鸡去肠杂、毛，切块，与栗子仁、海马及盐、姜同放锅内，加水适量蒸熟。

【用法】 分 2~3 次食完。

【功效】 补益脾肾。适用于前列腺炎。

3. 白兰花猪肉汤

【配方】 猪瘦肉 150~200 克，鲜白兰花 30 克（干品 10 克）。

【制作】 将猪瘦肉洗净，切小块，与鲜白兰花加水煲汤，加食盐少许调味。

【用法】 饮汤食肉，每日 1 次。

【功效】 补肾滋阴，行气化浊。适用于男子前列腺炎及女子白带过多等症。

三十一、尿结石

尿结石又叫尿路结石、尿石症、泌尿系结石，是泌尿系统各部位结石病的总称。是泌尿系统的常见病。尿结石可分为肾结石、输尿管结石、膀胱结石和尿道结石。多发于青壮年，男性高于女性。

(一) 发病原因

尿结石的发病原因与年龄、性别、职业、饮食、摄水量、气候、代谢、遗传、尿液成分、尿量减少、尿酸性减低、尿路梗阻、尿路感染等因素有关。

(二) 临床表现

尿结石临床表现主要为疼痛、尿血、小便疼痛、排尿困难等。

（三）饮食防治

(1) 提供充足的水：保证每天的饮水量达到2500毫升，或使尿量达到1500毫升，特别在夜间也要适当饮水，最好临睡前喝一杯温开水，防止尿液浓缩。

(2) 尽量不要憋尿：一有尿意就去排尿，不要憋尿，防止结石形成。

(3) 多吃高蛋白质、高纤维素的食物：如鱼类、蛋类、瘦肉、新鲜蔬菜和水果等。

(4) 不吃或少吃高脂肪、高胆固醇的食物：如肥肉、动物油、动物内脏、油炸食品等。

(5) 限制含钙和草酸食物及动物蛋白质的摄入量：如牛奶、乳酪、豆类、菠菜、甜菜、咖啡、巧克力、红茶、草莓、动物内脏等。

(6) 增加活动量：坚持经常性地跑步、跳跃、跳绳、上下楼梯等活动，可促进结石排出。

(7) 帮助卧床患者多活动，勤翻身：这样可减少骨质脱换骨钙，增进尿流通畅。

(8) 保守治疗：对于尿结石直径小于1厘米、无尿路感染或梗阻现象、肾功能尚好者，可通过多饮水、多活动、服用中药的保守治疗。

(9) 注意事项：要注意休息，避免劳累和受凉，戒烟禁酒。

三十二、感冒

感冒是由多种病毒或细菌引起的鼻、鼻咽或咽喉部的急性感染，通称为上呼吸道感染，简称“上感”。本病一年四季均可发生，但以春、秋、冬季为多。中医称感冒为伤风，常分为风寒和风热两种类型。

（一）发病原因

感冒主要由多种病毒感染、细菌侵袭而引起。

（二）临床表现

感冒临床表现主要为起病较急，发病后有喷嚏、鼻塞、流涕、咽痛、咳嗽、声音嘶哑、发烧、周身不适等症状。

（三）饮食治疗

(1) 多喝水：感冒时多有发烧病状，出汗多，必须补充水分。每天应摄入水分2500~3000毫升，以有利排出病毒。

(2) 补充能量：感冒时发烧需要消耗能量，同时基础代谢也增高，因此，需补充能量，以补充碳水化合物为主。

(3) 少量多餐，清淡可口：因病人消化功能减弱，可少量多餐，吃些易于消化的稀饭、蛋羹、牛奶、豆浆、藕粉、馄饨等食物。

（4）多吃富含维生素的蔬果：多吃新鲜的蔬菜水果，以补充维生素，特别是维生素 A、维生素 C 等。如肝泥粥、菜泥粥、山楂汁、西红柿汁、橘子汁等。

（5）选择抗病毒感染，增强免疫力的食物：如酸奶、西红柿、鸡汤、姜蒜茶、米醋萝卜等。

（四）经典药膳

1. 梨苹橘皮汤

【配方】 梨、苹果各 1 个，橘皮 6 克，白砂糖适量。

【制作】 ①梨、苹果分别洗净，去皮，切块；橘皮洗净。②锅内放入梨、苹果，加入适量水、橘皮和白砂糖，大火烧沸，改用小火煮熟，放冷，除去橘皮即可。

【用法】 每日 2~3 次，至愈为止。

【功效】 疏风清热。适用于小儿风热感冒。

2. 薄荷饮

【配方】 薄荷 10 克，白砂糖适量。

【制作】 ①薄荷洗净。②锅内放入薄荷、白砂糖，加适量清水，煮 30 分钟即可。

【用法】 每日 1 次。

【功效】 散风清热，清利头目，利咽，透疹。适用于感冒发热及头痛鼻塞，咽喉肿痛等症。

3. 绿豆流感汤

【配方】 生绿豆 50 粒（捣碎）冰糖 15 克，

【制作】 ①将绿豆洗净备用。②用木器将洗干净的绿豆放于容器内捣碎。③将捣碎的绿豆带皮与青茶叶、冰糖合在一起，置于容器内用沸水冲泡，加盖闷 20 分钟即可。

【用法】 绿豆药性属寒，脾胃虚寒滑泄者忌食。饮用此汤忌食生冷辛辣油腻的食物。每日 2 剂，不拘时，徐徐饮服。

【功效】 绿豆清热解表、清暑利水，为夏季祛暑之佳品。青茶叶疏风解表，舒缓头痛。

4. 生姜红糖饮

【配方】 生姜片 15 克，红糖 20 克，葱白、胡椒粉、大蒜各适量。

【做法】 ①将葱白洗净，切成 3 厘米长的段；大蒜切片放入碗中备用。②取一只刷洗干净的炒锅，放在火上，同时加入适量的水，烧沸后放入生姜片、葱白段、红糖、大蒜、胡椒粉煮 10 分钟后起锅。

【用法】 此药性偏热，阳盛体质人群不宜食用，同时应忌食生冷油腻的食物。

趁热一次服下，盖被取微汗。

【功效】 本品能温中下气、止呃逆、利肠胃，适于胃寒呃逆、呕吐等症，具有止呕吐，除风湿塞热，发汗解表，和中散寒之功效，适用于外感风寒感冒初起，体质虚弱、发热头痛、身痛无汗、素体阳虚等人。对老人的慢性支气管炎、肺虚咳嗽、头痛鼻塞、腹痛泄泻等甚为适用。

5. 桑叶薄荷饮

【配方】 桑叶、菊花各 6 克，薄荷 3 克，苦竹叶 15 克，白糖适量，芦根 8 克。

【制作】 ①将芦根洗净切成小段放容器里备用。②锅内放水并将芦根段放入烧沸 5 分钟。③将桑叶、菊花、薄荷、苦竹叶放入煮茅根的沸水中，再煮沸 5 分钟，将药液倒入茶杯内，加入适量的白糖调味即可。

【用法】 加适量白糖，代茶频频饮服。外感风寒无汗者不宜服用。该茶不宜冷饮，同时应忌食生冷油腻的食物。

【功效】 本品疏风清热，解表退烧，对风热感冒有辛凉解表作用，也可作为预防感冒的茶剂饮用，适用于外感风热等。夏季喝该茶，可清心怡神、疏风散热、增进食欲。

三十三、慢性支气管炎

慢性支气管炎是指由细菌或病毒感染，烟雾、粉尘和刺激性气体引起的慢性支气管炎症反应，是中、老年人的常见多发病，在任何季节都可发生，尤以冬春季最为常见。

（一）发病原因

慢性支气管炎主要是由长期大量吸烟、大气污染、各种矿物粉尘、化学烟雾、有机尘埃和反复呼吸道感染等多种因素所致。

（二）临床表现

慢性支气管炎临床表现主要为反复咳嗽、咳痰、呼吸困难、喘息、紫绀等症状。

（三）饮食治疗

(1) 明确营养治疗的目的：主要是维持良好营养状态，增强机体免疫力，减轻症状，改善活动能力，减少并发症，提高生活质量等。

(2) 提供足够的蛋白质能量：供给高蛋白质膳食和充足的能量，补充疾病能量消耗，防止蛋白质—能量营养不良。

(3) 多吃富含维生素 A 和维生素 C 的食物：如鸡蛋、动物肝脏及绿色蔬菜、西红柿、胡萝卜、猕猴桃等。

(4) 常吃有止咳、祛痰、清热、润肺功效的食物：如梨、橙子、柑橘、百合、莲藕等。

(5) 不吃辛辣、刺激性大、过甜和过咸的食物：如辣椒、姜蒜、点心、腌制品等。

(6) 增加液体摄入量：多摄入一些稀粥、菜汤、果汁等汤类食物，增加水的供给量。

(四) 经典药膳

1. 茯苓糯米粥

【配方】 糯米 100 克，薏米 60 克，白茯苓 50 克。

【制作】 ①白茯苓研成粗末；薏米、糯米分别淘净。②砂锅内放入白茯苓，加水 300 毫升，小火煎煮至 100~150 毫升，去渣取汁，即得茯苓汁。③锅内放入薏米、糯米，加水 500 毫升，大火烧沸，小火煮 20 分钟，兑入茯苓汁，煮沸即成。

【用法】 每日早晚各食 1 次。

【功效】 健脾，化痰，止咳。适用于支气管炎。

2. 白果煲猪肚

【配方】 猪肚 150 克、白果 50 克。

【制作】 ①猪肚翻转，刮去脂肪，用盐和淀粉擦匀反复揉搓，用清水冲洗干净，再汆水 3 分钟，捞起用刀除去残留的白色肥油，改刀成条状；②白果用热水浸泡后去皮；③炖煲中加适量的水，放入猪肚、白果、姜丝、川椒武火煮沸后转文火煲 50 分钟，加盐调味即可。

【用法】 常用于治疗哮喘痰嗽、白带异常、尿频、无名肿痛等症。但白果有小毒，不宜常吃或一次性过多。

【功效】 白果性平，味甘苦，具有敛肺定喘、止带缩尿的功效。

3. 银杏煮鸭

【配方】 银杏 200 克，白鸭 1000 克，姜、葱、花椒、盐、味精、水豆粉各适量，胡椒粉 2 克，料酒 60 毫升，鸡油 15 毫升，清汤 180 毫升，猪油 500 毫升，油少许。

【制作】 ①将银杏去壳，去腹，切去两头，去心，用沸水汆去苦水，沥干，放锅内炸一下，捞出待用。②将白鸭宰杀洗干净，用盐、胡椒粉、料酒、姜、葱、花椒在鸭身上抹匀，拣去姜、葱、花椒，去尽鸭身骨头，铺入碗中，同银杏和匀，将原汁滗入，加清汤，煮 30 分钟，至鸭肉熟烂。③将锅内加清汤，加料酒、盐、味精、胡椒粉和水豆粉一起勾芡，放猪油，挂白汁蘸于鸭肉上即可。

【用法】 吃肉喝汤，每日 1 次。

【功效】 银杏具有敛肺气、定喘咳的功效，对于肺病咳嗽、老人虚弱体质引起的哮喘及各种咳嗽痰多者，均有辅助食疗作用。

4. 川贝雪梨银耳羹

【配方】 雪梨1个、川贝6克、冰糖适量、银耳2克（干）。

【做法】 ①银耳放碗中，放入沸水发15分钟。②银耳洗净，掰成小块；将雪梨洗净，切片；川贝洗净。③锅内放清水烧沸，加雪梨银耳、川贝和冰糖炖20分钟至水黏稠。④滤渣服用，如夏天饮用冰镇更佳。

【用法】 饮服，每日2次。最好是早饭前和晚上临睡前服用。慢性肠炎、脾胃虚寒、糖尿病患者忌食。

【功效】 适用于慢性气管炎、支气管扩张、咳喘。咳嗽痰稠或无痰、咽喉发痒干疼者，慢性支气管炎、肺结核患者，饮酒后或宿醉未醒者尤其适合。

5. 蜜饯百合

【配方】 干百合100克、蜂蜜150毫升。

【做法】 ①将干百合、蜂蜜放在大碗内，再放在蒸锅内蒸1小时，趁热调匀。②待冷却后装瓶罐中，食用时冲服。

【用法】 经常食用。

【功效】 本品润肺止咳，可治疗咳嗽痰多，适用于肺痨久咳、有脓痰、低热、烦闷等症。此膳还适用于慢性支气管炎以及秋天肺燥或热邪伤及肺胃之阴所致咳嗽等。

三十四、支气管哮喘

支气管哮喘是由多种细胞和细胞成分参与的气道慢性炎症，是一种常见慢性呼吸道疾病。其发作的季节性和环境性较强，多在秋冬和春季发病。近年发病有增加趋势，患病率约1%~4%。

（一）发病原因

支气管哮喘的发病原因主要有遗传和环境两方面因素，可因接触花粉、尘螨、蟑螂、真菌、动物皮屑、寒冷空气、大气污染、职业性粉尘、烟雾和精神因素等而导致发病。

（二）临床表现

支气管哮喘临床主要表现为突发胸闷、喘息、烦躁不安、阵发性带哮鸣声的呼气性呼吸困难，甚至被迫端坐，严重时出现发绀，咯出大量稠痰，甚至出现呼吸衰竭。

（三）饮食防治

(1) 不吃可疑过敏的食物：如再次食用时出现哮喘症状的食物，可服用其他替代食品。

（2）清淡饮食：不吃生冷、油腻、辛辣、刺激性食物和过咸、过甜的食物。

（3）选择优质蛋白食物：如瘦肉、肝、蛋、家禽、大豆及豆制品等。

（4）供给富含不饱和脂肪酸的食物：如鲜鱼肉等。

（5）注意提供富含维生素A、维生素E、维生素C和微量元素硒的食物：这类食物有润肺、抗氧化、保护气管和减轻炎症的功效。

（6）选择能扩大支气管通道的食物：如咖啡、绿茶等。

（7）婴幼儿尽量母乳喂养，注意过敏体质患儿的辅食添加。

三十五、肺气肿

肺气肿是指气道远端的气腔到终末细支气管出现异常，持久扩张，并伴有肺泡壁和细支气管破坏的病理状态。常见于中老年人。

（一）发病原因

肺气肿发病的主要原因有长期大量吸烟、空气污染、粉尘、烟雾、尘埃和慢支病人并发等。

（二）临床表现

肺气肿临床表现主要为慢性咳嗽、喘息、呼吸困难、嗜睡等症状。

（三）饮食治疗

（1）提供高能量高蛋白膳食：供给充足的能量和营养物质，防止营养不良的发生。一般每天供给能量可略高于健康人，蛋白质、脂肪和碳水化合物的分配比应分别占总能量的15%~20%、20%~30%和50%~60%。

（2）供给富含维生素A和C的食物：如含维生素A丰富的猪肝、蛋黄、胡萝卜等，含维生素C丰富的红枣、柚、西红柿等，这类食物有利于促进组织修复。

（3）选择富含镁的食物：如荞麦、黄豆、芹菜、苋菜、菠菜和牛奶等，可改善呼吸肌力。

（4）膳食应易于消化：应选用易于消化的软饭或半流质饮食，防止食物反流。

（5）注意事项：饮食宜清淡，忌食辛辣、刺激性食物；进食宜细嚼慢咽，勿食过热或过凉食物；发热病人多补水；外周水肿者应限制钠的摄入；提高钾水平。

三十六、骨质疏松症

骨质疏松症是以低骨量及骨组织微结构退变为特征，伴有骨脆性增加，易于发生骨折的一种全身性骨骼疾病。最常见于老年人和绝经后的妇女，并随着年龄的增加更加明显。

（一）发病原因

骨质疏松症发病原因很多，主要由遗传、种族、年龄、性激素、饮食、营养、疾病、内分泌等因素导致。

（二）临床表现

骨质疏松症早期可以没有明显的临床症状，而到中期以后则会出现疼痛、身高变矮、驼背、骨折及呼吸系统障碍等。

（三）饮食防治

（1）保持合理体重：合理膳食，保持适宜体重，肥胖者应减肥。

（2）科学补钙，维持钙磷正常比值：增加钙的摄入，使成年人每天钙的摄入达到 800 毫克，中老年人达到 1000 毫克。补钙食物首选奶及奶制品，其次是虾皮、芝麻酱、海带、紫菜、黑木耳、绿叶菜等含钙丰富的食物，另外还可采用钙强化食品、服用钙剂来补充钙。同时，也要注意磷的合理摄入，使钙磷比值保持在 1:1 或 2:1 的正常水平。

（3）摄入充足的优质蛋白质：蛋白质不仅是构成骨骼的基本材料，而且能增加钙的吸收与储存，增强免疫能力。因此，必须供给充足的优质蛋白质，如奶类、蛋类和豆类。

（4）供给丰富的维生素 D、维生素 C 和维生素 K：这些维生素有利于钙的吸收和骨胶原的合成。富含维生素 D 的食物不多，可通过晒太阳、食用鱼肝油和维生素 D 强化剂等获得；富含维生素 C 的食物有新鲜的绿色蔬菜、柑橘类、西红柿、猕猴桃等；维生素 K 可通过服用维生素 K 的制剂和注射剂获得。

（5）多晒太阳：多做户外活动，接受一定量紫外线照射，可合成维生素 D，促进骨形成。

（6）加强体育锻炼：运动和体力活动可使骨量增加，对防治骨质疏松有很好作用。具有重量负荷或用力的训练才对骨的健康有利。因此，坚持每天做哑铃操、俯卧撑等项目。

（7）进行药物治疗。

（四）经典药膳

1. 苹果玉米羹

【配方】 苹果 2 个，玉米粉 50 克，红糖各适量。

【制作】 ①苹果洗净，去皮、核，切丁。②锅内放入苹果丁、玉米粉、红糖，加适量清水，大火烧沸，改用小火煮 5 分钟，关火后加入红酒，搅匀即成。

【用法】 经常食用。

【功效】 益气健脾，补血补钙，抗骨质疏松。

2. 虾皮燕麦粥

【配方】 燕麦 60 克，虾皮、水发紫菜、大米各 20 克。鸡蛋 1 个，盐、味精各适量。

【制作】 ①虾皮洗净；紫菜洗净，撕成小片；大米淘净，用清水浸泡 30 分钟，捞出沥干；鸡蛋磕入碗内打散。②砂锅中倒入适量开水，放入大米、燕麦，大火煮沸，下入虾皮、紫菜，改用小火熬至粥稠，加入蛋液、盐、味精搅匀，改用大火煮沸即成。

【用法】 可作主食，适量食用。

【功效】 以虾皮佐燕麦同食，可预防骨质疏松症，降低骨折发生概率。

3. 人参红枣炖乌鸡

【配方】 乌鸡半只，人参 1 根，红枣 10 枚，姜 2 片，绍兴酒少许，盐适量。

【制作】 ①红枣泡水 20 分钟，洗净备用；乌鸡、切成块状，氽烫后，捞起备用。②将所有材料统统放入炖盅内，加入绍兴酒及热水，放入蒸笼或锅中炖煮 2 小时放盐即可。

【用法】 常用于防治骨质疏松之药膳。

【功效】 乌鸡内含有 10 种氨基酸，蛋白质、维生素 E、磷、铁、钾、钠的含量丰富，胆固醇火旺脂肪含量却很少。食用乌鸡，可提高生理机能、延缓衰老、强筋健骨，对防治骨质疏松、佝偻病、妇女缺铁性贫血、月经不调等有明显疗效。

三十七、痛风

痛风是嘌呤代谢紊乱，尿酸排泄减少所引起的一组疾病。通常男性、中老年人、有痛风家族史者、经常酗酒、肥胖者等容易患病。其发病率约为 0.3%左右，且呈上升趋势。

（一）发病原因

痛风的发病主要与遗传、性别、高嘌呤饮食、酗酒、饥饿、肥胖、高血压、高血脂、糖尿病、慢性肾衰、药物等因素密切相关，导致发病。

（二）临床表现

痛风的临床表现早期仅有高尿酸血症，无明显临床症状；在急性发作时，起病突然，夜剧昼缓，疼痛局限于脚趾；慢性期主要表现为痛风石、慢性关节炎、尿路结石及痛风性肾炎等。

（三）饮食治疗

(1) 明确营养治疗的目的：通过限制嘌呤饮食，采取低热量、低脂和低蛋白饮食，减少外源性核蛋白，降低血清尿酸水并增加尿酸的排出，防止痛风的急性发作。

(2) 保持适宜体重：肥胖是高血压、高血脂、糖尿病、高尿酸血症及痛风的共同发病因素之一，因此要避免超重或肥胖。一般每天每千克体重总能量控制在 20~25 千卡之内。减轻体重应循序渐进，逐步达到适宜体重。

(3) 膳食结构要合理：在总能量限制的前提下，调整三大产能营养素的分配比例。一般蛋白质每千克体重供给 0.8~1.0 克，约占总能量的 10%~15%；脂肪控制在 50 克以内，占总能量的 30%以下，其中饱和、单不饱和、多不饱和脂肪酸比例约为 1:1:1；碳水化合物应占总能量的 55%~65%。

(4) 多用素食为主的碱性食物：如各种蔬菜、水果、鲜果汁、西瓜、冬瓜、马铃薯、甘薯、海藻、海带等，有利于尿酸盐的溶解。

(5) 保证充足的液体摄入量：多喝白开水、淡茶水、矿泉水、鲜果汁、菜汁、豆浆等饮料。一般每天应饮水 2000 毫升以上，约为 8~10 杯。伴肾结石者最好能达到 3000 毫升。充足的水有利于尿酸排出，预防尿酸肾结石，延缓肾脏损害。

(6) 禁止饮酒：酒能使体内乳酸堆积，而乳酸对尿酸的排泄有竞争性抑制作用。过量饮酒，可使血尿酸增高；经常饮酒，可促进嘌呤合成，导致高尿酸血症和尿酸排泄增多。因此，痛风患者应禁酒。

(7) 养成良好的饮食习惯：不暴饮暴食，不随意漏餐，应规律饮食，少食多餐；少用辛辣刺激性调味品，吃清淡少盐饮食；注意烹调方法，肉类煮后弃汤；坚持每天热水浴，以利尿酸排泄。

(8) 不吃高嘌呤食物：不吃含嘌呤高的动物内脏、沙丁鱼、凤尾鱼、牡蛎、蛤蜊、浓肉汤、火锅汤等食物，可吃含嘌呤少的牛奶及其制品、蛋、蔬菜、水果、细粮等食物。

(9) 注意不宜使用降低尿酸排泄的药物。

(10) 慢性高尿酸血症肾病应给予低蛋白饮食：蛋白质供给量每天每千克体重约 0.6 克。

（四）经典药膳

1. 去痛风茶

【配方】 车前子 15 克，马齿苋 15 克，土茯苓 20 克，茵陈 15 克，冰糖 6 克。

【制作】 将上药加水煎煮 20 分钟，滤汁后加冰糖，代茶频饮。

【用法】 代茶饮。

【功效】 清热利湿，降低尿酸。

2. 薏苡仁粥

【配方】 薏苡仁30克，粳米50克。

【制作】 ①薏苡仁和粳米一起洗净加水。②以中火煮沸后改文火，待粥煮黏稠即成。

【用法】 可经常食用。

【功效】 利下焦湿热，除烦热、烦渴、健脾补肺益胃。

3. 萝卜粳米粥

【配方】 白萝卜50克，粳米50克。

【制作】 ①白萝卜洗净，削皮后切块。②粳米洗净加水煮沸后约10分钟后加萝卜块，待粥煮黏稠即成。

【用法】 经常食用。

【功效】 萝卜下气消胀。消食利膈。

4. 玉米须茶

【配方】 玉米须500克。

【制作】 ①将玉米须洗净、晒干，剪成2厘米段备用。②每次取15克，用沸水冲泡，代茶饮。

【用法】 代茶饮。

【功效】 清热利尿。

三十八、肿瘤

肿瘤是机体在多种内在和外来的致瘤因素作用下，引起细胞异常增生而形成的新生物。其分为良性和恶性两种类型。凡有肿瘤细胞浸润、转移能力并能致死的恶性膨胀肿瘤称为恶性肿瘤；而无浸润、转移能力的肿瘤则称为良性肿瘤。恶性肿瘤又分为癌和肉瘤，前者是起源于上皮细胞的恶性肿瘤，约占所有恶性肿瘤的90%以上；后者为起源于原始间叶细胞的恶性肿瘤。据2001年资料统计，我国恶性肿瘤的死亡率为135.59/10万，占死因的第一位。

（一）发病原因

肿瘤的发病是多因素的综合影响，主要原因有遗传、饮食、吸烟、致癌物、生活地区、性别、年龄、职业、精神心理因素等。

（二）临床表现

恶性肿瘤的早期常无特殊症状，甚至没有自觉症状。肿瘤常和炎症、增生有联系，异常的增生可出现周围组织压迫的症状、食欲降低、神经损伤、疼痛等症状。

（三）饮食预防

（1）改善饮水质量：饮水的污染与肿瘤的发病有很大关系。因此，要从水源选择、水源保护和水质的净化消毒方法等方面改善饮水水质。

（2）调整膳食结构：膳食结构的变化与肿瘤的发病有密切关系，改革膳食结构是预防癌症的一项重要措施。应遵循中国居民膳食指南的10项原则，按需摄取五类食物，保持膳食以植物性食物为主，动物性食物为辅，能量来源以粮食为主的特点，做到粗细搭配，合理膳食，三种产能营养素的摄入比例以蛋白质占总能量的10%~15%、脂肪占20%~30%、碳水化合物占60%~70%为宜。

（3）注意食物的合理加工烹调：不合理的加工、烹调可产生致癌、致突变物。因此，对于蛋白质丰富的食物，以清蒸或白烧为佳。食物选择应新鲜，保藏应尽量采取冷藏，少吃或不吃腌制食品，烹调用盐应限制在每天6克以内。

（4）保持适宜体重：注意膳食摄入能量与体力活动消耗的平衡，维护正常体重。

（5）培养良好的饮食习惯：饮食要定时定量，规律饮食，不能暴饮暴食；口味要清淡温和，不要重盐烫食；不饮烈性酒和过硬的食物；食物要多样化，避免偏食；进食宜细嚼慢咽，避免过快。

（6）保持良好的精神状态：要调节好情绪和心态，平时应精神开朗、情绪乐观、不生闷气、遇事不惊。

（四）饮食治疗

（1）明确饮食治疗的目的：营养治疗的目的就是通过合理调配饮食中的营养素，以改善病人全身营养状况，更好地接受手术或化学、放射治疗，增强体质，延长病人生命。

（2）食物要新鲜多样：食物的选择要注意新鲜度和多样化，符合营养需求，做到五大类食物每天都要摄入。

（3）供给充足的能量和蛋白质：保证能量摄入充足，多摄取优质蛋白质食物，如牛奶、鸡蛋、鱼类、家禽、豆制品等。

（4）多吃具有增强免疫力作用的食物：如香菇、蘑菇、木耳、银耳等。

（5）经常吃具有抗肿瘤作用的食物：如荠菜、黄花菜、生薏仁米、芋头、菱角、胡萝卜等。

（6）多用富含维生素C、维生素A、维生素E和矿物质硒的食物：如富含维生素C的油菜、鲜雪里蕻、西红柿、橘子、红枣、山楂、柠檬等；含维生素A丰富的蛋黄、猪肝、鱼肝油、胡萝卜等；富含维生素E的卷心菜、菜花、莴笋等；含硒量高的动物内脏、海产品、畜禽肉、魔芋精粉、胚麦粉、大蒜、洋葱等。

（7）补充抗氧自由基的营养素：癌前阶段病人可补充抗氧自由基营养素，一般剂量为：每次服用β-胡萝卜素5~10毫克，维生素C 200毫克，维生素E 20~30毫克，硒50微克，每天均服3次。

(8) 适当补充大豆蛋白质、维生素B_2和叶酸：适当增加这些营养素的比例，对防治肿瘤有一定的效果。

(9) 注意烹调方法：多采用蒸、煮、炖的烹饪方法，尽量少用油炸、煎的食物；避免进食不易消化的食物，注意菜肴的色、香、味调配，刺激病人的食欲。

(10) 注意事项：饮食规律，定时定量；避免摄入油炸烟熏和腌制的食物，不食隔夜蔬菜，戒烟，不饮烈性酒，适当进行体育锻炼。

（五）经典药膳

1. 圆白菜洋葱汁

【配方】 洋葱250克，圆白菜100克。红酒50毫升。

【制作】 ①洋葱和圆白菜分别洗净，切碎。②榨汁机中放入洋葱和圆白菜，加适量凉开水，榨取汁液，倒入杯中。③杯中加入红酒，调匀即可。

【用法】 佐餐食用。

【功效】 圆白菜中含有丰富的萝卜硫素。萝卜硫素是一种抗癌功效中的营养成分，它能够刺激人体细胞合成对身体有益的酶，构筑起一道抵御致癌物质侵蚀的“保护墙”。洋葱与圆白菜的搭配，可谓对致癌物质“攻守兼备”。

2. 猴头猪肝汤

【配方】 水发猴头菇150克，猪肝250克，盐适量。

【制作】 ①猴头菇、猪肝分别洗净，切片。②锅内放入猴头菇、猪肝，加适量清水，大火煮熟，加盐调味即可。

【用法】 每1~2日食1次。

【功效】 利五脏，抗癌肿。适合消化道癌症患者食用。

3. 红烩西兰花

【配方】 西兰花500克，胡萝卜、芹菜、西红柿各150克，洋葱1个，香叶、胡椒粉、干红辣椒、植物油、鸡汤、盐、白砂糖、醋、鸡精、蒜片各适量。

【制作】 ①西兰花掰成瓣，焯水；胡萝卜切片；芹菜切段；洋葱切丝；西红柿切块。②锅内放植物油烧热，下洋葱、香叶、胡椒粒、干红辣椒、胡萝卜、西红柿、鸡汤炒匀，放西兰花和芹菜烧沸，加盐、白砂糖、醋、鸡精、蒜片熬煮10分钟即可。

【用法】 佐餐食用。

【功效】 防癌抗癌。

4. 鳝鱼参归汤

【配方】 黄鳝500克，当归、党参各12克，调料（料酒、姜丝、大蒜、醋、盐、酱油、葱段、味精、胡椒粉）适量。

【制作】①将黄鳝剖背脊后，处理洗净，切丝参、当归装入纱布袋扎口备用。②将中药袋、鳝鱼丝及调料一并放入砂锅内，加适量清水，先用武火烧沸后，去掉浮沫，再用文火煎熬1小时，取出药袋，煮至熟烂后，加入盐调味后即可。

【用法】吃鱼喝汤，可佐餐服食，连续服食5~7日。

【功效】当归、党参、黄鳝合用，可补益气血、强身健体。适用于气血两亏之胃癌患者。

5. 黄芪瘦肉汤

【配方】黄芪50克，红枣30克，槐花10克，附片6克，猪瘦肉150克，生姜、花椒、大蒜、葱段、酱油味精各适量。

【制作】①将猪瘦肉去筋膜，洗净切丝；药材用纱布包好，与猪肉、生姜、花椒、大蒜、葱段一同放入砂锅内，加适量清水煎煮。②先用武火烧沸，再用文火慢炖，至熟烂后，去药包，加入适量盐、酱油、味精调味即可。

【用法】食肉饮汤。每日1剂，分2次食完，连续服食5~7日。

【功效】附片温肾补虚；黄芪健脾益气、止血消肿。二者入膳，能提高机体免疫力。适用于脾肾阳虚之肠癌患者。

三十九、中暑

中暑是指在炎热环境中发生的一种急性疾病。一般气温达到35摄氏度左右时，在烈日下活动，或拥挤于车、船、帐篷里，都可引起中暑。

（一）发病原因

中暑发病的主要原因有炎热的气候、烈日下活动、拥挤的环境、年老体弱、重病初愈、身体肥胖、患有慢性病、身体脱水缺盐等。

（二）临床表现

中暑在发病前常有全身乏力、大量出汗、口渴头晕、眼花耳鸣、胸闷恶心等先兆症候。在发病时主要表现为发热、心律快、头晕乏力、面色潮红、皮肤干燥而灼热、神志恍惚，甚至昏迷、呼吸衰竭、危及生命等。

（三）饮食防治

(1) 注意早期防治：发现患者有早期症状时，应迅速使患者离开烈日和高温工作环境，移至阴凉通风处休息，服用仁丹等；还可用大蒜头捣汁滴鼻使其苏醒，喝淡盐水或淡盐茶，以补充体内出汗流失的盐分和水分。

(2) 供给各种清凉饮料：如西瓜汁、萝卜汁、菠萝汁、果子水、鲜藕汁、绿豆汤等。

3. 选用扁豆汤或芝麻叶泡茶：在农村或方便时，可用白扁豆50~150克煮汤，冷却后分两次服用；也可用鲜芝麻叶25克，用开水冲泡带茶饮。

四十、贫血

贫血是单位容积血液中红细胞数目、血红蛋白及红细胞压积低于正常标准的一种症状，可发生于很多疾病的过程中。贫血主要分为缺铁性贫血、巨幼红细胞性贫血、再生障碍性贫血、溶血性贫血和失血性贫血等类型。

（一）发病原因

贫血的发病原因很多，主要有机体缺铁，缺维生素B_{12}、缺乏叶酸、慢性失血病灶、慢性感染病灶、药物与化学品、放射线、红细胞缺陷等。

（二）临床表现

贫血临床表现主要为疲乏无力、心慌气短、心跳加快、皮肤黏膜苍白、头疼头晕、耳鸣目眩、嗜睡、食欲减退、腹胀、皮肤干燥等。

（三）饮食防治

(1) 注意优质蛋白质的供给：饮食中要有足够的优质蛋白质，可选用蛋类、乳类、鱼类、瘦肉类、虾及豆类等食物。蛋白质缺乏性贫血者更应多选。

(2) 补充充足的铁和铜元素：多吃富含铁的肝、血、肾、心、瘦肉、鱼、蛋黄、海带、黑芝麻、芝麻酱、黑木耳、红糖等食物。增加含铜丰富的虾、牡蛎、海蜇、鱼、蛋黄、肝、西红柿、菠菜、白菜、豆类及果仁等食物。

(3) 供给丰富的维生素C、维生素B_{12}和叶酸等维生素：多选用富含维生素C的猕猴桃、酸枣、杏、柑橘、刺梨、山楂、西红柿、青椒、卷心菜、土豆等食物；含维生素B_{12}丰富的食物有肝脏、肉类、鱼类等动物性食物；含叶酸丰富的食物主要有肝、肾、鸡蛋、豆类、酵母、绿叶蔬菜、水果等。

(4) 适当服用铁剂、铁强化食品。

(5) 戒除不良饮食习惯：如偏食、挑食、纵酒等。

(6) 根据贫血的不同类型，食物选择应有所侧重：如缺铁性贫血，食物选择上偏重于高蛋白质、含铁、维生素C丰富的食物；巨幼红细胞性贫血，偏重于优质蛋白质、富含维生素B_{12}、叶酸、铁和铜的食物；失血性贫血，则偏重于采取止血措施，补充蛋白质、铁、维生素B_{12}、叶酸和铜，以利红细胞的生成。

（四）经典药膳

1. 荔枝红枣粥

【配方】 大米100克，荔枝7颗，红枣10颗，冰糖适量。

【制作】①荔枝去皮、核；红枣洗净，去核；大米淘净，用清水浸泡半小时。②锅中加入1000毫升清水，放入荔枝肉和大米，大火烧沸，放入红枣，改用小火熬煮成粥，下入冰糖拌匀，再稍焖片刻即可。

【用法】每晚食用。

【功效】益气补血，促进血液循环，改善贫血症状。

2. 红枣枸杞土鸡汤

【配方】土鸡一只，红枣30克，枸杞10克，姜、蒜少许，盐5克，味精3克，酱油、醋各6毫升，香油少许。

【制作】①将土鸡宰杀，去毛及内脏、洗净，再入沸水中汆去血水；红枣、枸杞、味精、姜、蒜下入锅中，用大火煮沸，再用小火煲1小时；②煲至土鸡熟，下酱油、醋调味，再淋上香油。

【用法】常用作补血补虚之药膳。

【功效】红枣有补中益气、养血安神的功效；枸杞有扶正固本、生精补髓、滋阴补肾、益气安神、强身健体之功效。

3. 阿胶炖牛腩

【配方】牛腩200克，山药、胡萝卜各50克，阿胶20克，老姜4片，续断6克，巴戟天10克，枸杞适量，米酒10毫升，盐5克，香油10毫升，油适量。

【制作】①续断、巴戟天放入纱布袋中；牛腩切块，和胡萝卜汆烫后捞出；②牛腩放入锅中，加入阿胶、纱布袋和水4杯煮开，转小火煮40分钟，捞出牛腩，药汁滤渣；③油倒入锅中烧热，爆香老姜片，放入牛腩、胡萝卜、山药、盐和米酒，再加药汁焖煮10分钟，淋香油，撒上枸杞即可。

【用法】对月经后期者，每日1剂，吃肉喝汤，连吃3~5日。

【功效】阿胶味甘、性平，为补血之佳品，尤为适宜出血而兼见阴虚、血虚症者。阿胶能补血，又能滋阴。李时珍在《本草纲目》中称之为“圣药”，与人参、鹿茸并称为“中药三宝”。

4. 蜜汁莲藕

【配方】莲藕300克，醋适量，砂糖3大匙。

【制作】①莲藕去皮，切成圆片，以醋泡去涩味；②用热开水将莲藕汆烫后沥去水分；③取一平底锅，一小火将砂糖煮化，放入莲藕翻动至汤汁收干即可。

【用法】莲藕尤其适用于缺铁性贫血食用。

【功效】莲藕富含铁、钙等微量元素，植物蛋白质、维生素以及淀粉含量也很高，有明显的补血益气、养血生肌、增强人体免疫力的作用。

四十一、白血病

白血病俗称“血癌”，是造血系统的一种恶性疾病，是幼稚白细胞在骨髓或其他造血组织中的肿瘤性增生，并可浸润和破坏其他组织。其多见于儿童及青少年，可分为急性和慢性两种类型。

（一）发病原因

白血病的发病原因主要与病毒感染、遗传、电离辐射、化学品与药物等因素密切相关。

（二）临床表现

白血病临床表现主要为贫血、出血、发热和胸骨压痛等症状。

(1) 选择高能量、高蛋白、高维生素的膳食：应供给充足的能量、蛋白质和维生素，多选择鲜奶、鸡蛋、瘦肉，新鲜的菠菜、油菜、胡萝卜、香菇、木耳、银耳等食物。

(2) 多吃富含铁和维生素 C 的食物：如含铁丰富的动物内脏、瘦肉、鱼、蛋黄、海带、黑芝麻、黑木耳、红糖等食物，含维生素 C 丰富的酸枣、杏、刺梨、山楂、西红柿、土豆等。

(3) 注意选用平补的食物：如大枣、桂圆、花生、红豆、黑豆、黑芝麻、黑米、紫米等。

(4) 选择清淡易于消化的食物：烹调时宜选用蒸、煮、烩、炖的方法，忌用煎、炸、烤的方法，使膳食清淡可口，易于消化。

(5) 不吃辛辣、油炸的食物：如辣椒、生葱、生姜、生蒜、羊肉、狗肉和海鲜等，韭菜、蒜台和洋葱也不宜选择。

四十二、甲状腺功能亢进症

甲状腺功能亢进症简称甲亢，是由于甲状腺激素分泌过多而引起的一组常见的内分泌疾病。它可能引起代谢率增高、组织的消耗和糖原储备的减少。本病多见于女性，男女之比约为 1:4。

（一）发病原因

甲亢的发病原因主要有甲状腺细胞增生、甲状腺组织浸润、免疫球蛋白和补体的沉积、自身免疫反应和精神刺激等因素。

（二）临床表现

甲亢患者大多数起病缓慢，早期症状和体征多不明显，可有神经过敏、情绪易激动、体重减轻等表现，随着病情的发展，常出现疲乏无力、怕热多汗、精神紧张、性情急躁、面部潮红、震颤、眼球突出、心动过速、心律不齐、食欲亢进、毛发脱落、月经紊乱等症状。

（三）饮食治疗

（1）供给高能量膳食：甲亢病人能量需要比正常人提高 50%左右，因此，每人每天应供给能量 3000~3500 千卡。在确保高碳水化合物摄入的同时，蛋白质的供给量每天每千克体重应为 1~2 毫克，约 90~120 克。

（2）提供充足的钙和磷：多食用奶及其制品等含钙和磷丰富的食物。

（3）补充维生素 A、维生素 C 及 B 族维生素：多选择富含这些维生素的食物，有利于机体正常功能的调节。

（4）保证适量膳食纤维的摄入：适量的膳食纤维有利于粪便的排出。

（5）摄入足够的水分：每天摄入液体 2~3 升，以补充因腹泻、大量出汗及呼吸加快引起的体液丢失，但有肾脏或心脏病时，避免过多的液体摄入。

（6）限用天然致甲状腺肿的食物：如卷心菜、花椰菜、甘蓝、大头菜等。

（7）注意事项：进餐气氛应安静、愉快；不饮用含酒精饮料；防止肥胖。

四十三、血管神经性头痛

血管神经性头痛又称偏头痛，是一种由于血管舒缩功能障碍引起的一侧头部发作性头痛。女性发病较多，多始于青春期，常有家族史。

（一）发病原因

偏头痛发病的原因主要与精神因素、外界物理性刺激、饮食、气候等因素有关。

（二）临床表现

偏头痛临床表现主要为反复发作性一侧头痛，常伴随有烦躁、恶心、呕吐、畏光、面色苍白等症状。

（三）饮食防治

（1）选择不会引起疼痛的食物：如糙米、煮过的水果或水果干（如樱桃、杨梅、梨、梅子等）、苹果、香蕉、桃子、煮过的绿色、黄色和橙色蔬菜（如芦笋、青花菜、生菜、菠菜、豆荚等）。

（2）选择含镁丰富的食物：如小米、荞麦面、豆类、雪菜、冬菇、紫菜、桃子、花生等。

(3) 经常吃一些养血和补血的食物：如红枣、山药、鸡肉、猪肚、动物血、鳝鱼、核桃、扁豆、芝麻、百合、山楂等。

(4) 不吃或少吃可能引起血管神经性头痛的食物：如乳制品、巧克力、鸡蛋、猪肉、鱼肉、柑橘、精制面包、咖啡、可乐等。

(5) 适当开展体育活动：如慢跑、散步、游泳、太极拳、气功等。

(6) 注意事项：饮食要规律，少量多餐；食盐要限量，清淡为宜；心态要良好，遇事豁达；不吃生冷肥腻、油煎或油炸、刺激性大的食物。

四十四、神经衰弱

神经衰弱是指由于长期精神活动过于紧张，使大脑皮层的兴奋和抑制过程发生功能失调，使精神活动能力减弱的一种神经官能症。

（一）发病原因

神经衰弱的发病原因主要有精神过度紧张，悲伤、挫折、不幸的遭遇等造成的精神创伤严重，内心矛盾长久等因素。

（二）临床表现

神经衰弱的临床表现主要为容易疲劳、容易兴奋、睡眠障碍、情绪障碍、紧张性疼痛和植物神经功能紊乱等。

（三）饮食防治

(1) 多吃优质蛋白质丰富的食物：如鸡蛋、牛奶、鱼、瘦肉、豆类等食物。

(2) 供给富含磷脂的食物：如鱼类、蛋类、核桃仁、坚果类等食物。

(3) 提供含维生素 B_1、维生素 E 的食物：如酵母、肝脏、豆类、糙米、燕麦等。

(4) 选择清心除烦的食物：如莲子芯、蛋黄、羊脑、猪脑、核桃、花生、瘦肉、鱼类、面粉、大枣、水果等。

(5) 加强体育运动：经常坚持体育活动，如慢跑、散步、游泳、打太极拳、气功等。

(6) 调节好心态：保持心情轻松、愉快，遇事豁达而不偏激。

(7) 注意事项：饮食定时定量，不吃或少吃生冷、辛辣食物，晚上不喝浓茶和含咖啡因的饮料，睡前宜饮一杯牛奶。

（四）经典药膳

1. 茯神红枣小米粥

【配方】 茯神 20 克，红枣 6 颗，小米 120 克，冰糖末适量。

【制作】 ①茯神去木，切碎；红枣洗净，去皮、核；小米淘净。

② 锅内放入茯神、红枣、小米、600 毫升清水，大火烧沸，改小火煮 30 分钟，加入冰糖末即成。

【用法】 佐餐食用。

【功效】 茯神是心阴不足，心失所养所致失眠的要药。小米营养丰富，色氨酸含量为谷类之首，中医认为，它具有健脾、和胃、安眠等功效。红枣有补脾、安神的功效。本道药膳可宁心安神，滋补气血，适用于失眠、心悸、多梦等症。

2. 莲薏腰果羹

【配方】 腰果、莲子、茯苓、薏米、芡实、藕粉各 50 克，糯米 100 克，白砂糖适量。

【制作】 ①腰果、莲子、芡实、茯苓分别洗净；薏米、糯米分别淘净。②锅内放入腰果、莲子，加适量水，大火烧沸，改用小火煮熟，捞出沥水。③锅内放入茯苓、薏米、芡实、糯米，加适量水，大火烧沸，改用小火煮软，放入果汁机中打成米羹。

④取一碗，放入藕粉，加水拌匀，倒入腰果、莲子，加入米羹、白砂糖，拌匀即可。

【用法】 早晚食用。

【功效】 补润滑五脏，安神。适合神经衰弱而失眠者食用。

3. 莲子百合煲瘦肉

【配方】 莲子 30 克，干百合 30 克，瘦肉 200 克、盐少许。

【制作】 ①将莲子用水略冲洗；干百合洗净，用水泡开。 瘦肉洗净，切成小块。②将所有材料放入锅内，加适量水，煲至熟，加盐调味即可。

【用法】 作为防治神经衰弱之药膳经常食用。

【功效】 百合有养阴清肺、清热安神、益气调中的功效；莲子能养心安神明目、补中养神。此汤能安神宁心，适合精神衰弱、心悸失眠等人群食用。

4. 柏子仁粥

【配方】 柏子仁 15 克，小米 100 克、蜂蜜适量，食用油少许。

【制作】 ①将柏子仁用水略冲洗。②将小米淘洗干净放入锅内，放少许食用油、倒入适量水，加入洗好的柏子仁，大火煮开，转开小火煮 30 分钟成粥，加蜂蜜调味即可。

【用法】 用于失眠多梦者之药膳。

【功效】 柏子仁有安五脏。宁神志、益气的功效，小米具有安神的作用。此粥具有养心安神的作用，特别适合失眠多梦、健忘等人食用。

5. 酸枣仁老鸡汤

【配方】 酸枣仁 20 克、桂圆肉 30 克、红枣 10 颗、老鸡 1 只，盐 5 克。

【制作】 ①将酸枣仁、桂圆肉洗净。②老鸡处理洗净，切大块，放入沸水中焯熟，盛出沥水。③将2000毫升清水放入瓦煲内，煮沸后加入酸枣仁、桂圆肉、红枣、老鸡。④武火煲沸后，改用文火煲3小时，加盐调味即可。

【用法】 佐餐食有。外感发热、实热、阴虚火旺者慎用。同时忌食生冷辛辣油腻的食物。若嫌肥腻者可去鸡皮再煲汤。

【功效】 酸枣仁能宁心安神，补肝血；桂圆肉补血养心安神；老鸡养阴补虚。四者共煮，有补血养心、解忧安神的作用，对血虚心失引起的心悸失眠有较好的食疗作用。

四十五、肛裂

肛裂是指齿线以下肛管皮肤破裂形成棱形裂口或溃疡，多发于青壮年。

（一）发病原因

肛裂的发病原因主要有肛管容易损伤、便秘、肛管狭窄、齿状线慢性炎症、肛管缺血、内括约肌过度收缩等。

（二）临床表现

肛裂的临床表现主要为肛门括约肌痉挛，排便时肛门疼痛及便血等。

（三）饮食防治

(1) 增加富含纤维素的食物：如全麦、韭菜、芹菜、竹笋、青菜、香蕉、苹果、生梨等，具有增加粪便体积，清肠通便的功用。

(2) 供给富含维生素的食物：如动物内脏、新鲜的绿叶蔬菜和水果等，特别是维生素A和维生素C等。

(3) 适当增加高脂肪的食物：如花生、芝麻、核桃、胡麻油、芝麻油、豆油、花生油等。

(4) 不吃刺激性大的食物：如辣椒、榨菜、生姜、大蒜、洋葱等。

(5) 戒烟禁酒：有利于皮肤裂口或溃疡的愈合。

(6) 规律饮食，定时大便，及时清洗。

四十六、痔疮

痔疮是指直肠下端、肛管、肛缘静脉丛的瘀血，由于静脉丛扩张、屈曲而形成的软性静脉团块而产生出血、栓塞和脱出的病症。痔疮可分为内痔、外痔和混合痔三种。

（一）发病原因

痔疮的发病原因主要有长时间保持一个姿势、饮食没有节制、喝水太少、蔬菜和水果吃得太少、常吃精细和辛辣食物、经常抽烟喝酒、大便不规律、大便时长久看书报、便后不及时清洗肛门、肛裂等。

（二）临床表现

痔疮的临床表现主要为坠胀、疼痛、便血、有异物感、瘙痒、肛口脱出等症状。

（三）饮食防治

(1) 多吃含纤维素丰富的食物：如麦麸、米糠、鲜豆荚、芹菜、韭菜、菠菜、蒜苗、马铃薯、南瓜、胡萝卜、黑木耳、海带等。

(2) 选择可以预防痔疮复发的食物：如赤小豆、黑芝麻、槐花、肉苁蓉、猪羊大肠、胡桃肉、竹笋、蜂蜜等。

(3) 不吃或少吃辛辣刺激性的食物：如辣椒、胡椒、生姜、蒜、葱、大茴香、白酒、黄酒等。

(4) 注意饮食卫生：饮食上要注意个人卫生、食品卫生和环境卫生，避免因肠炎、腹泻而引起痔疮。

(5) 避免久坐不动：要多做户外活动，以坐为主工作的人员，应尽量隔一段时间站起来活动一下，并随时变换坐姿和体位，保持血液循环流畅。

(6) 饮食要规律：饮食应定时定量，不能过多过饱。

(7) 坚持坐浴：每天坚持早晚用热水坐浴，每次保持 20~30 分钟；便后勤洗肛口，保持清洁卫生。

四十七、阳痿

阳痿又称勃起功能障碍，是性神经衰弱的一种表现。男子有性的要求，但阴茎不能勃起或举而不坚，或一触即泄，不能完成性交过程。

（一）发病原因

阳痿的发病原因主要有精神过度紧张、过度悲伤、过分忧愁、身体过度疲劳、神经衰弱、手淫过度，以及婚后房事过度等。

（二）临床表现

阳痿的临床表现主要为性交时阴茎不能勃起或起而不坚，性交不能进行，还伴有头晕脑涨、失眠、多梦、食欲不振或腰膝酸软等症状。

（二）饮食防治

(1) 多吃营养丰富，富含蛋白质的食物：如鸡蛋、鱼虾、瘦肉、豆腐皮、冰豆腐。

(2) 选择具有促进性功能的食品：如羊肉、麻雀、海参、鸽子、鹌鹑及其蛋、甲鱼、泥鳅、虾、猪腰、蹄筋、鳝鱼、海水鱼、银杏、核桃、芝麻、花生、枸杞子、韭菜、蒜苗、山药等。中老年人可选择些羊肉、狗肉、羊鞭、狗肾等补气血的食物。

(3) 不吃或尽量少吃性寒的食物：如大麦、荞麦、绿豆、海带、海藻、贝类等。

(4) 不要过度饮酒：饮酒宜适量，一般控制在50毫升左右。

(5) 注意饮食宜忌：若食用补气血的食物出现口舌生疮、皮肤疖肿、出血、面热火升、头痛目赤等热性症状时，不宜食用，可调整凉性食品；若患有高血压、糖尿病、结核病、泌尿生殖系统感染及各种出血性疾病时，选择滋养精血、清热的食物，如海参、海鱼、淡菜等；若患有胃痛、腹泻时，则不宜过多食用海参、淡菜等。

(四) 经典药膳

1. 香卤鹌鹑蛋

【配方】 鹌鹑蛋500克，丁香6克，小茴香、花椒粒、大料、茶叶、盐、白砂糖各适量。

【制作】 ①鹌鹑蛋、丁香分别洗净。②锅中放入鹌鹑蛋，加入适量清水、盐、茶叶、丁香、大料、小茴香、花椒粒、白砂糖，搅拌均匀，大火烧沸，改用小火煮15分钟，轻轻敲破蛋壳，再煮5分钟，待卤汁渗入蛋内，关火，捞出鹌鹑蛋，去壳；放回卤汁中浸泡片刻，捞出装盘即可。

【用法】 每周1~2次。

【功效】 具有暖肾助阳、温中止呕的功效。适用于脾胃虚寒呕吐、腹泻、脘腹冷痛、肾虚阳痿、遗精等症。

2. 虾球干贝粥

【配方】 虾150克，水发干贝30克，大米100克，香菜末、葱末、白砂糖、盐、干淀粉、植物油、酱油各适量。

【制作】 ①大米用冷水浸泡半小；虾洗净；干贝撕碎。②碗中加白砂糖、盐、虾拌匀，腌20分钟。③另一碗中放干淀粉、植物油、酱油、盐，加入虾拌匀，再腌片刻。④锅内加清水，大火烧沸，加大米、干贝熬至粥将成，放虾、盐、香菜末、葱末搅匀即成。

【用法】 隔日1次，连食数日。

【功效】 补肾壮阳，通乳。适合阳痿、乳汁不下、神经衰弱等症患者食用。

3. 肉苁蓉羊腰子粥

【配方】 肉苁蓉15克，羊腰2个，大米150克。

【制作】 ①羊腰洗净，切花；肉苁蓉洗净；大米淘净。②锅内放入大米、羊腰子、肉苁蓉，加水3000毫升，大火烧沸，改用小火炖熬成粥即可。

【用法】 每日2次，当主食食用。

【功效】 温肾利水。适用于辅助治疗男性阳痿等症。

4. 附子熟地炖乌龟

【配方】 熟地、山药、枸杞子、当归各20克，鹿角胶10克，制菟丝子、姜汁炒杜仲、炒山茱萸、制附子各15克，肉桂9克，老龟1只（1000克），鸡肉200克，料酒、盐、味精、胡椒粉、姜片、葱段、高汤、鸡肉各适量。

【制作】 ①将前10味药材洗净，装入纱布袋内，扎紧口；老龟洗净；鸡肉切块。②锅内放入药袋、鸡肉、老龟、姜葱、料酒、高汤烧沸，用小火炖45分钟，加盐、味精、胡椒粉、鸡油调匀即可。

【用法】 佐餐食用。

【功效】 补肾，壮阳。适用于肾阳虚导致的阳痿、精冷、精少等症。

四十八、遗精

遗精是指男子青春期后，非性交或手淫时发生精液外泄的病症，包括梦遗和滑精。

（一）发病原因

遗精的发病原因主要有性要求过于强烈、手淫、长久思淫、体质虚弱、包茎、包皮过长等。

（二）临床表现

遗精的临床表现为精液梦遗、自行滑遗、可有头晕脑涨、腰酸腿软，心悸气短，精神萎靡，体倦乏力等症状。

（三）饮食治疗

(1) 多吃富含蛋白质的食物：如蛋类、肉类、鱼类、奶类、豆类等，特别是提供优质蛋白质。

(2) 常吃具有固精功能的食物：如莲子、芡实，五味子、核桃仁、红枣、韭菜、猪肚、羊肝、虾仁、糯米等。

(3) 不吃滑腻、刺激性大的食物：如芝麻、牡蛎肉、茭白、葱、姜、蒜、辣椒、肉桂、花椒、丁香、洋葱。

(4) 不吃或少吃生冷、性寒的食物：如冷饮、田螺、蟹、柿子、河蚌、鸭子、冬瓜、黄瓜、茄子、绿豆、竹笋、西瓜、苦瓜等。

(5) 不喝酒、浓茶和咖啡。

(6) 加强体育锻炼：经常参加体育运动，增强身体素质。

（四） 经典药膳

1. 韭子粥

【配方】 韭菜子 15 克，大米 50 克，精盐适量。

【制作】 将韭菜子用文火炒熟，与大米、少许细盐同入砂锅内，加水 500 克，慢火煮至米开粥稠即可。

【用法】 每日服 2 次，温热食。

【功效】 温肾助阳，止遗泄。适用于肾阳虚弱所致的遗精。

2. 龙骨粥

【配方】 煅龙骨 30 克，糯米 100 克，红糖适量。

【制作】 将龙骨捣碎，入砂锅内，加水 200 克，煎 1 小时，去渣取汁，入糯米，再加适量水、红糖，煮成稠粥。

【用法】 早、晚空腹热食，5 天为 1 疗程。湿热之症不宜服用。

【功效】 收敛固涩，镇惊潜阳。

3. 鸡蛋三味汤

【配方】 鸡蛋 1 个，芡实、去芯莲子、淮山药各 9 克，白糖适量。

【制作】 将芡实、莲子、淮山药熬煎成药汤，再将鸡蛋煮熟，汤内加入白糖即可。

【用法】 吃蛋喝汤，每日服 1 次。

【功效】 补脾，益肾，固精安神。适用于肾虚遗精。

4. 莲子百合煲猪肉

【配方】 莲子 30 克，百合 30 克，猪肉 200~250 克。

【制作】 将莲子、百合、瘦猪肉入锅，加适量水，置文火上煲熟。

【用法】 调味后服用。

【功效】 交通心肾，固摄精气。

5. 芡实核桃莲子粥

【配方】 芡实 50 克，核桃仁 30 克，莲子 40 克，红枣 20 克，白砂糖适量。

【制作】 ①芡实磨成粉；核桃仁用小火炒焦，磨成粉；莲子去芯，洗净，用温水浸泡 20 分钟；红枣去核，洗净。②取一碗，放入芡实粉、核桃仁粉，加入凉开水，拌匀成糊。③锅中放入莲子、红枣、适量清水，大火煮熟，倒入芡实核桃仁糊煮成粥，关火，待温后加入白砂糖调味即成。

【用法】 早晚温食。

【功效】 补脾益肾，固精止遗。适用于脾肾两虚所至的遗精等症。

四十九、早泄

早泄是男子常见的一种性功能障碍性疾病，是指在性生活过程中过早地射精。它不仅影响性生活，而且影响生育。

（一）发病原因

早泄的发病原因主要有精神紧张、兴奋过度或恐惧、性欲过度、手淫、思虑忧郁等。

（二）临床表现

早泄患者轻者表现为阴茎进入阴道不久就射精，重者刚刚接触女方身体即出现射精，常伴有精神紧张，过于兴奋或恐惧等症状。

（三）饮食防治

(1) 选择具有壮阳益精的食物：如狗肉、羊肉、狗肾、羊肾、雀肉、鹿肉、鹿鞭、牛鞭、韭菜、核桃、蜂蜜、蜂王浆等。

(2) 供给富含精氨酸的食物：如山药、银杏、凉豆腐、鳝鱼、海参、墨鱼等。

(3) 多吃增强精子活力的食物：如肾、肝、心等动物内脏。

(4) 常吃富含锌的食物：如牡蛎、牛肉、鸡肝、蛋类、花生、猪肉、鸡肉等。

(5) 保证充足的维生素：多吃蔬菜和水果，提供足够的维生素，特别是维生素 B_1。

(6) 加强体育锻炼：经常进行体育活动，多做俯卧撑、仰卧起坐、引体向上等运动项目。

(7) 注意事项：手淫和房事过度是引起早泄的重要原因，因此，要避免手淫，节制房事，还应戒烟限酒。

五十、月经不调

月经不调是指因卵巢功能失调而引起的月经周期紊乱，也叫功能性月经失调。

（一）发病原因

月经不调的原因有机体正气不足、抗病能力低下、肾气亏损、七情六欲太甚、饮食不节、营养不良、太胖太瘦、跌打损伤、机械刺激、全身性疾病等。

（二）临床表现

月经不调的临床表现主要有月经早来、月经迟来、月经过多、月经过少、月经过长、月经过短、闭经、痛经及经期紊乱等。

（三）饮食治疗

(1) 选择一些温补的食物：如当归、党参、黄芪、阿胶、红枣、红糖、山楂、益母草、黑豆、乌鸡、韭菜、生姜等。

(2) 月经早来者，要多吃青菜、韭菜、丝瓜籽、鸡蛋等，少吃辛香料、肉、葱和青椒等。

(3) 月经迟来者，要多吃羊肉、鸡肉、桃仁、豆豉、鸡蛋等，少吃生冷食物。

(4) 月经前，选择促进肠蠕动和代谢的食物：如生青菜、豆腐、姜、葱、辛香料等。

(5) 月经来潮中，选择维持体内热量的食物：如多种食物、动物肝脏等，也可吃甜食，但尽量不吃油性食物和生冷食物。

(6) 月经后，多吃补充体力的食物：如小鱼、蹄筋、多筋的肉类、猪牛肚等。

(7) 注意情绪调节：培养良好的情绪，尽量使身心愉悦，不生闷气。

（四）经典药膳

1. 米酒母鸡

【配方】 米酒60毫升，白条母鸡1只，当归30克，姜片、葱段、盐、胡椒粉各适量。

【制作】 ①母鸡、当归分别洗净。②砂锅内放入母鸡，加适量水，放入米酒、当归、姜片、葱段、盐，盖严锅口，大火烧沸，改用小火炖3小时，撒入胡椒粉，搅匀即可。

【用法】 佐餐食用。

【功效】 调节月经。适用于气血不足所致的痛经。

2. 何首乌杞子炖乌鸡

【配方】 首乌1支，枸杞6克，乌鸡1只（约 500克），瘦肉100克。绍酒10毫升，上汤适量，盐4克，姜少许。

【制作】 ①首乌、枸杞洗净备用。②乌鸡宰杀，去毛，去内脏，洗净。③用姜将乌鸡、瘦肉汆水后，连同首乌、枸杞置入炖盅，加入绍酒、上汤，加盖隔水大火炖25分钟，转小火炖3小时，加盐调味饮用。

【用法】 用于月经不调之药膳。

【功效】 首乌能补肝肾、益精血；枸杞补肾益精；乌鸡滋补强壮。此汤可补气血、养肝肾，对更年期综合征及头晕耳鸣、多汗、失眠以及妇女脱发、月经失调等有较好疗效。

3. 益母草汤

【配方】 红糖60克，益母草30克。

【制作】 ①取益母草加300毫升水，武水煮沸后，转文火煎煮20分钟。②取汁加红糖即可。

【用法】 每日1剂，分2次服用。孕期女性忌食用。

【功效】 本品活血化淤、止血。益母草又名坤草，有活血祛淤、利尿消肿之功效，常用于妇女血脉阻滞之月经不调、经行不畅、小腹胀痛、产后恶露不尽等病症的调养和治疗，为“妇科经产要药”。

4. 乌鸡归芪汤

【配方】 乌鸡1只，黄芪15克，当归、茯苓各10克，盐、味精各适量。

【制作】 ①乌鸡宰杀后去毛及肠杂，洗净；黄芪、当归、茯苓放入鸡腹内。②鸡放砂锅内，加水，武火煮沸，文火煮至肉烂熟；去药渣，加盐、味精调味即可。

【用法】 月经前每3天1剂，分3次吃完，连续食用2剂。湿盛中满、大便泄泻者用此膳应去掉当归。

【功效】 适用于经期提前，月经量多，颜色淡，全身无力者。

5. 核桃莲子粥

【配方】 核桃肉60克、去芯莲子30克、大米100克。

【制作】 ①将核桃肉、莲子、大米淘洗干净。②将三味一同放入锅内，加适量清水，中火煮成粥即可。

【用法】 每2~3日食用1剂，长期食用疗效好。便秘及产后忌食莲子。

【功效】 适用于月经提前、经量多、经血颜色淡、质清稀，伴有腰酸、头晕、耳鸣、面色晦暗者。

五十一、产后缺乳

产后缺乳是指产后乳汁少或完全没有，多发生于产后2~3天至半月内。中医上分为气血虚弱型和肝郁气滞型两类。

（一）发病原因

产后缺乳的原因主要有乳腺发育较差，产后出血过多，精神忧虑、惊恐、烦恼、悲伤，营养不良，感染，腹泻，便溏，睡眠不足，劳累，压力过大，药物影响，喂食时间过短等。

（二）临床表现

产后缺乳的临床表现为产后乳汁很少或全无，常有面色无华、食少、便溏、乳房柔软、短气无力、乳房胀痛、胸闷不舒、情志抑郁、食欲减退等症状。

（三）饮食防治

(1) 母婴同室，及早开奶：产后半小时内就可以让新生儿吸吮，以刺激乳汁尽快分泌。

(2) 增加哺乳次数：4个月内婴儿每天可哺乳10~12次。

(3) 养成良好的哺乳习惯：应按需哺乳，勤哺乳，一侧乳汁吸空后再吸另一侧；若未吸空，应将多余的乳汁挤去。

(4) 增加乳母营养：多吃富含蛋白质、碳水化合物、维生素和矿物质的食物，如牛奶、鱼肉、蔬菜、水果，多喝汤水。

(5) 多吃具有催乳作用的食物：如鲫鱼、大虾、猪蹄、瘦肉、鸡、黑芝麻、赤小豆、南瓜子、花生仁、木耳、香菇、黄花菜、小米汤等。

(6) 选择一些具有催乳作用的中药：如王不留行、通草、川芎、穿山甲、党参、当归、黄芪等。

(7) 注意饮食宜忌：饮食不要滋腻太过，宜食细软、易于消化的食物；不可暴饮暴食，要少量多餐，徐徐进补。

(8) 保持乐观愉快的情绪：产妇要调节好情志，消除焦虑，保持乐观、舒畅的心情，避免过度的精神刺激。

(9) 生活要有规律，保证充分的睡眠和休息。

（四）经典药膳

1. 红豆煮莴笋

【配方】 莴笋300克，红豆50克，盐、鸡精、鸡油各适量。

【制作】 ①红豆淘净；莴笋去皮，洗净，切块。②锅内放入红豆，加800毫升水，大火烧沸，改用小火煮30分钟，加入莴笋，煮至熟透，加入盐、鸡精、鸡油，搅匀即成。

【用法】 每日1~2次，连食数日。

【功效】 利水消肿，利五脏，通血脉。适用于小便不利、尿血、乳汁不通、骨折、骨质疏松等症。

2. 红豆冬瓜鲤鱼汤

【配方】 鲤鱼1条（约500克），红豆50克，冬瓜100克，料酒、盐、味精、姜片、葱段、胡椒粉、植物油各适量。

【制作】 ①红豆浸泡一夜，淘净；冬瓜洗净，去皮、瓤、切块；鲤鱼处理干净。②炒锅放植物油烧至六成热，下入姜片、葱段爆香，放入鲤鱼略炸，加入冬瓜、红豆、料酒，注入适量清水，大火烧沸，改用小火炖35分钟，加入盐、味精、胡椒粉，搅匀即成。

【用法】 佐餐食用。

【功效】 利水，消肿，减肥，通乳。

3. 豌豆炖猪蹄

【配方】 豌豆250克，猪蹄2个，盐适量。

【制作】 ①猪蹄洗净，剁块；豌豆洗净。②砂锅中放入猪蹄、豌豆，加1500毫升水，大火煮沸，改用小火慢炖至豆烂肉酥，加入盐，调匀即成。

【用法】 佐餐食用，豆、肉、汤并食。

【功效】 消痈通乳。适用于产后妇女乳汁不通或肥乳痈初起之症。

4. 黄芪猪蹄汤

【配方】 猪蹄2只，黄芪、党参各50克，当归20克，通草15克，红枣5个。

【制作】 ①猪蹄刮毛去甲，洗净，斩件，放入滚水中煮10分钟，取出用清水漂洗干净；黄芪、党参、当归、通草、红枣（去核）洗净。②把全部用料放入锅内，加清水适量，武火煮滚后，改文火煲3小时，调味供用。

【功效】 补益气血，通利乳汁。

五十二、小儿厌食症

小儿厌食症是指以食欲减退或食欲缺乏为主要症状的一种小儿常见病症。

（一）发病原因

小儿厌食症的发病原因很多，主要是由喂养不当、全身性疾病、药物影响、微量元素缺乏、内分泌素不足、甲状腺功能低下、气候炎热、神经性厌食等因素引起。

（二）临床表现

小儿厌食症临床表现为食欲不振、口腻乏味、恶心呕吐、面色发黄、夜眠不实、疲乏懒动、形体消瘦、便溏、腹胀、腹泻等症状。

（三）饮食防治

（1）多吃富含维生素的食物：如新鲜的蔬菜和水果、粗杂粮等。

（2）常吃富含锌等微量元素的食物：如贝壳类、红肉、动物内脏、干果类、谷胚芽、麦麸、燕麦、花生等，可促进食欲。

（3）营养要全面：膳食中谷类、蔬果类、鱼虾蛋禽类、奶类、豆类等都应具全。

（4）多吃易于消化的食物：如小米汤、燕麦汤、稀饭、软面片、蔬菜汁、果汁等。

（5）常吃助消化的食物：如番茄汁、山楂、鸭梨粥、鸡内金粉、冰糖话梅、新山药、茯苓、生麦芽、大枣、鲜白萝卜、蜂蜜等。

(6) 改善进食环境，保持心情舒畅：进餐时要有轻松、愉快的氛围、保持良好的心情，促进食欲。

(7) 加强体育锻炼：根据身体状况，适当增加体育活动，增强体质，促进食欲。

(8) 注意事项：生活要规律、饮食要定时、睡眠要充足、零甜食要节制、饮料要少喝、饮食不迁就、树立好榜样、注意引导好、吃药不盲目、排便要定时。

五十三、遗尿症

遗尿症俗称尿床，是指 3 周岁以后的小儿在睡眠中小便自遗或白天不随意排尿的一种病症。它可分为原发性遗尿和继发性遗尿两类。

（一）发病原因

遗尿症的发病原因很多，主要有神经调节系统发育延迟、膀胱发育迟缓、尿道关闭功能不全、睡眠觉醒功能发育迟缓、抗利尿激素分泌减少、遗传、精神刺激、疾病、脏腑功能发育不完善等。

（二）临床表现

遗尿症临床表现为夜尿次数多、觉醒功能障碍、尿床、尿频、尿急或排尿困难、尿流细等症状。

（三）饮食防治

(1) 多吃温补固涩的食物：如糯米、鸡内金、山药、莲子、韭菜、黑芝麻、桂圆、乌梅等。

(2) 常吃温补或清补的食物：如狗肉、猪腰、猪肚、糯米、莲子、黑豆、白糖等温补食物，或粳米、薏米、山药、莲子、鸡内金、豆腐、银耳、绿豆、鸭肉等清补的食物。

(3) 不吃易引起遗尿的食物：如牛奶、巧克力、柑橘、辛辣生冷刺激性食物、多盐多糖食物、玉米、薏苡仁、赤小豆、鲤鱼、西瓜等。

(4) 多吃干饭少喝水：晚餐宜吃干饭，不宜多喝水。

(5) 坚持训练治疗：要保证做到定期排尿中断训练、定时训练、忍尿训练、夜间定时叫醒排尿训练。

(6) 增强孩子信心：鼓励树立信心，千万不能乱加指责。

(7) 注意事项：养成良好生活习惯，做到定时排尿；白天不宜过度疲劳，保持良好心情。

五十四、白内障

白内障是眼球晶状体随着年龄的增大而发生部分或全部混浊而引起的视力障碍，多发生于40~50岁以上的老人。它分为老年性白内障、先天性白内障、外伤性白内障、并发性白内障、药物及中毒性白内障等。

（一）发病原因

白内障的发病原因主要与遗传、外伤、药物、代谢、年龄、放射、并发症、中毒等因素有关。

（二）临床表现

白内障临床表现主要为视力模糊、怕光、看物体颜色较暗或呈黄色、甚至复视及视物变形等。

（三）饮食防治

（1）多吃富含维生素C的食物：如马铃薯、雪里蕻、茄子、黄瓜、冬瓜、杏、大枣、山楂、猕猴桃、菠萝、柑橘等新鲜的蔬菜和水果。

（2）重视水分的摄入和补充：保证每天饮水在2000毫升以上，天气炎热或运动出汗后饮水量要随之增加。

（3）注意控制体重：少吃高脂肪、高糖食物，避免脂肪等摄入过剩而引起体重迅速增长及肥胖发生。

（4）多吃一些有益于治疗白内障的食物：如山药、白扁豆、红枣、黄精、枸杞子、桂圆、菊花、珍珠母、陈皮、猪苦胆、夜明砂、淮山药、菟丝子、肉苁容、粳米、红糖等。

（5）选择富含锌和硒的食物：如含锌丰富的青鱼、沙丁鱼、瘦肉、花生、核桃、牡蛎等；含硒丰富的芦笋、蘑菇、谷物、鱼、虾等。

（6）经常饮茶，戒除吸烟：由于茶叶中含有鞣酸，具有抗氧化反应作用，故常饮茶可防止白内障的发生；戒烟有益于白内障的防治。

（7）不吃或尽量少吃胆固醇含量高的食物：如蛋黄、鳝鱼、动物内脏等。

（8）注意用眼卫生：平常做到不揉眼，在久坐1~2小时后要站起来活动一下，有意远眺。

五十五、夜盲症

夜盲症俗称“雀蒙眼”，“鸡盲眼”，是指在夜间或光线昏暗的环境下看不清东西，行动困难。其可分为暂时性夜盲症、获得性夜盲症和先天性夜盲症三种类型。

（一）发病原因

夜盲症发病的主要原因是由于缺乏维生素 A，视网膜杆状细胞营养不良或本身的病变、先天遗传性眼病等所致。

（二）临床表现

夜盲症临床表现主要为眼泪逐渐减少，出现干眼症、角膜软化症，一到夜晚看不清东西，初期视野慢慢缩窄，晚期形成管状视野，有的患者出现皮肤干燥、脱屑，布有毛囊角化丘疹等症状。

（三）饮食防治

(1) 多吃富含维生素 A 和胡萝卜素的食物：如猪肝、鱼肝油、鲫鱼、鸡蛋、胡萝卜、菠菜、油菜、荠菜、雪里蕻等。

(2) 膳食要营养全面：食物应多样化，除了主食外，还应包括鱼类、肉类、蛋类、奶类、豆类、动物内脏、新鲜的蔬菜和水果等副食。

(3) 适当补充维生素 A 营养素或胡萝卜素提取物：在必要时可适当补充服用。

(4) 多吃具有明目醒神的食物：如夜明砂、菊花、肉苁蓉、鸡肝、枸杞叶等。

(5) 注意休息：对于病情严重者，白天不能劳累，夜间应安静卧床休息。

(6) 注意事项：不吃刺激性及燥热食物；不抽烟、不饮酒；避免过度疲劳。

（四）经典药膳

1. 枸杞叶炒萝卜丝

【配方】 胡萝卜 400 克，枸杞叶 100 克，酱油、盐、味精、姜片、葱段、植物油各适量。

【制作】 ①枸杞叶洗净，去黄叶；胡萝卜洗净，去皮，切成细丝。②炒锅放植物油烧至六成熟，下入姜片、葱段爆香，放入枸杞子叶、胡萝卜丝，调入盐、酱油、味精、炒熟即成。

【用法】 每日 1 次，连食数日。

【功效】 明目，健脾，化滞。适用于视物不清、目暗、消化不良、久痢、夜盲等症。

2. 猪肝炒胡萝卜

【配方】 胡萝卜 100 克，猪肝 250 克，盐、料酒、姜末、干淀粉、植物油各适量。

【制作】 ①胡萝卜洗净，切片；猪肝洗净，切片，装碗，加入盐、料酒、姜末、干淀粉拌匀。②炒锅放植物油烧热，放入胡萝卜煸炒，再倒入猪肝，翻炒几下即成。

【用法】 每日 1 次，佐餐食用。

【功效】 动物肝脏中含有丰富的维生素 A，因而能够很好地能保护眼睛，维持正常视力，防止眼睛干涩、疲劳。胡萝卜与之同食不但适用于夜盲、目涩、目难远视等症的调治，更能补肝、养血。

五十六、口臭

口臭是指人口中散发出来的令别人厌烦、使自己尴尬的难闻的口气。它可分为非疾病性口臭和疾病性口臭两类。

（一）发病原因

口臭的原因主要是由口腔疾病（牙周炎、牙龈炎、龋齿等）、口腔卫生、胃肠道疾病、鼻窦炎、糖尿病、消化功能紊乱、便秘、肺部感染、食物气味、晚餐过多、压力过大、长期吸烟饮酒等引起。

（二）临床表现

口臭的临床表现为口腔中发生令人生厌的异常气味，常伴有上腔、胃肠道疾病等。

（三）饮食防治

(1) 多吃蔬菜、水果和豆类：如生菜、胡萝卜、甘蓝、菠菜、苹果、柑橘、大豆等，这些食物含有丰富的膳食纤维和维生素，具有促进代谢和排便的作用，利于消除口臭。

(2) 饮食要相对清淡，避免吃生冷、刺激性、有臭味、难消化和油腻的食物：如冰棍、生葱、大蒜、臭豆腐、油炸、高脂肪食品等。

(3) 生活要有规律：饮食起居要规律，定餐定时，不暴饮暴食。

(4) 经常参加体育运动：多做户外运动，增强体质，有利于机体各项功能的正常运行。

(5) 注意口腔卫生：做到饮后漱口，坚持每天晨起和睡前正确刷牙及清洁舌苔。

(6) 注意事项：调节生活情志，保持心情舒畅；戒烟限酒，养成良好习惯。

(7) 积极治疗原发病：如口腔疾病、胃肠道疾病、肺部感染等。

五十七、痤疮

痤疮又称青春痘、粉刺、毛囊炎等，是由于青春期内分泌发生改变，雄激素分泌相对增多，皮脂腺分泌旺盛，引起皮肤毛囊及皮脂腺阻塞，发炎而引发的一种慢性炎症性皮肤病。其分为寻常性痤疮，聚合性痤疮和暴发性痤疮三类，约有80%~90%的人患着或患过痤疮。

(一) 发病原因

痤疮的发病原因主要是由内分泌功能失调，雄性激素分泌相对增多，皮脂腺肥大增生、便秘、辛辣油腻饮食、油性皮肤、环境污染、化妆、劳累、精神紧张、睡眠不足和药物等因素引起。

(二) 临床表现

痤疮好发于面部、颈部、胸背部、肩膀和上臂，临床表现为白头粉刺、黑头粉刺、炎性丘疹、脓胞、结节、囊肿等症状。

(三) 饮食防治

(1) 多吃富含维生素 A、维生素 E 和维生素 B 的食物：如动物肝脏、鱼肝油、胡萝卜、菠菜、生菜、杏、芒果、绿叶蔬菜、鱼类、新鲜蔬菜等。

(2) 常吃含锌和铜丰富的食物：如玉米、扁豆、黄豆、萝卜、蘑菇、坚果、肝脏、扇贝、海带等。

(3) 多食富含膳食纤维的食物：如全麦面包、大豆、笋、芹菜、韭菜、梨、苹果等。

(4) 选择清热、利湿、排毒的食物：如兔肉、鸭肉、绿豆、扁豆、冬瓜、丝瓜、苦瓜、西瓜、莲藕、芹菜、莴笋、西红柿、木耳、蘑菇、梨、山楂、苹果等。

(5) 不吃或少吃辛辣、刺激性大、糖果、高脂及热性的食物：如葱、蒜、姜、海鲜、羊肉、狗肉、白糖、红糖、巧克力、冰淇淋、猪油、奶油、肥肉、榴莲、芒果、龙眼、荔枝等。

(6) 适当服用中药治疗：如服用藏红花、丹皮、赤芍、玄参、蝉蜕、连翘、野菊、陈皮、白芷、双花等中草药。

(7) 加强体育运动：多做一些室外大幅度运动，如跑步、球类等运动，以加快血液循环，促进体内废物及时排出体外。

(8) 保持轻松愉快的心情：以良好的心态、轻松、愉快的精神面对工作和生活。

(9) 合理使用化妆品：避免使用油性或粉质性化妆品，酌情使用水质护肤品。

(10) 注意事项：养成良好的生活习惯，不抽烟、不喝酒、不饮咖啡和浓茶、多喝水、不乱吃零食、不熬夜；注意面部清洁卫生，坚持早晚用温水洗脸洁面；注意局部护理，不要挤压皮疹，油性皮肤用碱性较大的香皂，干性皮肤用碱性较低香皂或洗面乳，有脓包或囊肿时，洗脸时不要过于用力，以免使皮损破溃，感染扩大损伤面。

五十八、雀斑

雀斑俗称雀子斑，是指发生于颜面、颈部、手背等日晒部位皮肤上的形状如雀卵上的斑点和黑褐色的斑点，多伴有家族史，是医学美容界的疑难病症。

（一）发病原因

雀斑的形成原因主要是由遗传、经脉不通、瘀血内停、阻滞不畅、肌肤营养不足，皮肤中的代谢垃圾和黑色素等不能正常代谢排出，逐渐沉积所致。

（二）临床表现

雀斑常见于前额、鼻梁和脸颊等处，偶尔也会出现于颈部、肩部、手背等处，表现为针尖至米粒大小的浅褐色小斑点。

（三）饮食防治

(1) 多吃富含维生素C和维生素E的食物：如富含维生素C的刺梨、梨、酸枣、鲜枣、荔枝、龙眼、核桃、菠菜、韭菜、萝卜、白菜、西红柿、豆芽、土豆等，含维生素E丰富的麦胚、玉米、鸡肝、卷心菜、胡萝卜、胡麻油、菜籽油等，它们都具有抗氧化的作用。

(2) 常吃具有除斑功效的食物：如西红柿、黄瓜、草莓、柠檬、桃、黑木耳、红枣、梨、胡萝卜等，可做成汁或粥经常食用。

(3) 不吃刺激性的食物：如咖啡、可乐、浓茶、香烟、酒等。

(4) 忌食光敏性的食物：如芹菜、白萝卜、香菜等。

(5) 防止日晒和电离辐射：尽量避免长时间日晒，尤其在夏季，避免显示屏、荧光灯、X线、紫外线等电离辐射。

(6) 慎用各种创伤性治疗：如冷冻、激光、电离子、强酸、强碱等。

(7) 注意事项：养成良好生活习惯，不抽烟、少喝酒、不熬夜，限制食盐，多喝水；保证充足的睡眠和休息；保持良好的情绪。